老偏方养生

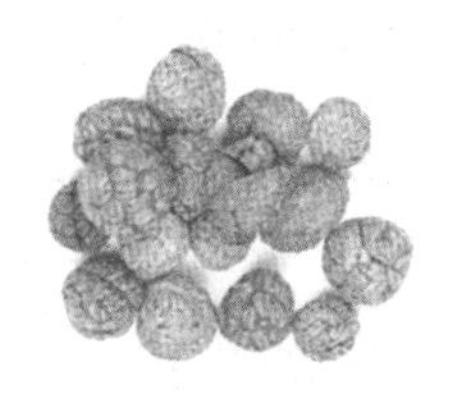

治病说明书

LAOPIANFANG YANGSHENG ZHIBING SHUOMINGSHU

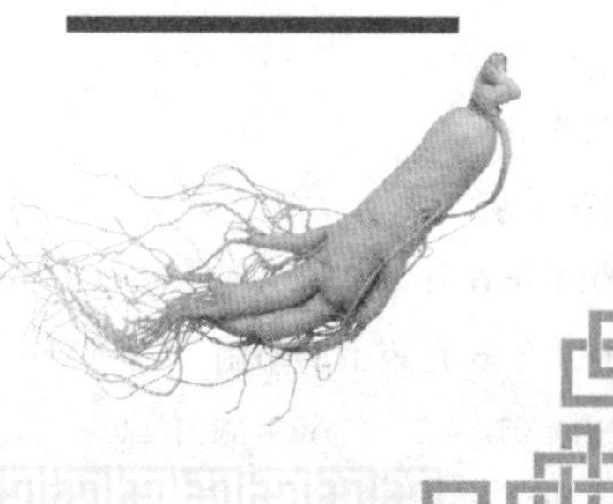

蔡向红 编著

陕西出版传媒集团
陕西科学技术出版社

图书在版编目（CIP）数据

老偏方养生治病说明书/蔡向红编著．—西安：陕西科学技术出版社，2014.4

ISBN 978-7-5369-5301-7

Ⅰ．①老… Ⅱ．①蔡… Ⅲ．①土方—汇编 Ⅳ．①R289.2

中国版本图书馆 CIP 数据核字（2014）第 049528 号

老偏方养生治病说明书

出 版 者 陕西出版传媒集团 陕西科学技术出版社
西安北大街 131 号 邮编 710003
电话（029）87211894 传真（029）87218236
http：//www.snstp.com

发 行 者 陕西出版传媒集团 陕西科学技术出版社
电话（029）87212206 87260001

印 刷 北京建泰印刷有限公司

规 格 710×1000 毫米 16 开本

印 张 18.5

字 数 280 千字

版 次 2014 年 6 月第 1 版
2014 年 6 月第 1 次印刷

书 号 ISBN 978-7-5369-5301-7

定 价 26.80 元

前言 FOREWORD

很多人都感觉“就医难，用药贵”，这也的确是一个让老百姓无奈的事实。那么，对于普通老百姓来说，有没有一种既简便又省钱且易操作的方法来治病保健康呢？答案是肯定的，偏方就是方法之一。

偏方，一般都是指没有经过正式的药物或医学典籍收录，在民间流传的特定环境和实践中，确能对某些病症具有独特疗效的方剂。往往被当作“秘方、偏方”。偏方的材料一般都来源于一些中药材，或日常生活中常见的植物、水果，甚至只是简单的按摩手法等。偏方因其用药用法简单、价廉深受老百姓的欢迎。

对于偏方，民间有人笑说，“小小偏方，气死名医”。用偏方治大病，并非空穴来风。例如大蒜治痢疾、醋泡蛋治疗失眠等，效果都比较可靠。可以说，偏方是祖国医学宝库中不可分割的一部分。

所以，当你患有慢性病或疑难病久治未愈时，不妨试试这些民间偏方。

不过，所有的偏方都具有一定的适用性。如果是对证选用，当然能收到疗效，但若不加分析辨证，不针对自己的病证，乱选偏方，则达不到治疗效果，甚至容易出意外。因此，对于偏方，我们一定要采取一种科学、严谨态度来取其精华，去其糟粕。在使用偏方的过程中，还要注意以下这些问题。

（1）明确病证，选择适合自己的偏方。不要不管病情，听人说哪种偏方有效，就不管是否科学、合理就拿来乱用一气。因为很多疾病，尽管从表面上看，其症状看上去差不多，但实质却完全不同。比如腹胀、腹泻，可能是由于很多种疾病引起的，例如胃肠疾病、肝病及心功能不全等。如果没有明确自己的腹胀、腹泻是由什么而引起的就盲目使用偏方，则可能给健康带来隐患。

（2）服用偏方时，不要随意搭配其他药物。若糖尿病患者在服用优降糖的时候，又使用了偏方，则应该避免偏方中含有的人参、甘草等，因为它们之间可能会产生拮抗作用，减低降糖药效应。不过就算药物和偏方之间不存在搭配禁忌，其服用时间也最好间隔1~2小时以上。

（3）确定药名，把握用量。上面已经提到过，所谓偏方，是流传或散落在民间经口传耳闻而来。除了较多的经验成分外，不少药物还存在着同物异名或异物同名的现象，因此在药名、用法、用量、适应证等方面不可避免地存在着一定的误差；其次是每个人的年龄、性别、体质等也存在着差异。因此，对药物不能道听途说，不加核准，在使用的过程中更应该注意用量。

偏方虽好，但为了早日康复及用药安全，在使用的过程中一定要谨慎小心。尤其是对于久治不愈的慢性病或疑难杂证，一定要先明确了病因，清楚自己是否真的适合某一种偏方，然后再使用，切忌“病急乱投医”。

编 者

第一章
内科——健康保健由表及里

第二章
外科——小伤小痛一扫光

第三章
五官科——面子问题很重要

第四章
皮肤科——让肌肤细嫩如婴儿

第五章
儿科——儿童健康，父母放心

第六章
妇科——健康的女人最美丽

第七章
日常生活——偏方妙招应对万变

第一章

内科——健康保健由表及里

体内是健康的“事故多发区”，因此一定要学会预测、防治和护理。本章就为你介绍了一些防治内科疾病的小偏方，从而为你的身体健康保驾护航。

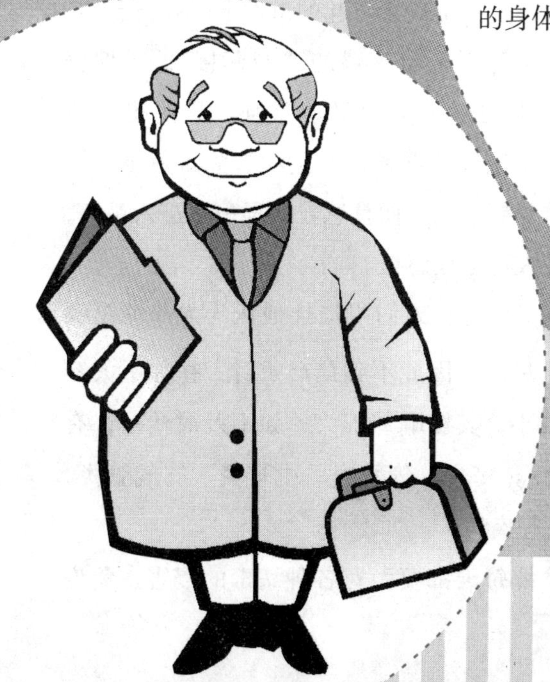

感冒也是一种病，巧用生姜好得快

赵先生平时总是很忙，更别说有时间运动，即使偶尔去锻炼一下，不到半小时就气喘吁吁、大汗淋漓了，最后不得不回家休息。由于体质不好，每次流感来袭，赵先生总逃不掉能轻易被传染——轻则鼻子不通气、打喷嚏、头晕，重则咽喉疼痛、发热，甚至淋巴结肿大。这天，天气突然就降温，一不小心，赵先生又感冒了，先是流鼻涕，后来咳嗽，最严重的是好几个晚上一躺下睡觉，就会被咳醒，好像气管被什么堵住一样，呼吸都很难受，睡眠质量也很不好，白天又总觉得全身酸痛。这也给他工作带来了麻烦，一感冒就要打点滴，而每次都不得不在打完点滴后赶紧加班。

你是否感到很奇怪，为什么有的人一年四季几乎不感冒，而有的人风一吹就打喷嚏流鼻涕，没几天就严重感冒了。那么，是什么原因让他们反复患上感冒呢?

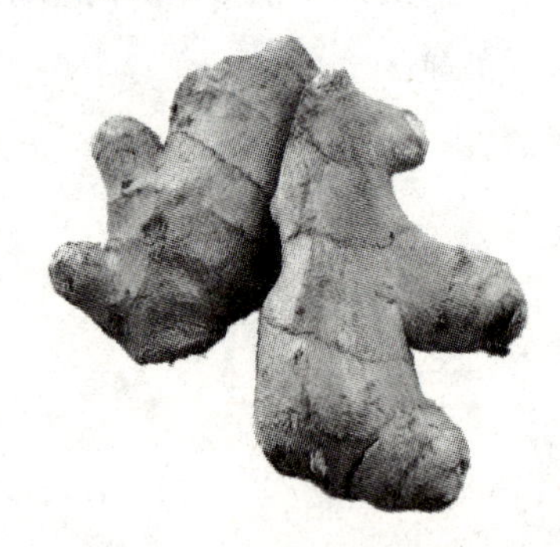

感冒是指由病毒引起的急性上呼吸道感染。每个人都免不了与感冒的“亲密接触”。偏偏感冒病毒的感染能力又非常强，只要很少量（1~30个感冒病毒颗粒）的感冒病毒就足以导致人体受到感染，而且感冒病毒一旦进入鼻腔，95%的人都会被感染。

对于感冒，人们习惯性地认为无非就是嗓子干痒，鼻子不通气，打喷嚏或者流鼻涕，因此不到最严重时，往往不太容易引起人们的重视。殊不知，感冒虽小，其影响却很大，如不及时治疗，有可能演化为更严重的疾病，比如急性鼻窦炎、气管炎、中耳炎、支气管炎，有的患者还可能会继发风湿病、肾炎等疾病。

医学专家研究发现，人体免疫系统每天都要面对各种病毒的侵害。免疫

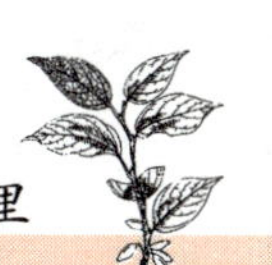

系统在面对这么多病毒时，难免会有疏漏。感冒这样的小毛病很容易乘虚而入，尤其是像赵先生这样身体抵抗力较差的人群自然就容易患病了。

症状细说

在临床医学中，可以将感冒分为普通感冒和流行感冒 2 种。常见的感冒症状包括头痛、头晕、发热、流鼻涕、鼻塞、咳嗽，甚至是呕吐等。无论是哪一种症状，都让人感觉到不舒服，更别说同时拥有好几种症状了。

感冒除了分为普通感冒和流行感冒外，还可以根据其症状细分为风寒型感冒、风热型感冒、暑湿型感冒、病毒型感冒及流行性感冒等，每一种感冒所表现出来的症状也有所不同。那么，如何知道自己是否患上了感冒，所患的又是哪种类型的感冒呢？

（1）风寒型感冒　低热、无汗、全身酸痛、流清鼻涕、咳痰为白色且稀薄，咽喉肿痛，口不渴或喜热饮。

（2）风热型感冒　发热、身体沉重、咳痰为黄色且黏稠、喉咙痛。

（3）暑湿型感冒　怕冷、无食欲、头脑胀痛、腹痛或腹泻。

（4）病毒型感冒　高热、胡言乱语、昏迷、抽搐。

（5）流行感冒　高热、全身酸痛、无力、鼻塞、干咳无痰、胸闷或恶心。幼童体弱者易并发肺炎或心力衰竭。

目前世界上还没有哪种药物可以直接将感冒病毒全部杀死，因此最有效的方法就是依靠人体免疫系统进行抵抗。所以对于感冒的治疗方式应主要从增强身体免疫功能，规范作息时间，改变饮食习惯，如大量饮水，控制盐分摄入等方面进行。另外，感冒的种类以及所引发的症状不同，应采取的预防和治疗方式也各不相同，只有找到病因，对症用妙招，才能治好感冒。

那么，像赵先生这样平日缺乏时间锻炼的人群，总吃药又会产生耐药性，日常生活中，他该如何治疗这“一不小心就入侵的感冒病毒”呢？

我们日常生活中经常用到的生姜，就能解决这个烦恼。

偏方正解

嚼生姜

【材料】生姜适量。

【做法】每天早上起来后，先饮一杯温水润肠，然后将生姜用开水冲泡5分钟取出，放入嘴里含10～20分钟，慢慢咀嚼，让生姜的气味在口腔内散发。

【功效】姜被中医誉为“呕家圣药”，在著名的医学巨著《伤寒论》中记载的113首方剂中，应用生姜的方剂就有37首。中医认为，生姜味辛性温，入肺、脾、胃经，有解表散寒、温中止呕、化痰止咳的功效。常用此方，不仅能带走体内多余的寒气，同时还能驱散体内的病菌，从而起到预防感冒的作用。

小知识

患了感冒，不愿吃药，或者你正好处于孕期无法服药又该怎么办呢？那就用酒浴法。

取1块纱布，1杯高浓度酒。纱布蘸酒，在关节处、耳根下方、腋窝、手腕、大腿根处、脚踝、脚心等处来回擦拭30～40次。然后盖被睡一觉，症状即可得到好转。

增效小偏方推荐

偏方一：桔梗菊花

【材料】桔梗、菊花、牛蒡子、桑叶、蝉蜕各适量。

【做法】将上述材料用水煎至熟。日服2～3次，连服2～3日。

【功效】适用于外感发热、嗓音嘶哑。

偏方二：大蒜药棉

【材料】大蒜适量。

【做法】将大蒜去皮后削成细圆锥形，裹上一层薄薄的药棉，塞到鼻孔里。一次5～6分钟，每日4～5次。

【功效】适用于打喷嚏、清鼻涕不断。

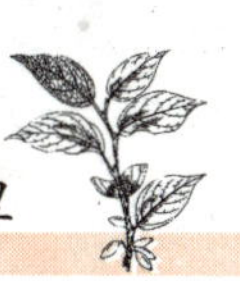

支气管炎常咳嗽，生姜萝卜来润肺

钱先生的工作非常忙碌，加上他不太注重饮食。有时间就吃，没时间就不吃了，不想吃就吃得清淡点，想吃的时候又吃得很油腻。由于长期如此，钱先生的身体没有以前好了。一次，他在空调房里吹了一天冷空气后，晚上到家觉得自己咽喉肿痛，说话声音嘶哑，他去了医院才知道，自己患上了支气管炎。拿到诊断书的钱先生越想越心慌，生怕耽误了工作。因此，除了医生开的药，他自己又买了很多药，希望能快速治好。可没想到，他的支气管炎的症状反而越来越严重，出现了打喷嚏、痰多、咳嗽不断等症状。无奈之下，他只好重返医院进行治疗。

支气管炎是一种对人体伤害很大的呼吸系统疾病，患上支气管炎的人，无论是身体上还是心理都会承受痛苦，也为自己的正常生活带来了不少负担。那么，人为什么会得支气管炎呢？该病是由什么原因引起的呢？只有了解到了原因，才能更好地做好预防工作。

（1）气候因素　寒冷多变的气候是诱发支气管炎的重要因素。低温会影响人体血液循环，导致人体局部抵抗力下降，更容易受细菌和病毒的感染。

（2）呼吸道感染　常见的呼吸道感染，如慢性鼻窦炎、支气管扩张等，若没有得到很好的控制，则会导致此病的发生。

（3）吸烟及空气污染　长期吸烟，或者当一个人长期处在有烟尘或化学毒物的环境中，也会逐渐患上此病。因为这些物质会刺激人体的呼吸道，久而久之就会形成疾病。

症状细说

支气管炎分为风寒型气管炎、风热型气管炎、燥邪型气管炎。不同的类型其症状也不相同。

(1) 风寒型气管炎　主要表现为发病急、喉痒，咳嗽频繁、日夜无度，咳痰稀薄、痰多白色，同时伴有头痛、恶寒发热、鼻塞流涕等症状。

(2) 风热型气管炎　主要表现为咳嗽，喉咙不爽，痰黄稠而黏、不宜咳出，口渴咽痛，发热，头晕。

(3) 燥邪型气管炎　主要表现为咳嗽气促，咳嗽声音尖锐，干咳少痰或无痰。

无论患上哪种支气管炎，对工作、生活都会造成一定的影响，不过，患上支气管炎真的很难有办法缓解吗？真的要像钱先生那样需要入院治疗才能好吗？

答案是否定的。运用日常生活中的一些食材作为小偏方，就可以解决这个烦恼。

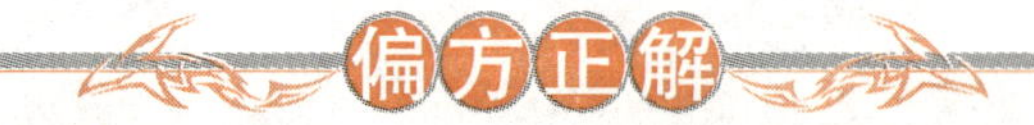

生姜萝卜糖茶

【材料】白萝卜100克，生姜50克，红糖适量。

【做法】将白萝卜和生姜洗净，打碎取汁，加入少许红糖，混合后含咽。

【功效】白萝卜味辛、甘，性凉，有去热、止咳的作用；而生姜散风寒、止呕下气；红糖则活络气血，排毒滋润，提高身体新陈代谢。三者合用，可起到散寒宣肺、祛风止咳的作用。

小知识

支气管炎患者为什么常常咳嗽不停呢？这是因为支气管炎的前身常为哮喘、慢性咳嗽等。在这一时期，也就是支气管炎的早期表现，临床治愈率是较高的。然而，很多患者根本不知道自己患的是支气管炎，治疗上马马虎虎、断断续续，最终病情迁延发展为支气管炎。支气管炎本身就是一种慢性进行性疾病，随着病情的发展，呼吸道受到的伤害更加严重，而随着病情的延续，会逐渐累积到肺部甚至是心脏，到这个时候再治疗，就会更加棘手。所以一些患者可能出现久治不愈，症状一年四季反复发作的情况。

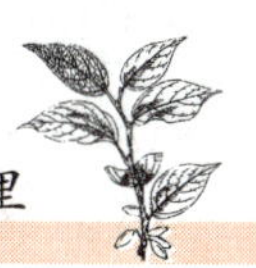

增效小偏方推荐

偏方一：黑芝麻姜糖膏

【材料】黑芝麻、冰糖各250克，生姜50克，蜂蜜100克。

【做法】将黑芝麻炒熟；再将生姜捣烂，用纱布包扎绞汁；将蜂蜜入锅蒸熟，混入冰糖，混合调匀。黑芝麻用粉碎机磨碎，与生姜汁拌和，再炒，放冷，与糖蜜混合调匀。每日早、晚各服1汤匙，数日后见效。

【功效】适用于支气管炎患者。

偏方二：丝瓜藤母鸡

【材料】老丝瓜藤300克，白母鸡1只，白砂糖300克。

【做法】将材料放入砂锅，加水700毫升，以文火炖2小时，稍冷后食用。每日1剂，连食5剂后见效。

【功效】适用于支气管炎患者。

偏方三：萝卜鲜藕饮

【材料】生萝卜、鲜藕各250克，梨2个，生姜汁5滴。

【做法】将生萝卜和鲜藕切碎绞汁，加蜂蜜250克调匀后分2～3次饮服。若为寒咳，可将汁蒸熟，再加姜汁5滴，趁热饮服。

【功效】适用于支气管炎患者。

猪肝配菠菜，不再患贫血

蔡女士今年38岁了，是一名机关单位的主任。近年来，她总感觉自己精神疲乏无力，还经常性头晕目眩，有时候甚至出现耳鸣、心悸。天一降温，如果不注意添加衣服，很快就会感觉到四肢发冷且面色苍白。这天，蔡女士正在大街上走着，突然又出现了耳鸣、心悸和头昏等症状，她赶紧在路边坐着休息了好一会儿才缓过来。第二天，蔡女士去了医院，才知道原来自己患上了贫血。

很多人一听说贫血，就会想到是不是人体缺血了？不是的。贫血并不是指血液量的减少，也不是说血液变得稀薄，而是指血液中含有的红细胞变少，或者红细胞含有的血红素和血红蛋白变少了。

贫血在祖国医学属“虚证”范畴，是指全身循环血液中红细胞总量减少至正常值以下。贫血者常伴血虚、气虚、阴虚、阳虚等证候，中医认为本病主要由于禀赋薄弱，或饮食不节，或久病失血，以致脾肾亏损所致，临床根据症状可辨为气不摄血、肝肾阴虚、五脏亏损等。贫血患者中，女性明显高于男性，老人和儿童高于中青年。

那么，贫血是怎样造成的呢?

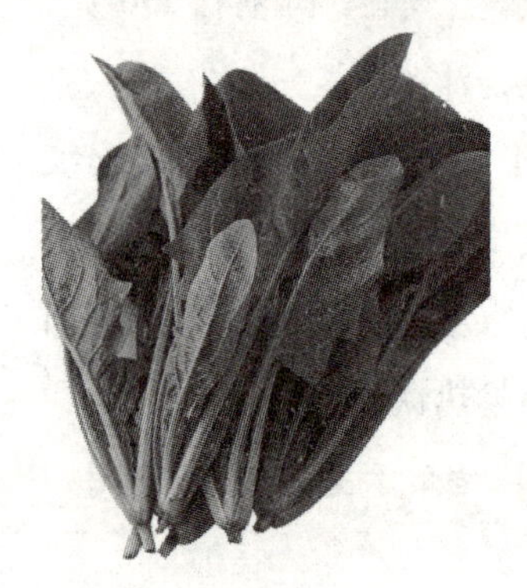

(1) **造血的原料不足** 如铁元素摄入不足，导致缺铁性贫血。

(2) **血红蛋白合成障碍** 如叶酸、维生素 B_{12} 缺乏导致的巨幼红细胞性贫血。

(3) **血细胞形态改变** 如基因突变导致的镰刀形贫血。

(4) **各种原因导致的造血干细胞损伤** 如再生障碍性贫血。

(5) **血流失过度** 如频繁或过量出血、失血而导致的贫血。

(6) **其他** 各种原因导致的红细胞破坏而致的贫血。

症状细说

有的人认为贫血就是由体内铁不足引起的，其实还有其他种类的贫血。要想诊断自己是哪种贫血，首先要分清楚贫血的类型。

(1) **一般性贫血** 最常见的表现就是身体易疲劳；早上起床困难；气色不好，如脸色、眼睑、口唇、指甲的颜色都会变白；指甲出现异常，变薄而且容易断裂，甚至出现反甲的状况；此外，还会出现食欲不振、恶心、便秘、腹泻等症状。

(2) **缺铁性贫血** 在所有的贫血类型中，缺铁性贫血是最普遍的。尤其是女性在逐渐成长中会经历月经、生小孩、哺乳等过程，而这些过程容易造成铁不足。而闭经后的女性则有可能因为胃溃疡或者痔疮造成慢性出血、恶

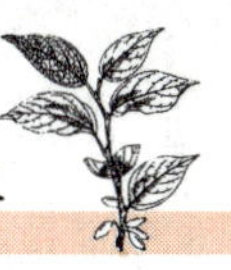

性肿瘤，这些都可能是造成缺铁性贫血的原因。

(3) 恶性贫血　由于缺乏叶酸或造血因子维生素 B_{12} 而引起的贫血。主要症状有手脚麻痹、舌头发红、神经萎缩，还可能出现轻微的黄疸症状。

(4) 溶血性贫血　一般来说，红细胞的寿命大约为120天，之后被运送到脾脏进行分解。若因为某种原因，红细胞变得脆弱，加上骨髓不能及时制造红细胞加以补充的话就会造成贫血。这种溶血性贫血还可能伴随着黄疸症状。

(5) 再生不良性贫血　若是制造红细胞的骨髓被损伤则会引起贫血。此外还会伴随着白细胞和血小板数量的激减。

(6) 继发性贫血　由于风湿病、寄生虫或者心脏、肝脏等出现问题引发的贫血被称为继发性贫血。也包括女性妊娠期发生的贫血。

中医学认为，治疗贫血既要重视补血，又要重视补气，因为气能生血。严重者必须从补肾着手，因为肾中精华能化生成血。听上去是不是有些复杂呢？不用担心，生活中的小药材就能帮助你补血益气，防治贫血。

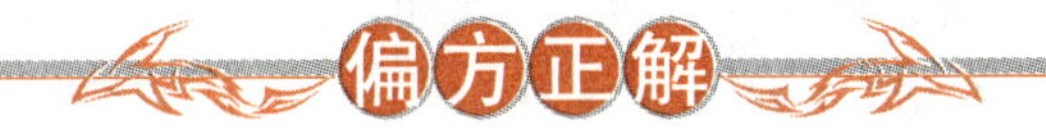

偏方正解

猪肝菠菜汤

【材料】猪肝150克，菠菜、淀粉、精盐、酱油、味精、植物油各适量。

【做法】猪肝洗净切片，与淀粉、精盐、酱油、味精适量调匀，放入油锅内与焯过的菠菜炒熟；或用猪肝50克，洗净切片，放入沸水中煮至近熟时，放入菠菜，开锅加入调料即可。

【功效】补铁。适用于缺铁性贫血。

小知识

首先，贫血者最好不要喝太多的茶，否则会加重贫血症状。因为食物中的铁是以3价胶状氢氧化铁形式进入消化道的，经胃液的作用，高价铁转变为低价铁，才能被人体吸收。而茶中含有鞣酸，饮后易形成不溶性鞣酸铁，从而阻碍了铁的吸收。其次，牛奶及一些中和胃酸的药物会阻碍铁质的吸收，所以尽量不要和含铁的食物一起食用。

增效小偏方推荐

偏方一：三红汤

【材料】红枣7枚，红豆50克，花生红衣适量。

【做法】3味共同熬汤，至熟即可。连汤一起食用，治疗一般性贫血或缺铁性贫血。

【功效】大枣补脾益气，能使气血生化充足，改善血虚萎黄症状。花生衣能增加血小板的含量，促进骨髓造血机能，所以既能治出血又对出血引起的贫血有效。红豆含铁质、维生素 B_{12}，有补血和促进血液循环功能。3味合用，可健脾生血，增强补血作用，预防贫血。

偏方二：羊骨粥

【材料】羊骨约1000克，粳米100克，精盐、生姜、葱白各适量。

【做法】先将羊骨打碎，加水煎汤，然后取汤代水同米煮粥，待粥将成时，加入精盐、生姜、葱白，稍煮2~3沸即可。温热空腹食用。10~15日为1疗程。宜于秋、冬季食用。

【功效】补肾气，强筋骨，健脾胃。适用于血小板减少性紫癜、再生障碍性贫血。但在感冒发热期间不宜服用。

心绞痛莫怕，银杏叶茶缓疼痛

袁女士今年已经52岁了，是一名教师，平时爱好体育运动。最近半年，她总感觉到自己有一些心绞痛的症状。一天，袁女士正在做家务的时候，突然感觉胸口一阵刺痛，尤其是呼吸的时候，疼痛放射至左肩、后背等处。袁女士想要躺下休息一会儿，却发现躺下来后，疼痛更加剧烈。她只好保持坐姿不动，大约十分钟后疼痛才得以缓解。后来，袁女士到医院做了心电图检查，经医生诊断，她患有自发性心绞痛。

心绞痛是由于冠状动脉供血不足，导致心肌急剧的、暂时的缺血与缺氧

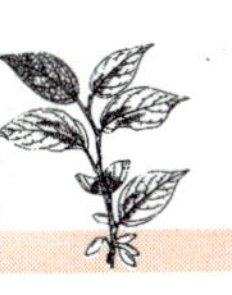

所引起。

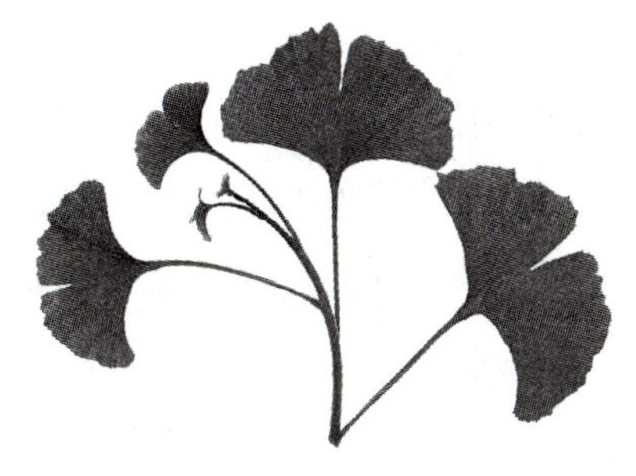

其他原因还有冠状动脉粥样硬化，高血压、高脂血症和吸烟等因素使血脂的一些成分沉积于动脉管壁，形成粥样斑块，使管腔狭窄。当狭窄超过70%时，血流量减少，心肌组织缺血，就会引发心绞痛。

在日常生活中，诱发心绞痛的原因也很多，如精神因素，如情绪变化、焦虑、悲痛，都可诱发心绞痛。另外，高血压并发高脂血症、糖尿病以及过重的体力劳动、剧烈的运动，也是诱发心绞痛的原因。认清了引起心绞痛的原因，我们就要在生活中多加注意，尽量减少或者避免心绞痛的发生。

症状细说

心绞痛又分为劳累性心绞痛和自发性心绞痛。不同类型心绞痛，其症状也有所不同。

（1）劳累性心绞痛　劳累性心绞痛的特征是由运动或其他增加心肌需氧量的情况所诱发的短暂胸痛发作，休息或舌下含服硝酸甘油后，疼痛常可迅速消失。

（2）自发性心绞痛　自发性心绞痛的特征是胸痛发作与心肌需氧量的增加无明显关系。这种疼痛一般持续时间较长，程度较重，且不易为硝酸甘油缓解，未见酶变化。心电图常出现某些暂时性的S-T段压低或T波改变。自发性心绞痛可单独发生，也可与劳累性心绞痛合并存在。

自发性心绞痛患者的临床表现各有不同，但主要包括以下几点。

❶ 疼痛区域在胸骨下段1/3处，即胸廓正中线与左侧乳头之间。

❷ 疼痛范围往往是一片，患者通常用一个握紧的拳头放在胸部中间或稍偏左侧来表示疼痛范围。

❸ 疼痛常不局限于胸部，还会放射至颈部前方喉头、左上肢尺侧、后背等处。

❹ 心绞痛疼痛持续3～4分钟，一般不超过15分钟。

⑤ 若因体力活动所致的心绞痛，在停止活动后数秒内即可消失。

⑥ 心绞痛发作时无法平躺，因为平躺时下肢血流回心血量增多，更加增加了心脏负担，而使心绞痛加剧。

心绞痛看似严重，其实就是因为冠状动脉硬化、心脏供血不足，心肌急剧的、暂时性缺血或缺氧等导致。因此，利用生活中常见的银杏叶就能帮助缓解心绞痛。

偏方正解

银杏叶茶

【材料】银杏叶 5 克。

【做法】将银杏叶洗净后切碎，放入茶杯中。冲入沸水，加盖闷泡30～40分钟后即可饮用。每日 1 剂，代茶饮用。

【功效】活血化瘀，舒筋通络。适用于心绞痛。

小知识

鱼类是心绞痛患者饮食的一个重要组成部分，尤其是鲑鱼、金枪鱼、鲭鱼等。喜欢吃肉的患者应该选择瘦肉和鸡肉。用洋葱和大蒜烹饪食物也有利于降低胆固醇水平，防治心绞痛。

心绞痛是迈向心脏病发作的一个步骤。因此，只有认真对待，采取正确的、严格的饮食习惯和生活方式，才能让自己离健康更近一点。

增效小偏方推荐

偏方一：罗布麻糖块

【材料】罗布麻叶、白糖各 500 克。

【做法】将罗布麻叶加水煎煮，20 分钟后取液 1 次，加水再煮，共煎 3 次。最后去渣，合并液，再继续以文火煎煮浓缩到将要干锅时停火。待凉后，放入白糖，拌匀后，晒干，压碎，装瓶备用。每次 10 克，每日 3 次。以沸水冲化代茶饮，连服 3 剂。

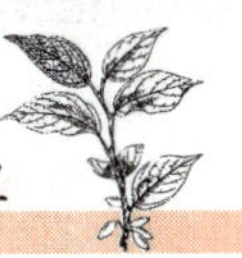

【功效】适用于心绞痛患者。

偏方二：糖醋蛋

【材料】生鸡蛋 1 个，米醋 50 克，红糖适量。

【做法】将鸡蛋打入碗中，加米醋、红糖调匀饮用。每天 2 次，连服数天。

【功效】适用于心绞痛患者。

难忍的腹痛，大蒜捣泥敷肚脐

张先生平时喜欢饮酒。一日，他正和朋友们喝酒聊天，却突然感觉到肚子疼且面色苍白，浑身无力。同伴赶紧将其送往医院，2~3 小时后，张先生的症状不仅没有得到好转，反而腹痛转移至脐周痛，呈持续性胀痛，无放射痛。伴低热，体温最高 37.4℃，同时伴有嗳气、恶心、呕吐的症状，但进食后腹痛反而加重。

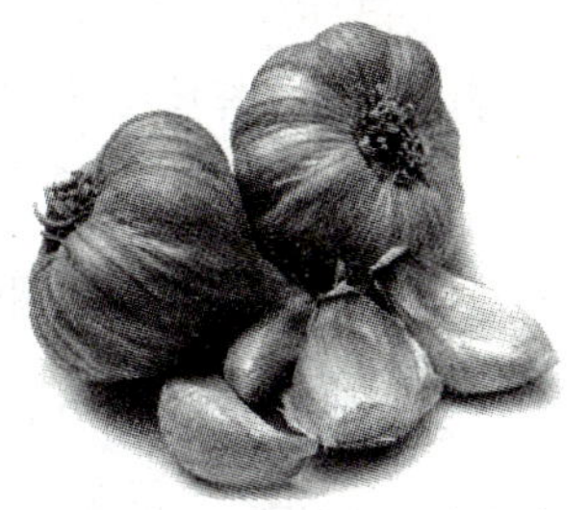

腹痛就是人们常说的肚子疼。疼痛区域一般是指胃脘以下，耻骨毛际以上发生疼痛的部位。其中又分大腹与小腹 2 个部分。凡在此范围内出现疼痛的症状，均称腹痛。而我们平时所说的肚子痛，其实只是一个泛指。肚子这一块涉及的器官可不少：左上到左下一点是胃，右上是肝，右下是阑尾，下方有肠道。而且不同疾病引起肚子痛的时间、情况等都是有其特点的。

对于腹痛，中医认为“不通则痛”。无论何种原因引起的“不通”，皆可致痛。腹痛牵涉的范围很广。肝、胆、脾、肾、大小肠、膀胱、胞宫等脏腑器官均居腹内。手足三阴、足少阳、冲、任、带等经脉，亦循行腹部。上述脏腑、经络因外感、内伤所致的气机郁滞，气血运行受阻，或气血虚少，失其濡养，皆可发生腹痛。

症状细说

腹痛又可分为急性与慢性腹痛。病因极为复杂，包括炎症、肿瘤、出血、梗阻、穿孔、创伤及功能障碍等。但由于人们对于肚子痛相关知识了解甚少，许多患者出现肚子痛症状时没有及时到医院就诊，反而错过了最佳治疗时机，往往给身体造成了极大的伤害。那么，如何知道自己的肚子痛到底是怎么回事呢？具体可以从以下几个方面来判断：

（1）根据腹痛的类型

❶ 寒邪内阻型腹痛。腹痛急暴，得温痛减，遇冷痛甚，小便清利，舌色淡，舌苔白腻，脉沉紧。

❷ 中虚脏寒型腹痛。腹痛时有时无，喜热恶寒，痛时喜按，饥饿劳累时更甚，休息后痛减，大便溏薄，兼有神疲气短、形寒等，舌淡苔白，脉沉细。

❸ 食积、虫积型腹痛。食积腹痛表现为腹部满疼痛，拒按，恶食，嗳腐吞酸或痛而欲泻，泻而痛缓，大便秘结，苔腻，脉滑实；虫积腹疼表现为阵发性绕脐腹痛为特征，同样拒按，大便检查中可检查到虫卵。

❹ 气滞型腹痛。脘腹胀闷或痛，攻窜不定，嗳气或者矢气则胀痛减。遇恼怒则加剧，苔薄，脉弦。

（2）根据腹痛的程度　腹痛的程度在一定的意义上反映了病情轻重。一般来说，胃肠道穿孔、肝脾破裂、急性胰腺炎、胆绞痛等疼痛多为剧烈，而溃疡病、肠系膜淋巴结炎等疼痛相对轻缓。

（3）根据疼痛的部位　腹痛发生于右上腹部，则常见于肝右叶、胆囊、胆管、结肠、肝区、右肾方面的疾病；在左上腹部疼痛则常见胃、脾、结肠、左肾等；右侧腹痛常见于降结肠、右肾疾病；左侧腹部疼痛常见于降结肠、左肾等疾病；右下腹部疼痛常见于阑尾右侧输卵管、卵巢等疾病；下腹部疼痛常见于膀胱、子宫等疾病；左下腹部疼痛常见于乙状结肠、左侧输卵管与卵巢等疾病。

（4）根据疼痛伴随的症状　腹痛伴发热提示为炎症性病变，伴吐泻常为食物中毒或胃肠炎，仅伴腹泻为肠道感染，伴便血的可能是肠系膜血栓形成，伴血尿可能是输尿管结石等。

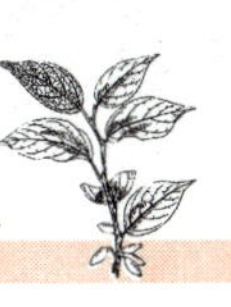

偏方正解

蒜泥敷贴

【材料】蒜4～5瓣。

【做法】将其捣成泥，敷在肚脐部位可有效缓解腹痛。如不喜欢大蒜的刺激味，或皮肤容易过敏者，可用纱布裹好后贴于肚脐处。

【功效】大蒜内含挥发油，主要成分为蒜素，对葡萄球菌、链球菌、痢疾杆菌等均有抑制作用。大蒜捣成蒜泥敷在肚脐部位这一偏方，其实在中医中属于灸法的一种。脐，是中医讲的神阙穴所在位置，是任脉一个重要穴位，历代文献都有神阙穴治百病之说，脐部敷药具有得天独厚的优越条件。脐部敷蒜经过循经传给脾、肾，疏通经脉，从而达到止痛的效果。

小知识

生活中，很多人肚子痛的时候喜欢用手揉一揉。认为这样做也许能缓解因胃肠道痉挛所引起的肚子痛，但对于相当多的疾病引起的腹痛而言，这不仅起不到止痛的效果，而且还会加重病情。例如胃溃疡、急性化脓性腹膜炎、阑尾炎、蛔虫成团或肠粘连扭曲、胆囊炎、肝脾破裂等引起的腹痛，因此切不可轻易地以揉腹达到止痛的目的。

增效小偏方推荐

偏方一：生姜粥

【材料】生姜15克，精盐适量。

【做法】将其打碎，放入碗内。加沸热粥，加盖焖片刻，加盐调味即可服食。

【功效】适用于寒邪内阻型腹痛。

偏方二：桔皮热敷

【材料】桔皮1片，精盐250克。

【材料】将桔皮敷在肚脐上。再将盐炒热（不要太烫），敷在桔皮上，可立即止痛。

【功效】适用于腹痛。

上火类型各不同，选好偏方灭对火

32岁的黄女士很爱吃辣，平时可谓是无辣不欢。夏季到了，本该吃些降暑的食物，可黄女士依然离不开辣，甚至觉得多吃辣还能帮助身体排毒。没几天，黄女士就觉得自己好像特别容易发火，甚至因为孩子的一点小错，都会忍不住狠狠打她，看着孩子哭，她又后悔不已。黄女士先是脾气不好，之后又总是觉得困乏，好像怎么都睡不醒，喝再多水依然是口干舌燥。黄女士以为自己提前进入了更年期，其实，她的一系列症状是由于自身肝火过旺引发的。

“火”是中医术语，意思是说人体阴阳失衡，内火旺盛。有些人总是上火，反复治疗却依然是个“火龙”，其原因就在于“阴”的缺失。一旦缺失“阴”，就会损伤到人体最核心的阴液部分——“精”。“精”与人体的免疫力、抗病能力等密切相关，如果“精”受到损伤，则频频发生的不仅仅是上火，还有诸如感染性疾病、肾炎、癌症等也会相继而来。

中医认为，人体内的火有生理和病理之分。生理之火是一种维持人体正常生命活动所必须的阳气，它谧藏于脏腑之内，具有温煦生化的作用。这种有益于人体的阳气称之为“少火”，属于正气范畴。如果没有这种火，人的生命也停止了。而病理之火指阳盛太过、阴阳失衡，阳气耗散人体正气的病邪，这种火称之为“壮火”。如人的体温应该在37℃左右，超过37℃，人体内则阳气过盛，人就会自觉不舒服，出现红、肿、痛、烦等具体表现。因此说，上火也就是人体阴阳失衡后出现的内热证。

症状细说

中医认为“火”可以分为“实火”和“虚火”。一般又将虚火进一步分为阴虚火旺和气虚火旺2种病状。

（1）阴虚火旺　多表现为全身潮热、夜晚盗汗、形体消瘦、口燥咽干、躁动不安、舌红无苔、脉搏细数。

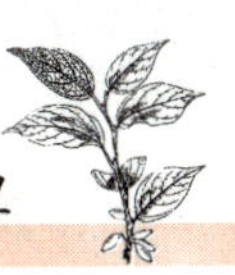

(2) 气虚火旺　表现全身燥热、午前为甚、畏寒怕风、喜热怕冷、身倦无力、气短懒言、自汗不已、尿清便溏、脉大无力、舌淡苔薄。治疗时应以补中益气、强肾兴阳、甘温除热为原则。

根据我们常见的上火症状，又可分为心火、肝火、胃火、肺火和肾火。

(1) 心火　心火也分虚火和实火，虚火表现为低热、盗汗、心烦等；实火表现为口腔反复出现溃疡、牙龈肿痛、口干、心烦易怒等。

(2) 肝火　情绪容易激动的人常被称为“肝火大”，还包括口干舌燥、口苦、臭、头晕头痛、眼干、睡眠质量差、舌苔增厚等。

(3) 胃火　胃火分虚火和实火两种，虚火表现为轻微咳嗽、饮食量少、便秘、腹胀、舌红、少苔；实火则表现为上腹不适、口干口苦、大便干硬、舌苔黄腻。

(4) 肺火　主要表现为干咳少痰、痰中带血、咽疼音哑、潮热盗汗等。

(5) 肾火　主要表现为头晕目眩、耳鸣耳聋、发脱齿摇、形体消瘦、腰腿酸痛等。

针对5种类型的上火，为你提供5种不同的偏方，让你的“火气”一次降到底。

偏方正解

心火——莲米汤

【材料】干莲子300克，白糖200克。

【做法】莲子浸涨后去衣、去心，放大碗里加水浸没。上屉，用旺火蒸约1小时，至莲子酥烂，即出笼。另取一锅，注水一大碗，加上白糖和已蒸酥的莲子，置于火上煮，边煮边搅，至沸，晾凉即成。

肝火——冰糖梨水

【材料】冰糖1袋，梨2只。

【做法】将梨切成小块。锅中烧水至快要鼓泡，将适量冰糖放入水中，继续小火加热，听到冰糖发出噼里啪啦声即加入梨块。继续小火炖，约40～60分钟即可。

胃火——绿豆蜂蜜饮

【材料】绿豆、蜂蜜各适量。

【做法】将绿豆先浸泡约2小时。用中火将绿豆煮20分左右，等稍凉点倒入蜂蜜即可。

肺火——鲜菊猪肝

【材料】猪肝100克，鲜菊花10朵，油、精盐、酒各适量。

【做法】猪肝洗净，切薄片，用油、酒腌10分钟。鲜菊花洗净，取花瓣。将菊花放入清水锅内煮片刻，再放猪肝，煮20分钟调味即成。

肾火——芸豆炖猪腰

【材料】芸豆10粒，猪腰1个，姜10克，清汤1000克，精盐5克，鸡精3克，白糖1克，胡椒粉1克。

【做法】将猪腰洗净切块氽水，芸豆洗净，姜切片待用。净锅上火，放入清汤、姜片、猪腰、芸豆，大火烧开转小火炖45分钟调味即成。

小知识

很多人认为喝牛奶会导致或加重“上火”。其实，夏季喝牛奶不仅不会“上火”，还能解热毒、去肝火。中医认为牛奶性微寒，可以通过滋阴、解热毒，如此发挥“去火”功效。牛奶中含有的水分多达70%左右，能补充人体在炎热夏季因大量出汗而损失的水分。值得注意的是，不能贪图凉快而将牛奶冻成冰食用，否则易破坏很多营养成分。

增效小偏方推荐

偏方一：刮痧、揪痧

具体方法是首先俯卧，刮后背的督脉和两侧膀胱经，功效是清肺火，通经络。其次端坐椅子上，暴露颈部，从风池穴（后头骨下两条大筋外缘陷窝中）刮至肩井穴（大椎与肩峰连线中点），再刮喉部正中线（任脉）和胃经、大肠经，两侧对称进行刮痧。

在刮完痧之后，再用手揪。具体方法是将两手食指和中指弯曲，指背蘸刮痧油或水，在出痧点部位用力揪拔，让淤积在喉部的内火排除体外。

有内火的人，尤其有肝胃之火的人，揪痧后颈前部会出现紫黑色的瘀斑。操作时，不可太过用力，若真有瘀血，稍一操作，就会出痧。

偏方二：去火穴位

这是用身体上的穴位来帮助火气排出的一种按摩法。方法是找到合谷穴，也就是我们平时说的虎口，在拇指与食指之间。平时多按摩刺激虎口，力度在自己可以接受的范围就可以。最好是有空的时候就按按这个穴位，不仅方便，而且去火效果明显。

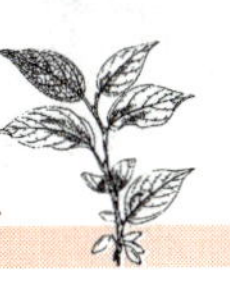

远离便秘的困扰，吃药不如吃菠菜

陈女士的身材较胖，为了减肥，她开始了减肥行动。先是饮食后来加上运动，渐渐地，她每天都沉迷于自己的体重变化。她的身材确实一天天好了，可是随之而来的问题则是便秘，从以前的每天 2 次变成 3 天 1 次，甚至 1 周 1 次，脸上也冒出了很多痘痘。为了不影响身体健康，陈女士暂时停止了减肥，没想到便秘的状况依然存在，好像还更严重了。更尴尬的是，大便堆积在肚子里出不来，还常常放臭屁。陈女士觉得非常苦闷。

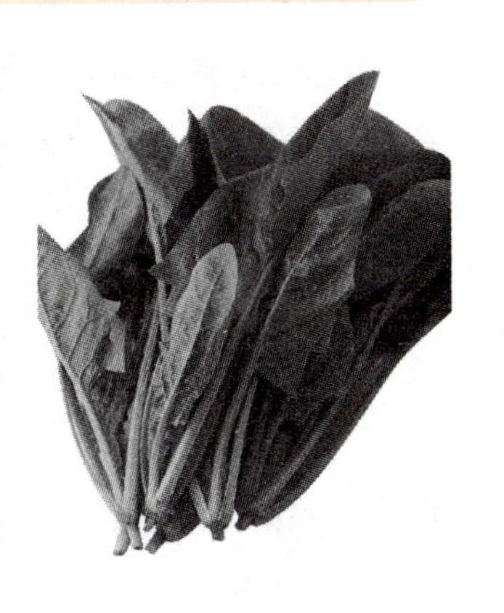

便秘是指粪便停留在肠内的时间过长，以至于干燥坚硬而无法正常通便的疾病。中医认为便秘是大便秘结不通、排便时间延长或欲大便而艰涩不畅的一种病症。在我国古代医学中，便秘有很多名称，如“大便秘”“大便秘涩”“大便难”“大便结燥”“大便结”“大便闭结”“大便燥结”“阴结”“阳结”“大便不通”“脾约”“后不利”“寒积”等。

医学上认为，一个人 1 周排便次数少于 3 次，每天排便量少于 30 克的话，且粪便干燥难解者就是便秘。不过，也有的人 3 ~ 4 天都没有大便，如果这是长期习惯，且身体没有什么特殊异常，也不算便秘。长期便秘会导致毒素大量堆积在体内，渐渐造成皮肤暗淡无光，继而引发痤疮粉刺，产生色斑等，严重者还会在腹部形成小肚子，是损害女性健康美丽的“元凶”之一。那么，便秘到底是由什么原因引起的呢?

(1) 不良的饮食习惯 饮食上，由于摄入的食物过少，又太过精细。缺乏足够的膳食纤维来刺激肠道蠕动而造成便秘。

(2) 生活习惯的改变 外出旅游、住院、神经受到刺激等，都会造成直肠反射敏感性下降，以致虽有粪便进入，却不足以引起有效的神经冲动，无法产生排便反射而引发便秘。

（3）缺少水分　当人体大量出汗、呕吐、腹泻或失血等均可导致水分流失，引起粪便干结。

（4）药物副作用　一些药物，例如抗胆碱性药物、阿片类药物及含钙和铝的制剂、铋剂、抗抑郁药等都可能会引起便秘。

（5）疾病影响　一些疾病如肠道肿瘤、肠粘连、腹腔内肿块压迫、门静脉高压或心衰等，也会引起便秘。

症状细说

便秘是我们日常生活中的常见病症，由多种原因引起。像病例中的陈女士就是因为减肥节食，导致肠胃得不到足够的“按摩”而引起。

具体来说，大便分为实秘、虚秘、热秘、冷秘。

（1）实秘　大便干燥，伴有腹胀、排气等，一般认为是由于性格急躁、脾气火爆而引发。

（2）虚秘　面部黯淡无光，常头晕心慌。女性在例假时易发生虚秘。

（3）热秘　大便干且臭，小便发黄，并伴有口臭。一般认为是过度食用油腻、辛辣刺激的食物，或是大补过量，饮水量不足。

（4）冷秘　缺乏活力，手足冰冷，喜热怕冷，腹部老有发凉之感。一般认为是缺乏锻炼，导致肠蠕动减慢，无法促进排便。

便秘看似时常发生，每个人都可能患上，然而治疗起来却又没那么简单，长期吃通便药物还会损伤身体。这里告诉大家一个小偏方，既治便秘还能为身体补充营养。这个小偏方里的“主角”就是菠菜。

偏方正解

麻油拌菠菜

【材料】菠菜 250 克，精盐、麻油各 2 克。

【做法】将菠菜洗净，待锅中水煮沸，放入精盐，再把菠菜放入沸水中焯

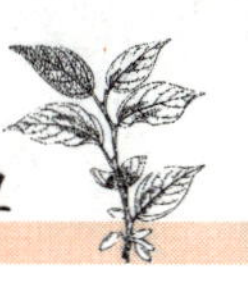

约3分钟取出，加入麻油拌匀即可。

【功效】中医认为菠菜性甘凉，能养血、止血、敛阴、润燥。菠菜茎叶柔软滑嫩、味美色鲜，含有丰富维生素C、胡萝卜素、蛋白质以及铁、钙、磷等矿物质。菠菜还富含纤维，有促进肠道蠕动的作用，可有效预防便秘。

小知识

很多人喜欢在上厕所的时候看书读报，有人则喜欢带着手机去厕所。坐在马桶上，看书、玩手机，似乎很悠哉。其实，这个习惯非常不好。因为当10分钟以后，如果你还坐在马桶上，就会给肛门造成不必要的压迫，肛门的健康就是这样悄悄被破坏的。

健康的排便时间最好控制在3分钟以内。超过这个时间，就很容易患上痔疮。所以说，一定要抛弃这样的想法：既然都坐在马桶上了，就一定要排泄，而且要排得彻底。当你入厕超过一定时间，就要果断站起来离开。哪怕是过后有残便感，还要去洗手间，也不可以在马桶上坐得太久。

增效小偏方推荐

偏方一：腹部按揉法

起床后排空小便，喝凉开水300～500毫升。保持站立姿势，两脚与肩同宽，身体放松，右手掌心放在右下腹部，左手掌心放在右手背上，从下腹部按摩上提至右季肋部，推向左季肋部，再向下按摩到左下腹部即可。沿顺时针方向反复按摩30～50遍，按摩时手法轻一点即可。

此按摩法刚开始可能效果不明显，但只要坚持，10天后均可见效。坚持每天做一次，30天后排便可完全恢复正常。

偏方二：早起饮冷开水

每天早上起床后喝2～3杯冷开水，即能消除便秘。这是因为冷水进入胃部之后引起胃—大肠反射，刺激了大肠的蠕动。便秘时水分会被体内吸收，致使大便变得又干又硬，喝冷开水就具有补充大便中的水分达到通便的效果。

一个熟苹果，告别腹泻的尴尬

小惠最近被腹泻弄得整个人的精神状况都很差。回忆起腹泻的原因，她说几天前早上起来时，感觉肚子很饿，而家里只有一些剩菜，于是她直接拿出来就吃了，然后又喝了一些冰水。晚上，小惠跟朋友们去吃火锅、唱歌。玩得正起劲时，她的肚子就痛了起来，然后开始不停地拉肚子，腹泻整整持续了2天时间，她浑身一点儿力气都没有，连胃口都没有了。

腹泻，就是我们常说的拉肚子。这是一种常见症状，是指排便次数明显超过平日习惯的频率，且粪质稀薄，水分增加，每日排便量超过200克，或含未消化食物或脓血、黏液。腹泻常伴有排便急迫感、肛门不适、失禁等症状。

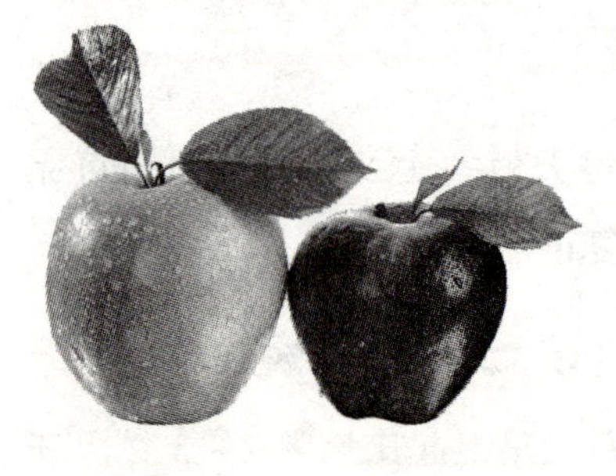

在大部分人眼里，腹泻算不上什么大病，可是长期腹泻却会对身体造成不可小视的损害。正所谓“好汉也架不住三泡稀”，严重的腹泻可引发脱水和身体电解质紊乱，危及生命也绝不是危言耸听，尤其是老人和儿童。引起腹泻的原因有很多，那么，具体包括哪些呢？

（1）季节因素　在高温多雨的季节，细菌、病毒有了一个很好的滋生环境。因此，日常生活中，稍不注意，就很容易引发感染。例如外伤感染、疾病传播等都容易引起腹泻。

（2）消化不良　季节变化期间，人们的饮食容易吃得比较杂乱，无规律，进食过多、过少，进食不易消化的食物，或由于胃动力不足导致食物在胃内滞留等，都极容易引起腹胀、腹泻、恶心、呕吐、返酸、嗳气等症状。

（3）食物中毒　由于患者进食被细菌及其毒素污染的食物，或食物未煮

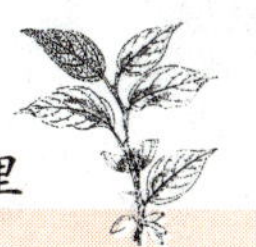

熟等引起的急性中毒性疾病，都容易导致腹泻等急性胃肠道症状。

（4）肠道对脂肪吸收不良　肠道对脂肪吸收不良，也会引起腹泻。本类腹泻粪便呈淡黄色或灰色，油腻糊状，气味恶臭。

症状细说

腹泻的同时可伴有呕吐、发热、腹痛、腹胀、血便等症状。腹泻又分急性腹泻和慢性腹泻。急性感染一般伴有发热、腹痛、呕吐等，其具体症状如下：

（1）胃肠道症状　腹泻频繁，每次粪量不多并有里急后重感者。

（2）腹泻次数及粪便性状　急性腹泻每天排便可达10次以上，粪便多稀薄，如为细菌感染（细菌性痢疾）常带血及脓液。

（3）阿米巴痢疾　腹泻为糖稀或果酱样粪便。稀薄水样便常见于食物中毒。洗肉水样血便，带有腥臭的气味则为出血性坏死性肠炎。

（4）肠癌　若腹泻伴血，身体现贫血、消瘦等则需警惕是否为肠癌。

（5）肝癌　若腹泻伴腹胀、食欲差等需警惕肝癌。

腹泻让人痛不欲生，可是又不能每次都吃止泻药。而夏季，正是水果大量上市的季节。俗话说，“生梨润肺化痰好，苹果止泻营养高”，这里为大家推荐的一款止泻偏方就是和苹果有关的。

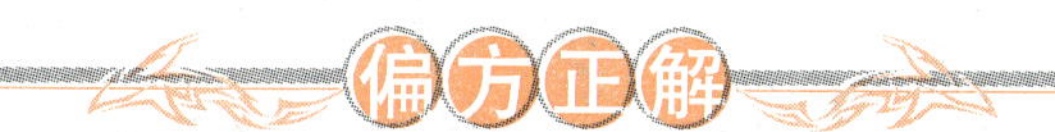

熟苹果沙拉

【材料】苹果、香梨各1个，圣女果5个，沙拉酱、酸奶、蜂蜜各适量。

【做法】苹果洗净后，放入锅里煮3～5分钟（不削皮）；香梨去皮；圣女果切丁；将上述材料充分混合后，用蜂蜜拌匀，浇上酸奶、沙拉酱即可。

【功效】苹果中含有大量有机酸如鞣酸、凝酸等成分，具有很好的收敛作用。其中的果胶、纤维素有吸收细菌和毒素的作用，所以能止泻。而纤维、有机酸又可刺激肠道使大便松软而通畅，所以苹果既可止泻又能通便。

小知识

酸甜可口的苹果具有收敛的作用，能够止泻。但其中也有一定的奥秘，腹泻时可千万别“吃反了”。因为生苹果，也就是新鲜苹果有助于通便，而煮熟后的苹果才具有良好的止泻作用。苹果中的果胶是个两面派，未经加热的生果胶有软化大便、缓解便秘的作用，煮过的果胶却摇身一变，具有收敛、止泻的功效。

增效小偏方推荐

偏方一：米汤止腹泻

【材料】白开水3杯，糙米1/2杯。

【做法】共煮45分钟，过滤后。每天喝2~3碗米汤。

【功效】适用于腹泻。吃米饭也可帮助粪便成形，并提供B族维生素，可有效止住腹泻。

偏方二：大蒜杀菌

【材料】大蒜2瓣。

【做法】切片。每餐前吃2瓣。

【功效】预防和治疗细菌性腹泻。

红薯粉熬粥，远离消化性溃疡

国庆节，小马单位聚餐，他非常高兴。聚会时忍不住多喝了点儿白酒，结果一回家就吐血了，紧接着胃痛得站不起来。妻子赶紧将他送到医院。经检查，他得了消化性出血，在医院花了四五千才出院。出院没多久，他又“好了伤疤忘了疼”，在一次聚会中，和朋友们举杯畅饮。大家正喝得高兴，他突然感觉到一阵腹痛，胃酸、嗳气。到医院检查，他得知先前所患的消化性出血再次复发，这以后，小马不敢再大意了。

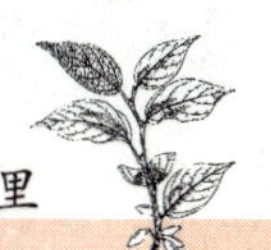

消化性溃疡是一种消化系统疾病，主要是指胃及十二指肠溃疡。由于溃疡的形成与胃酸和胃蛋白酶的消化作用有关，故称为消化性溃疡。临床上十二指肠溃疡较胃溃疡多见，可发生于任何年龄，以青壮年发病者居多。本病男性发病高于女性。

消化性溃疡的发病机制较为复杂，迄今尚未完全明确。一般认为是由于胃及十二指肠黏膜的保护因素与损害因素平衡失调引起。其他因素还包括：

（1）不良的饮食习惯，如饥一顿饱一顿，长期饮酒等。

（2）肾上腺皮质激素、阿司匹林、非甾体类抗炎药（吲哚美辛、布络芬等）也可引发消化性溃疡。

（3）吸烟。

（4）遗传。

（5）精神因素。神经上过度紧张，或是受到创伤后，也可导致消化溃疡的发生。

简单来说，消化性溃疡就是指消化道部位受到胃液腐蚀，造成黏膜受损，使黏膜层产生腐烂、溃疡的现象。消化性溃疡包括胃溃疡需要与恶性肿瘤进行区别。

症状细说

消化性溃疡有哪些临床表现呢？

（1）慢性、周期性、节律性中上腹部疼痛，胃溃疡常在剑突下或偏左，进餐后1～2小时发作，持续1～2小时胃排空得到缓解。十二指肠溃疡多在剑突下偏右，多于空腹时发生，进食后缓解。本病的发作与季节有关。疼痛性质可呈钝痛、灼痛或饥饿样痛。特殊类型溃疡如幽门管、球后、胃底贲门区、巨大溃疡及多发性溃疡、复合性溃疡或有并发症时，腹痛可不典型，可有剧烈腹痛或夜间痛。

（2）常伴有返酸、嗳气、流涎、恶心、呕吐等症状。

（3）患者可有失眠等神经官能症的表现，疼痛较剧而影响进食者可有消瘦及贫血等全身症状。

（4）缓解期一般无明显体征。活动期胃溃疡压痛点常在中上腹或偏左；

十二指肠溃疡者常在偏右；后壁穿透性溃疡在背部第十一、十二胸椎两旁。

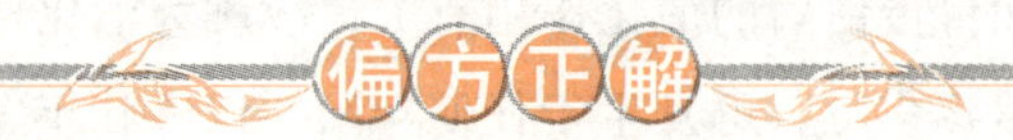

偏方正解

红薯粉熬粥

【材料】红薯粉、红糖、小米各适量。

【做法】将红薯粉与红糖、小米拌合，倒入锅中，加水适量。以中火煮，不时搅动，煮成半透明的浓糊状。

【功效】治疗消化道溃疡，增强胃肠功能。

小知识

如何确定自己有消化性出血呢？症状有慢性、节律性、周期性中上腹部疼痛；可有返酸、嗳气、恶心、呕吐及其他消化不良的症状；胃镜或上消化道钡餐检查（GI）可发现龛影。

增效小偏方推荐

偏方一：黑枣玫瑰汤

【材料】黑枣、玫瑰各适量。

【做法】黑枣去核，和玫瑰花混合均匀。放碗中盖好，隔水煮烂即成。每日3次，每次吃枣5个，经常食用。

【功效】健脾和胃，补血活血。

偏方二：牛肉仙人掌

【材料】新鲜仙人掌30~60克，牛肉60克。

【做法】将仙人掌洗净切碎，牛肉切片，共同炒熟后食用。每天1次。连食5~10天。

【功效】健脾和胃，活血止血。

偏方三：柚皮粥

【材料】鲜柚皮1个，粳米60克，葱、精盐、香油各适量。

【做法】将柚皮用火烧去棕黄色的表层并刮净后，放清水中冲泡1天。切块加水煮开后放入粳米煮粥，加入葱、精盐、香油调味后食用。每2天吃1个柚皮，连食4~5个。

【功效】舒肝健胃，止痛。

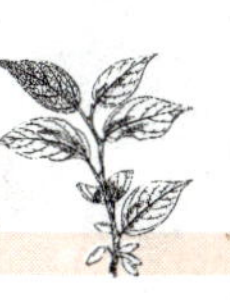

川芎煮鸡蛋，赶走要命的偏头痛

最近几月，林小姐总觉得自己单侧头痛得很厉害。渐渐地，她还发现了一个“规律”，那就是每次头痛前，浑身都会非常不舒服。眼前不时有像火花一样的东西闪过，几分钟后，左眼突然什么都看不见了。休息几十分钟后，她的视觉又完全恢复正常。但没过几分钟，头痛又像刀割一样袭来，并伴随恶心呕吐，持续2~3小时后，症状才慢慢减轻。在这期间，林小姐根本不能做任何事情，如果正好在上班，她只能请假回家休息。唯一值得高兴的是，只要休息一天后，就完全恢复了正常。而遗憾的是，林小姐的头痛每隔一段时间就会发作一次。如此反复的头痛，直接影响到了林小姐的工作。迫不得已，她只好到医院，检查后才知道自己患上了典型的偏头痛。

偏头痛是反复发作的一种搏动性头痛，属众多头痛类型中的“大户”。在中、青年人群中发病尤其多，典型偏头痛患者多在青春期发病，大多数还有家族史。偏头痛患者伴发作前常有闪光、视物模糊、肢体麻木等先兆，同时可伴有神经、精神功能障碍。表现为从一侧眼眶后部开始，逐渐加剧并扩展到半侧甚至整个头部。疼痛通常是脉搏式跳痛。当情绪波动、喝酒或月经来潮时特别容易诱发。发作时间一般不会超过3天。

目前偏头痛的病因尚不清楚，但可能与下列因素有关。

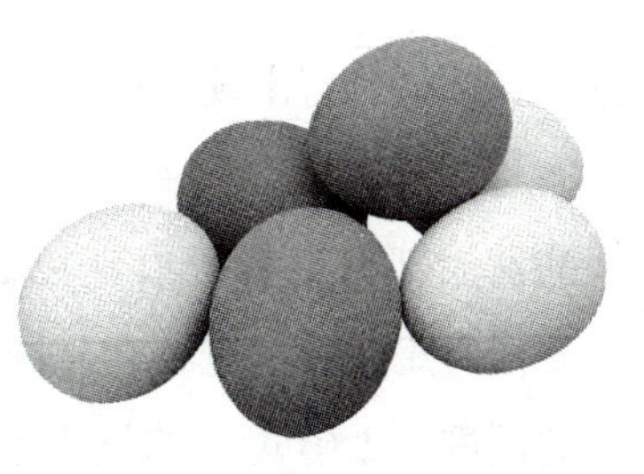

（1）遗传因素　临床中，由于约60%的偏头痛患者可问出家族史，有部分患者家庭中有癫痫患者，故医学专家认为该病与遗传有关，但目前尚无一致的遗传形式。

（2）内分泌因素　血管性偏头痛多见于青春期女性，在月经期发作频繁，妊娠时发作停止，分娩后再发，而在更年期后逐渐减轻或消失。

（3）饮食因素 经常食用奶酪、巧克力、刺激性食物，或抽烟、喝酒的人都很容易患上血管性偏头痛。

（4）其他因素 如情绪紧张、精神创伤、忧虑、焦虑、饥饿、失眠、外界环境差以及气候变化也可诱发偏头痛。

偏头痛是一种可逐步恶化的疾病，发病频率通常越来越高。有研究显示，偏头痛患者比平常人更容易发生大脑局部损伤，进而引发中风。因为偏头痛的次数越多，大脑受损伤的区域也就会越大。

症状细说

头痛是一种总称，在头痛症状的分类下还有一种叫做偏头痛。而偏头痛又根据其症状进行了细分。

（1）短暂性偏头痛 偏头痛发生前或发作时可同时伴有神经、精神功能障碍。偏头痛约数分钟至1小时左右出现一侧头部一跳一跳地疼痛，并逐渐加剧，直到出现恶心、呕吐后，感觉才会有所好转。但当处于安静或黑暗环境内，或者进行休息后头痛有所缓解。

（2）长期反复发作的偏头痛 间隙期一切正常，体检正常及偏头痛家族史诊断并不困难。眼肌麻痹可由动脉瘤引起，动静脉畸形也可伴发偏头痛，应做头颅CT扫描或脑血管造影明确诊断。这是偏头痛种类中比较普遍的一种。

（3）复杂型偏头痛 复杂型偏头痛常由器质性疾病引起，应做神经影像学检查。枕叶或颞叶肿瘤初期亦可出现视野缺损或其他视觉症状，但随着病情的进展最终可出现颅内压增高症状。

（4）典型性偏头痛 典型性偏头痛多数患者呈周期性发作，女性多见。发病前大部分患者可出现视物模糊、闪光、幻视、盲点、眼胀、情绪不稳，几乎所有患者都怕光，数分钟后即出现一侧性头痛，大多数以头前部、颞部、眼眶周围、太阳穴等部位为主。可局限某一部位，也可扩延整个半侧，头痛剧烈时可有血管搏动感或眼球跳出感。疼痛一般在1~2小时达到高峰，持续4~6小时或十几小时，重者可历时数天，患者头痛难忍，十分痛苦，这是偏头痛的种类最难治疗的一种。

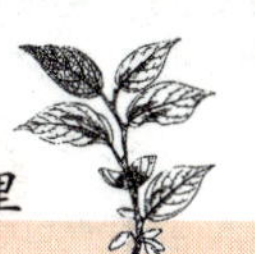

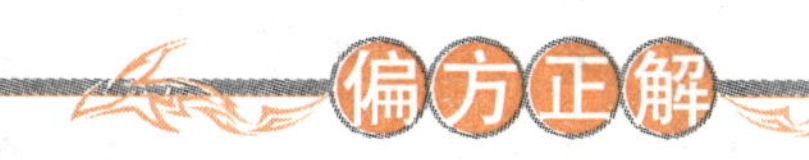

川芎煮鸡蛋

【材料】鸡蛋2个，川芎20克。

【做法】锅里加适量清水。洗净鸡蛋外壳，与川芎一同放入锅里，煮至鸡蛋熟后，捞出鸡蛋。将鸡蛋剥去外壳，放入锅中煮20分钟即可。

【功效】川芎煮鸡蛋能活血止痛，适用于风邪引起的头晕目眩、偏头痛、月经不调等症。

小知识

很多人患了偏头痛后，在日常生活中都是非常的痛苦。因为偏头痛患者的头部所带来的疼痛确实是正常人所无法想象到的。

偏头痛的频繁发作会严重影响到患者的生活和工作，而最直接的影响恐怕就是睡眠了。睡眠不足，白天就没精神，工作也大受影响。而且有部分患者经常会在工作期间发作，十分耽误事情。另外，人长期患有头痛疾病，性格很容易发生变化，往往性情容易变得暴躁冷漠。加上久治不愈，生活等各方面受到重大影响，心理脆弱，缺乏信心，如此的情绪影响，时间长了对人的心脑血管也将产生不利影响，容易引发脑血栓、高血压或脑出血，临床也较常见。

因此，偏头痛患者一定要做好心理调节，正确对待疾病。

增效小偏方推荐

偏方一：推压寸关

用右手拇指在左手腕拇指根部的“寸关”穴位上连续向上推压，能促进脑部血液的良性循环，可缓解或消除因脑供血不足而引发的偏头痛。

偏方二：米酒胖头鱼

【材料】胖头鱼（花鲢鱼）头1只，生姜50克，米酒250毫升，精盐适量。

【做法】将胖头鱼洗净，生姜洗净，切成薄片，一起放入砂锅内，倒入适量清水，用大火煮沸后，加入米酒，改用小火煮至熟软，也可放些精盐调味。每日1剂，趁热食鱼喝汤，1次食完。

【功效】温经活络，通窍止痛。适用于偏头痛，时痛时止。据现代药理研究表明，花鲢鱼内富含ω-3脂肪酸，可降低由人体内的前列腺素及激素类化学物质所引起偏头痛的某些物质。

失眠睡不着，吃醋蛋液胜过安眠药

杜小姐最近一年半的生活看似有规律，有条有理：每天晚上九点冲个澡，看看电视，十点半准时睡觉。然而她却患有严重的失眠。每天一到午夜，她就会醒来，之后再也睡不着，只好闭目养神到天亮，这给她的生活和工作带来了很多麻烦，总是一副恍恍惚惚的样子，工作中不断犯错，生活里经常忘记家人提醒她的事情。再后来，杜小姐总觉得自己特别容易生病，一点小风小雨，就会大病一场，以为自己得了什么病，她赶紧去了医院。没想到诊断结果竟然是失眠。

失眠是指人因无法入睡或无法保持睡眠状态，导致睡眠不足，又被称为入睡和维持睡眠障碍。一般来说，失眠就是到了睡觉时间，自己也很想睡觉，但躺在床上又很难入睡（超过30分钟不能入睡者即为很难入睡），即使勉强入睡，也容易惊醒或反复憋醒，几乎每次醒来的时间都超过30分钟，也就是说不能维持良好的睡眠，无论是质还是量都无法令人满意。而中医则将其称为“不寐”“不得眠”“不得卧”“目不瞑”。

诱发失眠症的因素较为复杂，不仅包括环境因素、生理因素、心理因素，还包括了对疾病与药物副作用等其他因素。所以在找寻导致失眠的原因时，还一定要综合考虑并进行全面检查，这样才不会有偏差，对治疗和调节才能更有针对性。一般来说，导致失眠的原因主要有以下几点：

（1）创伤性心理　有人因为在童年时期丧失父母，或因恐吓、重罚等创

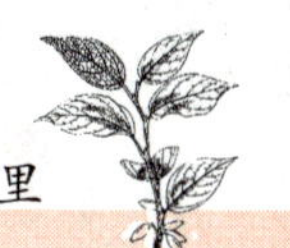

伤刺激而感到害怕，虽然随着年龄增长逐渐好转，但成年后，他们往往会过多思虑，导致怕黑无法入睡的现象。一旦某天受到某种类似儿童时期的创伤性刺激，就会激发压抑在潜意识中的童年创伤性心理，重演童年时期的失眠症现象。

（2）期待心理　如果第二天有重要的事，如赶火车、赶飞机、晋升、职称评定等，由于期待甚至会担心睡过头误事，人往往会处于一种期待的兴奋状态导致难以入睡。

（3）自责心理　有些人因为一些小小的过失，往往自我感觉无比内疚，总在脑子里重演过失事件，并懊悔自己当初没有妥善处理。由于白天忙于事情，夜晚安静后就处于自责、懊悔的幻想与兴奋中，久久难眠。

（4）害怕心理　既害怕失眠又很想入睡，这就是说既想入睡，但又害怕失眠。“怕失眠，想入睡”的思想本身是脑细胞的兴奋过程，人大脑皮层的高级神经活动有兴奋与抑制 2 个过程。因此，越怕失眠，越想入睡，脑细胞反而越兴奋，因此就更容易失眠。

症状细说

失眠最主要的症状表现为睡眠不足，同时伴随有很多不适症状及精神表现，比如头晕目眩、体倦乏力、不思饮食、胆怯恐惧、急躁易怒、恶心口苦、注意力不集中、健忘等。

根据失眠的类型，又分为了 4 种不同的类型：

（1）起始失眠　症状为难以入眠。

（2）间断性失眠　症状为不能持续沉睡。

（3）终点失眠　症状为醒得早。

（4）其他失眠类型　包括生理性失眠、心理性失眠、病理性失眠、药物性失眠等。

根据失眠时间的长短，又可以分为 3 种类型：

（1）短暂性失眠　即失眠时间少于 1 周。

（2）短期性失眠　即失眠时间在 1 周与 1 个月之间。

（3）慢性失眠　即失眠时间在 1 个月以上。

无论是生理还是心理，失眠对健康的影响都不言而喻。因此，想要改善“失眠”的毛病，就可以尝试这一个小偏方。

偏方正解

醋蛋液治失眠

【材料】鸡蛋、醋各适量。

【做法】将鸡蛋洗净，用150~180毫升酸度为8°~10°的醋泡于广口瓶中，置于20~25℃环境下，48小时后搅碎鸡蛋，再泡36小时即可饮用。

【功效】醋液蛋有降血脂、增强机体抗自由基的作用。不仅能预防动脉硬化，还能提高机体免疫力，抵抗疲劳。

小知识

长期失眠，会给人体带来很大的危害。尤其是对于患有冠心病、心律不齐和高血压的老年人，夜晚失眠后，很容易导致猝死。有关资料显示，长年失眠的中老年人，容易引发高血压、心脏病、高血脂、老年性痴呆、神经衰弱和寿命缩短等。失眠已经成为中老年人健康的主要杀手。

增效小偏方推荐

偏方一：按摩疗法

❶ 按摩治疗失眠，取百会、太阳、风池、翳风、合谷、神门、内外关、足三里、三阴交、涌泉等穴，失眠轻则少按摩几下，失眠重则多按摩几下。按摩后立即选一种舒适的睡姿，10分钟左右可入睡。如果仍不能入睡，可继续按摩1次即可入睡。

❷ 敲打法。用小锤不停地在身上敲敲打打，着重敲打足三里穴，即可安然入睡。

偏方二：山楂核饮

【材料】山楂核、白糖各适量。

【功效】将山楂核炒焦成炭，捣碎，水煎后加适量白糖。每晚睡前服1剂。

【做法】主治心悸、失眠。胃酸过多者忌用。

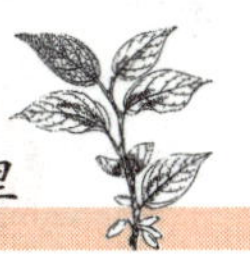

偏方三：枸杞蛋枣

【材料】鸡蛋 2 个，枸杞子 10 粒，红枣 10 枚。

【做法】先将枸杞子、红枣用水煮 30 分钟，再将鸡蛋打入共煮至熟。

【功效】适用于失眠、健忘。

玉米须是宝，胆囊炎症快跑

胆囊炎是细菌性感染或化学性刺激（胆汁成分改变）引起的胆囊炎性病变，是胆囊的常见病。在腹部外科中其发病率仅次于阑尾炎，多见于中年人，多会导致腹痛，影响人们的日常生活。那么，人为什么会得胆囊炎呢？其实，导致胆囊炎的原因是很多的。

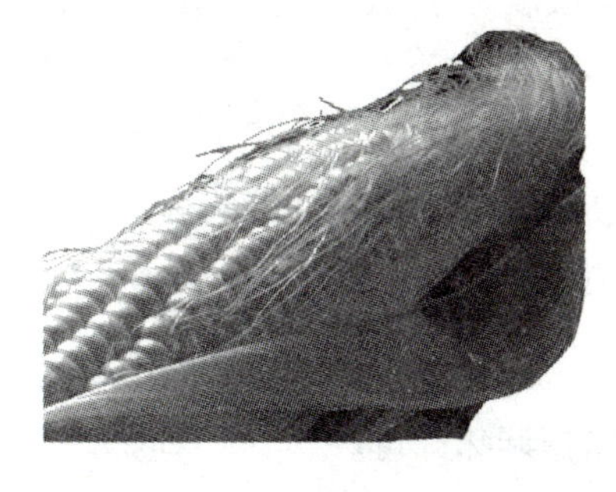

（1）情绪失调　可导致胆汁的排泄受阻，引发胆囊炎。

（2）肠道寄生虫病　比如蛔虫钻入胆道可引起胆道发炎，其残体和卵可成为结石的“核心”。

（3）胆道感染　胆道感染可引起胆囊发炎。

（4）饮食　日常饮食无节制，常暴饮暴食，高脂肪和富含胆固醇的食物摄入过多，饮食不卫生等，均会诱发胆囊炎。

症状细说

临床发现，胆囊炎这一疾病病发率已经接近于急性阑尾炎，一般都表现为上腹部疼痛，疼痛多在右上腹部，开始呈持续疼痛逐渐加重至难以忍受，疼痛常涉及到右肩胛区，患者坐卧不安、弯腰打滚、出冷汗，常伴有恶心、呕吐等。

胆囊炎分为急性胆囊炎和慢性胆囊炎。胆囊炎严重影响着人们的日常生活，因此了解胆囊炎初期症状很重要。那么，患胆囊炎初期有哪些症状呢？

（1）胆囊炎发作时，多数患者有右上腹或中上腹部疼痛，可向右肩胛下区放射，常为持续性胀痛，少数患者仅有腹胀或右上腹不适，如伴梗阻可有阵发性绞痛。

（2）患者可有恶心、呕吐等症状，严重者可呕出胆汁。

（3）急性胆囊炎时可有发热、寒颤等症状，严重时出现黄疸，慢性胆囊炎则出现发热，黄疸少见。

（4）腹部检查可见右上腹轻度膨隆，腹式呼吸受限，右肋压痛、反跳痛等。

（5）如有全腹压痛、腹肌紧张，则应考虑胆囊穿孔或并发急性腹膜炎。

以上为初期胆囊炎症状表现，了解了胆囊炎初期症状，可作为胆囊炎诊断依据。

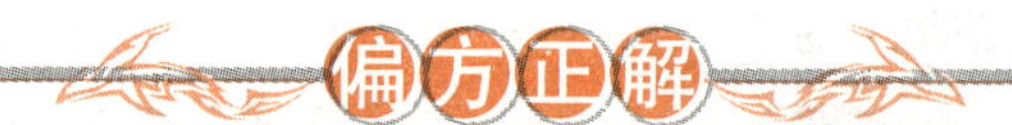

玉米须粥

【材料】粳米100克，玉米须30克，白糖10克。

【做法】用温水将玉米须略泡，漂洗干净。将粳米淘洗干净，用冷水浸泡半小时后捞出，沥干水分。锅里加水和玉米须，煮沸。煮沸约10分钟后滤去玉米须，加入粳米，再续煮至粥成。装碗，用白糖调味即可。

【功效】玉米须具有利水消肿、利湿退黄的作用，可用于治疗胆囊炎、黄疸水肿等。

小知识

慢性胆囊炎的急性发作，常与进食过多脂肪有关，但如胆囊炎患者长期只吃素菜，就容易造成胆囊内胆汁排泄减少，胆汁过分浓缩淤积，有利于细菌的生长繁殖，破坏了胆汁的稳定性，从而导致和加速胆石的形成，使胆囊炎患者病情加重。

因此，胆囊炎患者在急性发作时应避免进食油腻食品。而在病情稳定期间，可以少量多餐进食一些荤菜，不仅可以保证营养的需要，而且有利于胆汁的分泌、排泄，防止胆结石的形成。

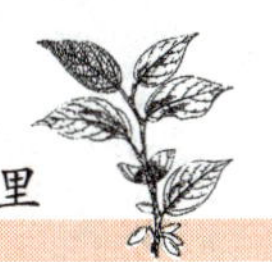

增效小偏方推荐

偏方一：蒲公英茶

【材料】蒲公英1000克。

【做法】每次用药50克，凉水浸泡之后，火煎5分钟即可。饭后当茶饮。每日3次，2天换1次药，连喝1个月。

【功效】适用于胆囊炎患者。

偏方二：酸甜山药饼

【材料】山楂、山药、白糖各适量。

【做法】将山楂去核，同山药共蒸熟，冷后加白糖搅匀，压为薄饼服食。每日1剂。

【功效】适用于胆囊炎患者。

鲜荷牛肚汤，拯救胃下垂

前段时间，刘女士总觉得胃很不舒服，吃点东西就胃胀、恶心，还时不时打嗝。一开始刘女士还以为是消化不良，就自己到药店买了健胃消食片来吃，但连续吃了1个星期不但一点效果没有，胃胀痛症状反而越来越明显。有次同事请吃饭，刘女士突然感觉腹部疼痛，同事赶紧将她送到医院。医生初步诊断，刘女士可能是患了胃下垂。

胃下垂是指站立时，胃的下缘达盆腔，胃小弯弧线最低点降至髂嵴连线以下，称为胃下垂。引起胃下垂的原因主要和体质有关，身体虚弱、腹壁脂肪薄、肌张力减弱、脏器韧带松弛等，都易引发胃下垂，且女性患者多于男性。

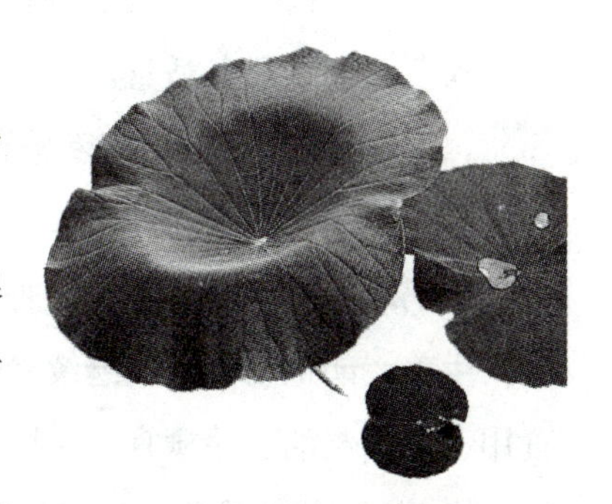

症状细说

胃下垂可以引起食欲不振或者腹胀，严重时营养不良。轻度胃下垂一般没有症状。中度胃下垂可出现腹胀不适，少量进食就感到腹部胀满不适，恶心，呕吐。走路稍快就感觉腹痛。有的还出现顽固性便秘或稀便。

患有胃下垂会使患者颇感苦恼，例如在吃饭的时候，稍微一吃饭就感到不舒服。胃下垂还可分为多种类型，常见为4种：

（1）肝气犯胃型　胃脘胀痛，脘痛连胁，胸脘痞满，纳呆嗳气，喜叹息，烦躁易怒，或焦虑不寐，随情志因素而变化，舌苔薄白，脉弦。治宜疏肝理气、化滞消痞。

（2）脾胃虚弱　胃脘痞满，餐后早饱，嗳气，不思饮食，口淡无味，四肢乏力沉重，常多自利，舌苔白腻，脉沉濡缓。治宜健脾益气、和胃化湿。

（3）寒热互结、气不升降型　胃脘痞满不痛，灼热嘈杂吞酸，口苦，肠鸣泄泻，舌苔薄黄而腻，脉弦数。治宜辛开苦降、和胃消痞。

（4）饮食停滞型　脘腹胀满，嗳腐吞酸，纳呆恶心，或呕吐不消化食物，舌苔厚腻，脉滑。治以消食导滞、和胃降逆。

偏方正解

鲜荷牛肚汤

【材料】牛肚1000克，新鲜荷叶2张，黄酒、茴香、桂皮、精盐、生姜、胡椒粉、酱油、醋各适量。

【做法】洗净牛肚，将新鲜荷叶垫置砂锅底，放入牛肚，加水浸没。旺火烧沸后，改用中火烧半小时，取出，将牛肚切成条状或小块。将上述材料再倒入砂锅内，加黄酒3匙，茴香、桂皮少许，小火慢煨2小时，然后加精盐1匙，生姜、胡椒粉少许，继续慢煨2~3小时，直至牛肚酥烂为度。牛肚佐餐食用，可用酱油、醋蘸食。牛肚汤每日2次，每次1小碗。

【功效】补中益气，健脾消食。

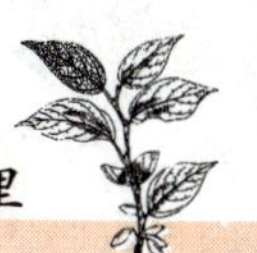

小知识

胃下垂患者都深有体会，就是身体会出现消瘦的情况。这是因为胃下垂患者多感觉胃部虚弱，不敢多吃饭。久之患者就会食欲减退、营养不良，进而出现形体消瘦。

一般来讲，胃下垂患者多有以下表现：形体消瘦，由于胃下垂患者胃器官的消化吸收功能较差，因此患者多有乏力、嗳气、腹胀、恶心、消化不良等表现，这主要是由于胃排空延迟所致。

增效小偏方推荐

偏方一：黄芪鸡肉

【材料】红参12克，黄芪30克，母鸡肉500克，精盐适量。

【做法】加水适量，精盐少许，共放入瓷碗内，隔水炖2小时即可。分早、晚2次喝汤吃鸡肉，每周服1剂，连服5~6剂有显著疗效。

【功效】红参、黄芪甘温补中益气，鸡肉性味甘温调补脾胃，三者合用，共补脾益气，升举胃体。

偏方二：羊骨粥

【材料】取羊脊骨1具，葱白、粳米各适量。

【做法】捣碎，与清水2500毫升文火煎煮约60分钟，去骨，入粳米200克，共煨粥，可酌加葱白煮熟取食。每天早晨空腹服。

【功效】适用于体虚、胃下垂、食欲不振者。

偏方三：甘薯煮番茄

【材料】甘薯200克，白糖、番茄酱各适量。

【做法】甘薯洗净切片，入屉蒸熟后装盘。另取一锅，放入少许清水烧沸，后加入白糖和番茄酱各适量。再沸后浇在甘薯片上即成。分顿服食。

【功效】适用于胃下垂体虚乏力者。胃酸多者不宜。

患上冠心病，常吃白菜豆腐干

罗阿姨今年已经47岁了，最近2年来反复出现前胸部剧烈疼痛，伴有胸部紧迫感，发作时伴出汗、心跳，同时出现左肩及左上肢疼痛，每次发作持续2~3分钟，尤其是在工作紧张或疲劳时候发作频繁。一天，罗阿姨下班回家后，又感觉到头晕不适，2小时后突然出现心前区剧烈闷痛，接着是神志不清，她的家人赶紧将其送入医院，经诊断为冠心病中的急性心肌梗死。入院后经各种抢救治疗，终于让罗阿姨清醒了过来。

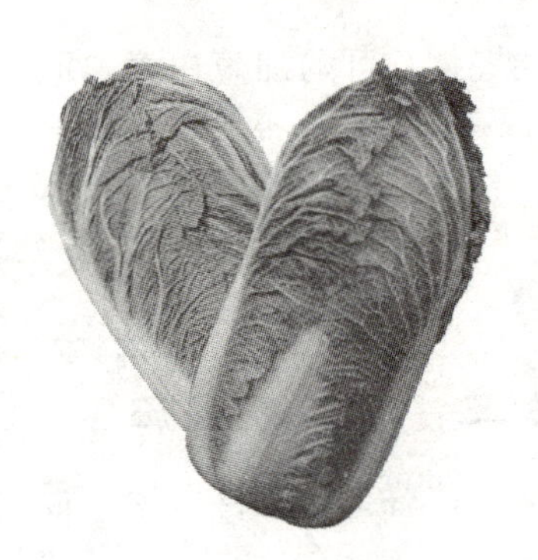

冠心病，是指由于各种原因使冠状动脉发生粥样硬化并使心肌产生缺血的一种心脏病，故亦称缺血性心脏病。发病率随年龄增长而增加，男性发病率是女性的2倍，而且发病时间也较早。冠心病是影响老年人健康的主要疾病之一。

具体说来，冠心病发作包括以下几点原因：

（1）年龄与性别　40岁以后冠心病的发病率显著升高，女性绝经期前发病率低于男性，绝经期后与男性相等。

（2）高脂血症　除了年龄以外，脂质代谢紊乱是冠心病最重要的预测因素。总胆固醇、低密度脂蛋白胆固醇水平和冠心病的危险性之间存在着密切的关系。

（3）高血压　高血压与冠状动脉粥样硬化的形成和发展关系密切。收缩期血压比舒张期血压更能预测冠心病。

（4）吸烟　吸烟是导致冠心病的重要危险因素，二者之间存在着明显的从用量到反应的关系。

（5）肥胖症　已明确为冠心病的首要危险因素，可增加冠心病患者的死亡率。

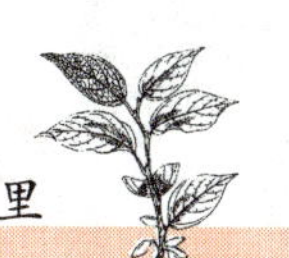

（6）久坐　不爱运动的人其冠心病的发生和死亡危险性比正常人要高1倍。

（7）其他　如遗传、环境因素等。

症状细说

冠心病轻度患者对心肌无明显影响，也不产生症状。较重者可引起管腔的狭窄，发展到一定程度，所供应的血液虽然能满足心肌平时需要，但当心脏工作量增加时，如情绪激动、运动剧烈、过度劳累等因素诱发下，可使冠状动脉突然导致痉挛的发生，心肌缺血和缺氧，发生心绞痛。具体说来，冠心病的病症主要表现如下：

（1）体力活动、饱餐、寒冷或看惊险片时出现心悸、胸闷、胸痛、气短、心绞痛等症状，休息时自行缓解。

（2）精神紧张时出现胸骨后或心前区闷痛，或紧缩样疼痛，并向左肩、左上臂放射，持续3～5分钟，休息后可自行缓解。

（3）夜晚睡眠时枕头过低，会感觉胸闷憋气，需要高枕卧位才能感觉舒适。

（4）熟睡或白天平卧时突然胸痛、心悸、呼吸困难，需立即坐起或站立方能缓解。

（5）心律不齐反复出现，毫无原因的心跳过速或过缓。尤其是目眩、短暂昏厥。

（6）当周围锣鼓声或其他噪杂声响时，会引起心慌、胸闷。

日常生活中的冠心病有哪些治疗偏方呢？这里为大家推荐一款美食偏方，既美味又能辅助治疗冠心病。

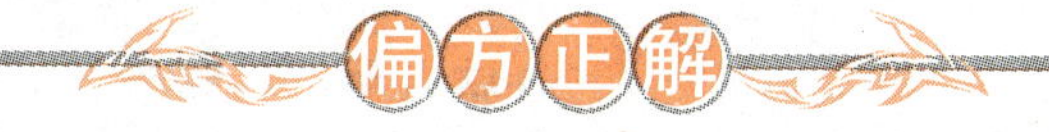

白菜豆腐干

【材料】虾仁、白菜、豆腐干、葱花、姜、辣椒、油、精盐、鸡精各适量。

【做法】将白菜、豆腐干、辣椒均切开。热锅放油，倒入姜末，烧热后放入虾仁，煸炒出香味。放入辣椒和大葱，然后下入白菜，煸炒后让白菜变软，放入豆腐干翻炒后，加水，水量和菜差不多。放入精盐和鸡精，大火炖烧10分钟即可。

【功效】预防冠心病。

小知识

根据资料统计显示，不喝茶的人，其冠心病发病率为3.1%，偶尔喝茶的为2.3%，常喝茶的（3年以上）只有1.4%。因此，日常生活中，冠心病患者可多喝茶，少喝酒，尽量不吸烟。

增效小偏方推荐

偏方一：醋泡心里美

【材料】心里美100克，西芹、红椒各25克，黄瓜50克，大蒜瓣20克，白醋1瓶，精盐、味精、白糖各适量。

【做法】西芹刮去筋丝切片，黄瓜、红椒洗净后均切成菱形片待用。将心里美洗净，去皮切片后先用白醋泡1小时左右，捞出后留醋待用。把切好的西芹、黄瓜、红椒片放入醋中加入适量凉开水，再放入精盐、味精、白糖、大蒜瓣腌24小时即可装盘食用。

【功效】醋泡萝卜含有能诱导人体自身产生干扰素的多种微量元素，可增强机体免疫力，并能抑制癌细胞的生长，对防癌、抗癌有重要意义。常吃萝卜可降低血脂、软化血管、稳定血压，预防冠心病、动脉硬化、胆石症等疾病。

偏方二：水蛭粉

【材料】水蛭250克。

【做法】将其烘干并研细末，每次3克，每日3次。用开水送服，连服4周为1疗程。

【功效】适用于冠心病、心绞痛、脑出血。

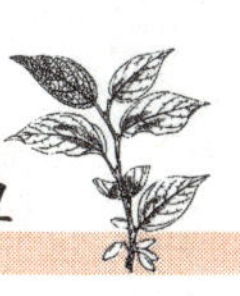

惹上脂肪肝，凉拌黄豆来降脂

方经理从事销售工作。由于工作原因，他经常都要外出陪客户喝酒、吃饭。顿顿大鱼大肉不说，还频繁抽烟喝酒。平时一有时间，他就宅在家里呼呼大睡，根本没有时间锻炼身体。最近，在一次出差的时候，方经理感到头晕、耳鸣、乏力、视力模糊，有时候明明白天很累，可夜里还是失眠。一开始他以为是疲劳过度，自己买了一堆保健品大补一番，症状不但没缓解，反而出现更频繁了。他赶紧到医院做了一个检查，结果让他大吃一惊，原来他患上了脂肪肝。

我们都知道肝脏是人体最重要的消化器官，对脂肪的消化、吸收、转运等都起着十分重要的作用。脂肪肝，顾名思义，是指由于各种原因引起的肝细胞内脂肪堆积过多的病变。脂肪肝不是一种独立的疾病，而是一种常见的临床现象。总的来说，脂肪肝的形成包括以下这些原因。

（1）生活方式不合理　很多人常因工作压力较大、生活节奏较快、缺乏运动，导致摄入的食物能量无法完全消耗，这些得不到消耗的多余营养，就会转变为大量的脂肪储存在体内，逐渐形成脂肪肝。

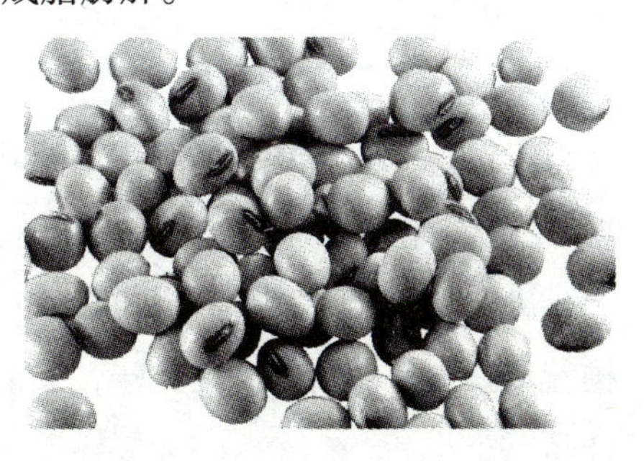

（2）药物、酒精中毒　药物或过度饮酒，都可引起肝脏的脂肪代谢异常，导致脂肪肝的形成。

（3）缺乏运动　缺乏运动已经成为了全球的“流行病”。它同时也是一个令全世界都头疼的问题。尽管很多人都知道运动对健康的重要性，但仍然很少将运动作为日常生活中的常规内容。总觉得自己工作繁忙，到了周末，当然应该好好睡一觉。这些方法都是造成脂肪肝的原因。

（4）过度节食　为了追求骨感美，很多人过度节食，结果造成了营养不良。人在饥饿状态下，肝脏细胞为了补充身体的脂肪，就会代偿性地为肝脏储存大量脂肪，最终导致脂肪肝的形成。

症状细说

患上脂肪肝后，轻者并无太明显症状，重者则病情凶猛。无论怎样，身体都会出现一些症状来提醒你，一起来看看脂肪肝都有哪些症状吧。

（1）恶心、呕吐和腹胀　轻度的脂肪肝，会在一定程度上对肝功能造成损害，同时伴有恶心欲呕、厌油、上腹饱胀等。

（2）食欲不振　食欲不振是脂肪肝的常见症状。若长时间的食欲不振，在排除是胃炎的情况下，也应该考虑是否为脂肪肝。

（3）浑身疲倦乏力　中度以上的脂肪肝患者可能出现倦怠、易疲劳的症状。

（4）蜘蛛痣　蜘蛛痣是皮肤小动脉末端分支性扩张所形成的血管痣，看上去就像蜘蛛一样，故称蜘蛛痣。常在面、颈、手背、上臂、前胸和肩膀等部位出现。可从针头大到数厘米以上。常在一些脂肪肝患者身上看到。

（5）维生素缺乏症　若是脂肪肝导致的多种维生素缺乏症，则可表现为周围神经炎、口角炎、皮肤瘀斑、消化道出血、牙龈出血等。

（6）内分泌失调　重度期的脂肪肝患者中，有人可出现内分泌失调的现象。如男性乳房发育、睾丸萎缩，女性月经过多、闭经，患者体重出现变化等。

（7）黄疸　少数脂肪肝患者会出现轻度黄疸，伴有乏力、倦怠、食欲不振等症状。在肝内脂肪被清除后黄疸即消退。

患上脂肪肝后，除了药物治疗，还可以在饮食上来调节。下面就给大家推荐一款饮食小偏方，既美味，又能抑制脂肪生成，是脂肪肝患者们的食疗佳品。

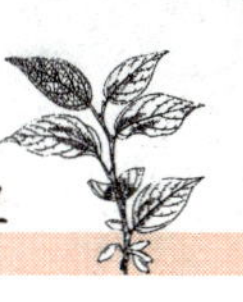

偏方正解

凉拌黄豆

【材料】苦瓜、黄椒、香芹、黄豆、花生米、干辣椒、精盐、味精、白糖各适量。

【做法】花生米、黄豆分别用清水泡发6小时以上；苦瓜、黄椒、香芹洗净切段；干辣椒切段。将花生米、黄豆、苦瓜分别用水焯熟，迅速用冷水冲凉。将所有原料放入一个比较大的容器中。起油锅烧至七成热时下干辣椒爆香。将爆好的辣椒油趁热浇在准备好的原料上，加适量味精、精盐、白糖搅拌均匀即可装盘。

【功效】黄豆是含蛋白质和钙最丰富的食物之一。而凉拌黄豆，做法简单，味鲜香脆，是脂肪肝患者的食疗佳品。

小知识

脂肪肝的人还应坚决改掉自己的不良饮食习惯。做到一日三餐规律饮食。长期大量饮酒可引起脂肪肝，应坚决戒酒。同时，过量的摄食，如吃零食、夜食以及过分追求高品位、高热量的食物会引起身体内脂肪过度蓄积，因此应尽量避免。

增效小偏方推荐

偏方一：红豆鲤鱼花

【材料】红豆150克，鲤鱼1条（约500克），玫瑰花6克。

【做法】将鲤鱼处理干净，与红豆加水适量，共煮至烂熟。最后加入玫瑰花调味。

【功效】适用于脂肪肝患者。

偏方二：菠菜煸鸡蛋

【材料】菠菜200克，鸡蛋2只，精盐、味精各适量。

【做法】将菠菜洗净，入锅内煸炒，加水适量，煮沸后，打入鸡蛋，加精盐、味精调味即可。

【功效】适用于脂肪肝患者。

鸡蛋壳别扔，关键时刻解胃痛

马先生平时工作很忙，好不容易有了一个休息的机会，他赶紧呼朋唤友，唱歌、吃饭、打球一样不落。这天，马先生正在打篮球，突然就摔倒在地。队友赶紧过去，只见马先生面色苍白，捂着心窝处说自己突然胃痛，喘不过气来，而且浑身无力，胃里似乎在翻江倒海。大家赶紧将他送去了医院。经过医生询问和诊断，马先生的胃痛是由饱餐后的剧烈运动造成的。

胃痛是一种非特异性症状，胃炎、胃溃疡和十二指肠溃疡等病都会导致胃痛的出现。但不同的胃痛，其病因也有所不同。如清晨起床胃痛，饭前饭后胃痛，食用过冷过热食物胃痛，饮酒胃痛，急、慢性胃痛等。总之，胃痛是临床上的一个常见症状，具体原因如下。

（1）寒邪侵胃、饮食伤胃、肝气犯胃和脾胃虚弱等。中医认为，胃主受纳腐熟水谷，若寒邪客于胃中，寒凝不散，阻滞气机，可致胃气不和而疼痛。

（2）饮食不节，饥饱无度，或过食肥甘，食滞不化，气机受阻，胃失和降。肝对脾胃有疏泄作用，如因恼怒抑郁，气郁伤肝，横逆犯胃，都可发生胃痛。

（3）劳倦内伤，久病脾胃虚弱，气滞血瘀或禀赋不足，中阳亏虚，胃失温养，内寒滋生等可导致胃病发生。总之，胃痛发生的病机分为虚、实两种，实证为气机阻滞，不通则痛；虚证为胃腑失于温煦或濡养，失养则痛。

症状细说

胃痛时，可有多种症状同时出现，如打嗝、胀气、恶心、呕吐、腹泻、胸闷等。如果伴随胸闷烧心、吐酸水、打嗝等症状，可能是食道疾病；如果伴随空腹疼痛、饱胀饿痛、打嗝具酸味、甚至吐血等症状，可能是胃溃疡；但如果伴随打嗝、黄疸、发烧等症状，与胃可能无关，而是胆囊的问题。因

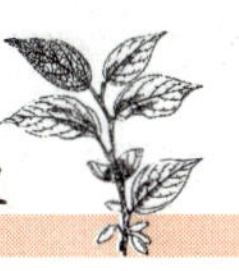

此不能忽视胃痛外所伴随的各项症状。

那么，日常生活中，若是胃痛突然发生，疼痛难忍时，又该怎么办呢？这里为大家介绍一个小偏方。

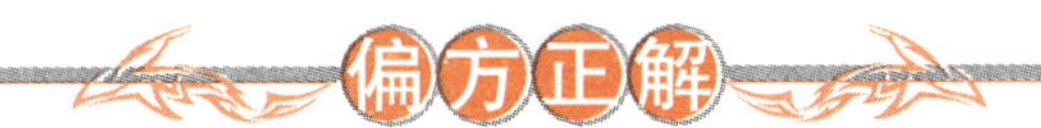

偏方正解

炒鸡蛋壳

【材料】鸡蛋壳适量。

【做法】将鸡蛋壳洗净打碎，放入铁锅内用文火炒黄（不要炒焦），然后碾成粉，越细越好。每天服用1个鸡蛋壳的量，在饭前或饭后分2~3次用水送服。

【功效】减轻胃痛。对十二指肠溃疡和胃痛、胃酸过多的患者，有止痛、制酸的效果。

小知识

若胃痛是因为饥饿产生的，可以吃一些软质食物，如面包、饼干等。胃痛发作时，尽量把腰带松开。这样可以保障胃气流通顺畅，让腹部舒服一点。因此，经常胃痛的人，应避免穿着紧身衣，平常多穿舒适宽松的衣服，保证腹部不受压。若是因为受了冰冷食物的刺激而引发胃痛，则多喝点热水，或用热水袋在胃部敷一会儿，也能有效缓解胃痛。

增效小偏方推荐

偏方一：穴位按摩法

❶ 揉内关。内关穴位于手腕正中，距离腕横纹约三横指（三个手指并拢的宽度）处，在两筋之间取穴。用拇指揉按，定位转圈36次，两手交替进行，疼痛发作时可增至200次。

❷ 点按足三里。足三里穴位于膝盖边际下3寸（相当于四个手指并拢的宽度），在胫骨和腓骨之间。以两手拇指端部点按足三里穴，平时36次，痛时可揉200次左右，手法可略重。

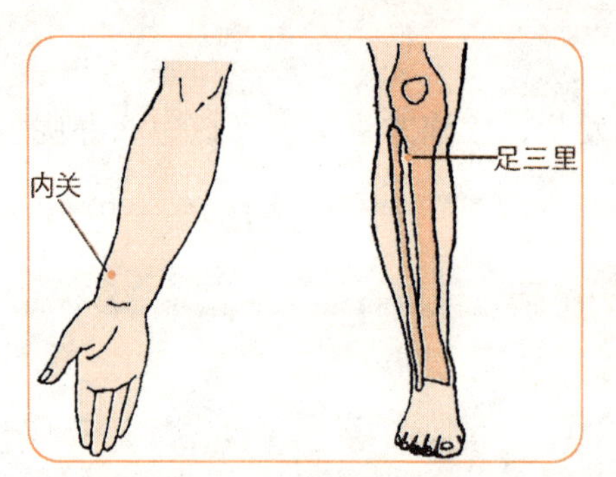

❸ 揉按腹部。两手交叉，男右手在上，左手在下；女左手在上，右手在下。以肚脐为中心揉按腹部画太极图，顺时针 36 圈，逆时针 36 圈。此法可止痛消胀，增进食欲。

偏方二：红糖花蜜

【材料】蜂蜜、红花、红糖各适量。

【做法】将红花放入杯中，沸水冲泡，盖上盖泡 10 分钟后，加入蜂蜜和红糖即可。

【功效】和胃利肠，止痛祛疡。

第二章

外科——小伤小痛一扫光

外科疾病总让人坐立不安，本章就为你介绍一些防治外科常见疾病的小偏方。让你轻松解决烦恼，生活更加舒适健康。

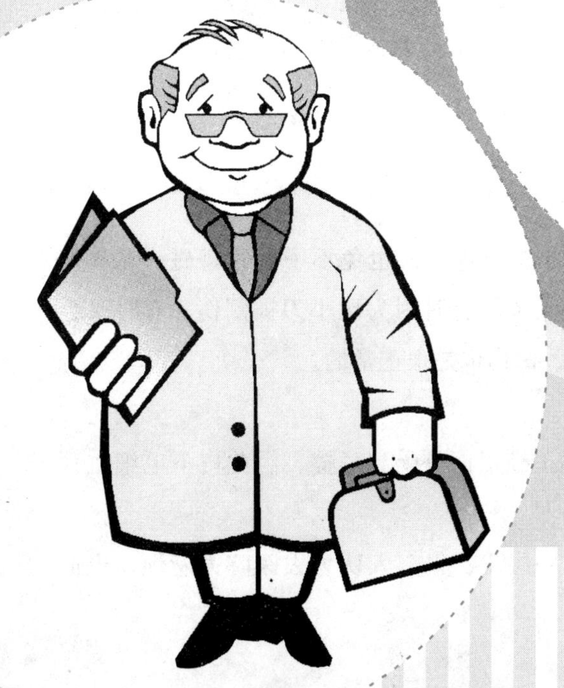

一片大蒜膜，割伤、擦伤全好了

张先生的儿子陶陶在和邻居小朋友闹着玩儿的时候，一下摔倒在地上，膝盖都擦破了。恰好地上有一滩玻璃碴子，陶陶的手正好支撑在上面，这下连手指头也划破了，痛得陶陶哇哇直哭。张先生先用酒精简单消毒后，就贴了一片创口贴赶紧抱着儿子到附近儿童医院。经过及时清洁伤口、上药、包扎后，儿子的伤口终于处理好了。

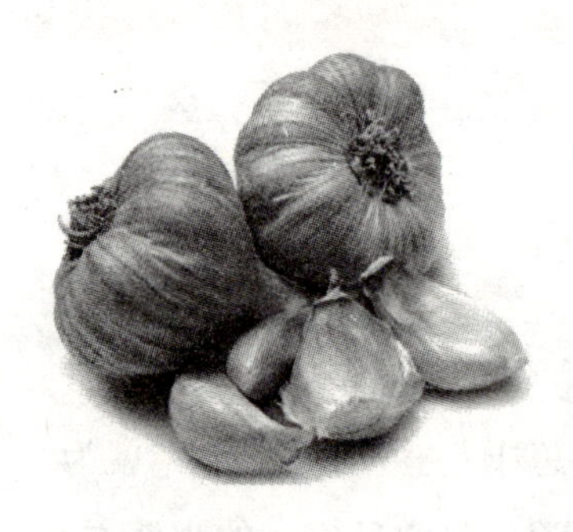

人们在用各种锐器从事劳作的时候，都有可能会出现手指、脚趾被擦伤、割伤的情况。一旦发生此种情况，为了减轻出血和疼痛，也为减少不必要的伤后感染应立即进行处理。

许多人擦伤皮肤后，习惯贴一片创可贴了事，但擦伤的伤口却不适宜用创可贴，而应该用紫药水消炎，让伤口自然暴露在空气中，以待愈合。这是因为，擦伤皮肤的创面比普通伤口大，再加上普通创可贴的吸水性和透气性不好，不利于创面分泌物及脓液的引流，反而有助于细菌的生长繁殖，容易引起伤口发炎，甚至导致溃疡。

症状细说

生活中，甭说是活泼好动的孩子，就连大人也免不了磕磕碰碰。尤其是好奇、好动的孩子受伤的机会就更大了。有时因为玩小刀被割伤，有时又会因为跌倒而擦伤。因此，出现割伤、擦伤也是很正常的。

（1）割伤是皮肤破损导致流血。

（2）擦伤是皮肤表面并没有真正破损而是受到摩擦，因此皮下毛细血管轻微地渗出血液。

一些小伤口，没流血只是破了一层皮，很多人认为去医院太麻烦，也似

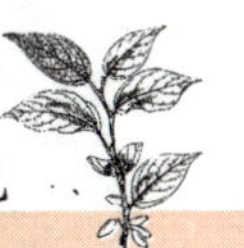

乎不值得去。因此，能拖则拖。其实，这样的小擦伤的确不值得去医院，而且去医院也要花费不少的时间和精力。家长们看着这些可爱却让人操心的孩子，就有必要掌握一些简易的应付割伤、擦伤的小偏方。这里给大家介绍一款用大蒜膜制成的小偏方。

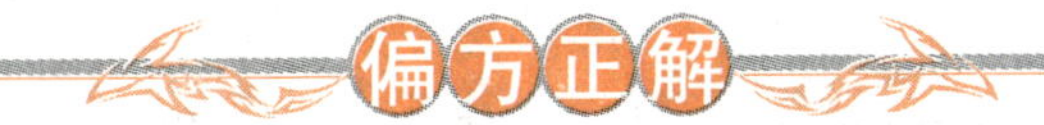

偏方正解

杀菌消毒大蒜膜

【材料】大蒜1瓣。

【做法】将大蒜剥去外皮后，能明显看到一层晶莹透亮的薄膜附着在上面。小心将这层膜取下，然后轻轻贴在经常规清洁后的伤口上。注意用大蒜膜紧贴蒜瓣的那一面贴在伤口上，伤口将很快愈合。

【功效】大蒜膜所含的大蒜素可杀菌消毒。

小知识

如果创面沾了脏东西，在敷大蒜膜前一定要用干净的清水仔细冲洗干净。因为外界的灰尘嵌入到创伤处，不仅容易造成伤口感染，而且会在伤口处留下永久的疤痕。即使不太脏，也最好用柔软的干净毛巾将创面弄干净，只有这样，大蒜膜才能更好地发挥作用。

增效小偏方推荐

偏方一：鸡蛋膜

【材料】鸡蛋壳适量。

【做法】把鸡蛋壳里面的薄膜轻轻撕下，撕得块儿越大越好。如果觉得鸡蛋膜不容易撕，那就可以用注射器把干净的清水注入蛋壳和蛋膜之间，这样，鸡蛋膜就很容易和蛋壳分离开来，而且完好无损。撕下鸡蛋膜以后，将蘸有鸡蛋清的那一面紧贴在患处。20分钟后，取下鸡蛋膜，约10分钟后，再更换新的鸡蛋膜敷于患处。10分钟后即可取下。若患处较严重，那也要相应地增加敷的次数和时间。

【功效】鸡蛋膜是接近于生理状

态的生物半透膜，具有像创可贴一样的保护作用。另外，鸡蛋膜刚取下来时，其蛋清中含有溶菌酶，能起到杀菌作用，其营养成分也可促进伤口组织的生长和愈合。

偏方二：鱼肝油

【材料】鱼肝油1粒。

【做法】先按照常规清洗处理伤口，再把鱼肝油丸剪破，将里面的油液倒在伤口上，将其完全覆盖即可。

【功效】鱼油中的油性成分，相当于为患处加了一层膜，能起到类似创可贴的作用。另外，鱼肝油富含的维生素，还能给伤口局部细胞提供营养，促进组织生长和修复，更具备创可贴无法比拟的优点。

虎杖根降温，烫伤不再火辣辣

宁宁在学校用水瓶打开水时，一下没拿住，结果水瓶掉地上了，一瓶水全部浇在脚上，顿时脚就起泡了。当时疼得她哇哇大哭，周围的人见状，赶紧扶她进教室，但并未进行紧急处理。当天晚上，宁宁发现被烫的皮肤处开始发肿、发热，而且疼痛难忍，还起了一些小水泡。宁宁赶紧去药店买来红花油涂抹在伤口上。然而伤口还是没好转，小水泡还越起越多了，宁宁只好去了医院。医生检查后为宁宁做了静滴抗生素、创面换药包扎1日1次，暴露1日4次的治疗，过了几天，宁宁脚上的水泡就几乎全部消失了。

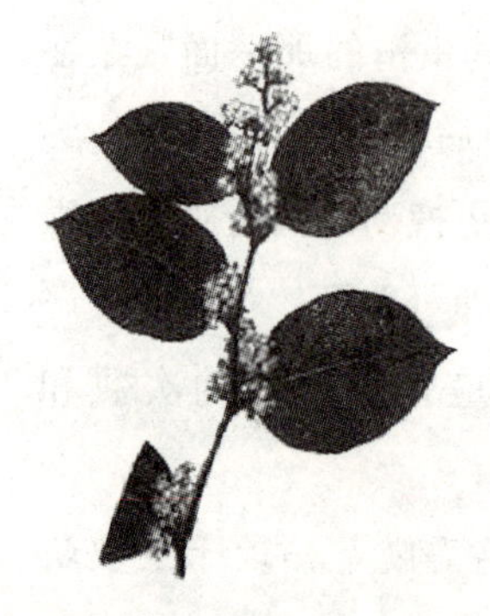

烫伤是由沸水、热油、高温固体或高温蒸汽等所致的损伤。人在被开水烫伤后，皮肤将经历一个怎样的“折磨”过程呢？首先是皮肤发热、红肿；其次是起水泡。水泡可以由小变大，相邻水泡可以融合变成更大的水泡；第三是水泡处不断溢水，有可能流血；第四是受烫皮肤变成黑皮，渐硬，脱落，皮下组织重

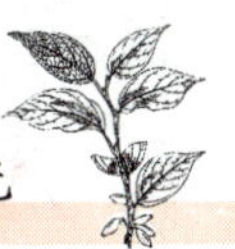

建，皮肤皱褶处可能出问题；第五是出现疤痕与皮肤表面发育不统一（比如着色不同）。

烫伤不分老幼皆可发生。尤其是婴幼儿好奇心强，好动，往往容易在厨房、浴室中被热油、热水烫伤、烧伤。如果发生烫伤、烧伤，一定要及时治疗。

症状细说

烫伤可分为烧伤和水烫伤 2 种类型。除日常生活中常见的开水和火焰、蒸汽等高温灼伤外，还包括工业上的强酸、强碱等化学灼伤，电流、放射线和核能等物理灼伤。面积愈大，深度愈深，对全身和局部的影响也愈大、愈严重。

烫伤按其深度分为三种：Ⅰ度伤只伤及表皮层，受伤的皮肤发红、肿胀，觉得火辣辣地痛，但无水泡出现；Ⅱ度伤是伤及真皮层，局部红肿、发热，疼痛难忍，有明显水泡；Ⅲ度伤是全层皮肤包括皮肤下面的脂肪、骨和肌肉都受到伤害，皮肤焦黑、坏死，这时的疼痛不剧烈，甚至感知不到，因为许多神经也跟着一起被损坏了。

根据烫伤的深度，又可细分为几个程度：

（1）轻度烫伤　总面积在 10% 以下，无Ⅲ度烫伤。

（2）中度烫伤　总面积在 11% ~20% 或Ⅲ度在 5% 以下或Ⅱ度烫伤在头面部、手、足、会阴部。

（3）重度烫伤　总面积在 21% ~50% 或Ⅲ度在 5% ~15% 或合并有呼吸道烫伤、大面积软组织损伤、骨折、肾功能衰竭。

（4）特重烫伤　总面积在 50% 以上或Ⅲ度在 15% 以上。

烫伤虽然是生活中常见的小问题，然而一旦遇上较为严重的烫伤，要如何紧急处理呢？别担心，虎杖根就可以帮到你。

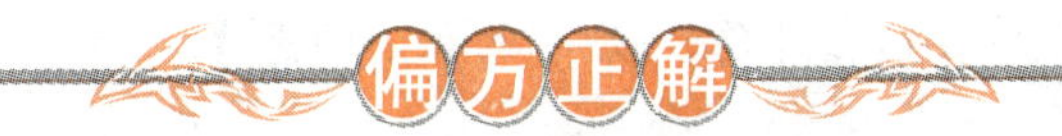

虎杖根

【材料】虎杖根 50 克。

【做法】虎杖根捣碎研末。先用薄薄的一层香油涂于伤处，再用虎杖粉均匀撒于患处，用医用纱布包扎。半日后疼痛即可减轻，第二日水泡即可消退。每天换1次药，1周内痊愈后皮肤无异样。

【功效】虎杖别名活血龙、花斑竹，对水火烫伤、跌打损伤、痈肿疮毒有极好的疗效，可外用。需要提醒的是，伤口在用药后不得沾水。

小知识

烧伤、烫伤患者一般不要求过度忌口。但对于高脂不易消化的食物，如肥肉、蹄膀、油炸食品，在疾病初、中期应该忌食。因为中医认为过食脂肪类食物，易生痰湿，不利于创面的愈合，加之此时患者消化道功能紊乱，食欲较差，食后不易消化而影响营养的吸收。因此，宜食用易消化吸收的含不饱和脂肪酸的植物油，如花生油、芝麻油等，但也要求适量摄入。

增效小偏方推荐

偏方一：冰水浓糖浆

【材料】冰水30毫升，白糖50克。

【做法】先用冰水将患处冲洗干净，或浸泡患处30分钟，直到疼痛感消失。然后用30毫升冰水对50克白糖配成浓糖浆，将糖浆轻涂抹于患部，保持1~2小时即可加速伤口愈合。

【功效】促进伤口愈合。早在公元前1700年，古埃及就记载有人用这个方法治疗战士的刀伤、外伤，效果非常好。

偏方二：消炎土豆皮

【材料】陈土豆1~2个。

【做法】陈土豆，不要去皮，将其洗净后打成浆。若不方便打浆，也可以切成片，敷在患处。

【功效】中医认为，土豆具有消炎、活血、消肿等功效，可辅助治疗烫伤、烧伤、碰伤、皮肤湿疹等症。但该方法仅适用于患处没有破溃，且面积小的患者。

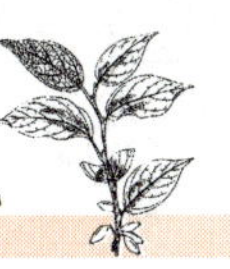

冻伤反复真烦恼，快用棉花子煎水

人为什么会发生冻伤的现象呢？医学上的解释是“外界温度低于组织冰点时，细胞外液中的水分形成冰晶体，电解质浓度和渗透压升高，细胞内水分向细胞外大量渗出（细胞失水达78%时，即可造成细胞的损伤，而在冻伤时，人体失水程度可达85%～90%），造成细胞内能量代谢物质的耗竭和丢失，从而使细胞线粒体的呼吸率下降，组织受冻死亡。此外，由于细胞外液冰晶体的不断增大，对组织细胞产生机械作用，使细胞间桥断裂或细胞膜破裂，也造成细胞死亡。简单地说，冻伤是由于受寒冷刺激而引起的损害。凡因感受寒冷，气血瘀滞，从而引起局部或全身性的损伤，均称为冻伤。

这也就是说本病的致病因素主要来自两方面：一是寒冷外袭，尤其在潮湿刮风的天下情况下更易发生冻伤；二是人体元气虚弱，不耐其寒，而发生冻伤。

症状细说

冻疮初期一般表现为局部先白后红，肿块硬结。受冻部位无痛感，变得苍白或蜡黄，各种程度的组织破坏与烧伤类似。有红斑和水肿、水泡和大疱、浅表坏疽、深部坏疽以及肌肉、肌腱组织、骨膜和神经损伤。冻伤的程度又直接与温度和受冻时间有关。

（1）Ⅰ度冻伤　表现为红斑、水肿、皮肤麻痹和短暂的疼痛。皮损可以完全恢复，仅伴有轻度脱屑。

（2）Ⅱ度冻伤　以明显的充血、水肿和水泡为特点，疱液清亮。皮损可以愈合，但可留有长期的感觉神经病变，常伴有明显的冷过敏。

（3）Ⅲ度冻伤　包括真皮全层损伤，伴有血疱形成或蜡状、干燥、木乃伊样皮肤。组织丧失，预后不良。

（4）Ⅳ度冻伤　皮肤全层的彻底丧失，包括皮肤、肌肉、肌腱和骨骼的破坏，可导致截肢。

患冻伤后要对伤情有所估计，轻度冻伤，受冻部位开始麻木、发凉，继而红肿充血，发痒，热痛；中度冻伤受冻皮肤红肿明显，表面有大小不等的水泡，疼痛较重，甚至感觉迟钝，对冷、热、针刺不敏感；重度冻伤深达皮下组织，甚至累及肌肉和骨骼，受冻部位颜色苍白，并出现紫褐色或黑褐色坏死状态，局部的感觉也完全消失，极容易并发感染。

全身性冻伤称为“冻僵”，非常少见。“冻僵”的人，因为周围血管强烈收缩，常常会出现寒颤、四肢发凉、苍白或发紫，进而感觉麻木，反应迟钝，神志模糊，甚至昏迷休克，后果极为严重。

如果属于抗寒能力较差或寒冷过敏型体质者，在气温骤降的情况下，血液要比一般人以更快的速度集中于内脏器官，以保证机体正常工作，但手、脚、耳等边缘部位的血液却因急剧减少，供血不足，致使手、脚、耳等部位的皮肤和表层肌肉温度下降，这样就极容易导致冻伤的发生。那么，当冻伤发生后，我们应该用什么小偏方来处理呢？

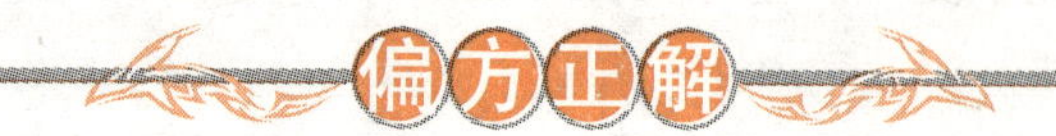

偏方正解

棉花子

【材料】棉花子适量。

【做法】将棉花子捣碎后，煎水洗之。如患处有破裂，可以配合烧熟的山楂，涂患处，即愈。

【功效】棉花子药性温，补肝肾，强腰膝，暖胃止痛，止血。能振奋人体内阳气，散寒邪，适用于治疗冻伤。山楂性味酸甘，具有活血化瘀作用，烧后增加了收湿敛疮的作用。无论是新旧疮，均能促使受伤疮口愈合。

小知识

电视剧中常出现救治者用雪在冻伤患者的身体上摩擦的镜头，其实，这样做是错误的。发生严重冻伤时，既不能用雪摩擦，也不能用毛巾用力按摩，否则会使伤口糜烂，且不易愈合。另外，千万不能用热水浸泡或靠近热源烘烤，应该用温水慢慢解冻。

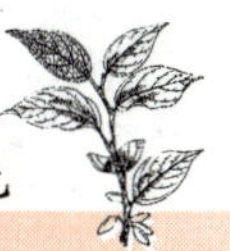

增效小偏方推荐

偏方一：辣椒防冻伤

【材料】辣椒2~3个。

【做法】冬天洗手或泡脚时，在水里扔上2~3个辣椒，

【功效】预防冻伤。辣椒能祛寒，起到温经散寒、活血化瘀、消肿止痛的功效。常用辣椒水洗一洗，能起到很好的防冻作用。此外，辣椒水还能起到抑制手汗和促进手部血液循环的作用。

偏方二：局部按摩法

❶ 两手合掌，反复搓摩，直到发热。然后左手紧握右手，手背用力摩擦，接着右手紧握左手，手背摩擦，这样反复相互共摩擦15~20次。

❷ 以食指和拇指分别置于耳轮上部的前、后侧，沿耳轮由上而下揉捏8次，再由下而上揉捏8次。

❸ 坐床上，腿伸直，两手紧抱左大腿根，用力向下按摩到足踝。然后按摩右大腿根，一下一上为1次，共按摩15~20次。

❹ 坐床上屈膝，脚心相对，左手按右脚心，右手按左脚心，两手同时用力，反复按摩15~20次。

以上四法均能活血化瘀，防治冻伤。

腰腿痛无人知，试试白酒枸杞饮

单阿姨今年47岁了。一年前，她就经常感觉到腰腿酸痛，现在她的病症更加严重，即使她没有做家务活动，也没有进行任何体力劳动，也会感觉到腰腿酸痛。每到痛时，总感双下肢活动受限，右侧仿佛挂了千斤大石，左侧膝盖也会很痛，起不了床，更别说生活自理。一日，单阿姨的腰腿又开始疼痛，无法行走，家人将其抬到医院后，被诊断为慢性腰腿痛。

俗话说，“患者腰痛，医生头痛”，此话不是没有道理的。那么，有哪些

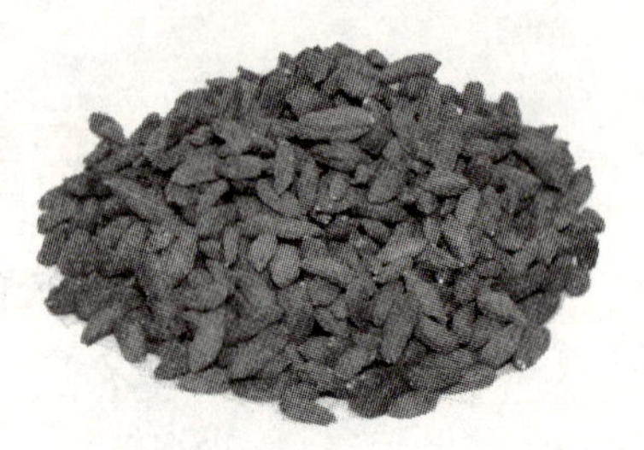

原因会引起腰腿痛呢？多由腰肌劳损、软组织挫伤、坐骨神经痛、肾下垂、慢性肾炎、肾结核等疾病所致。腰肌劳损往往与季节和气候变化有关，春、冬或阴雨天酸痛较为明显。

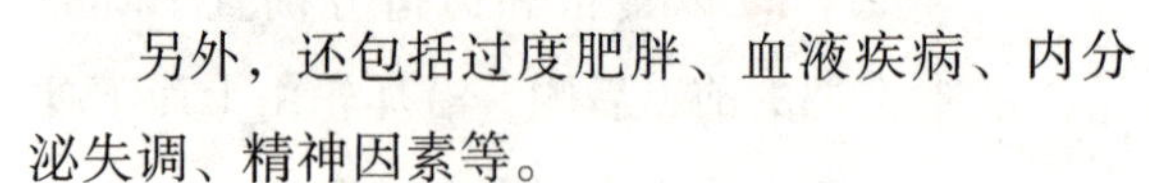

另外，还包括过度肥胖、血液疾病、内分泌失调、精神因素等。

症状细说

腰腿痛一般分为急性、慢性两类。一般认为原发病治愈后，腰腿痛也可随着好转或消失。如日久不愈，就容易转发为慢性腰痛。

（1）急性腰腿痛　疼痛突然发生，多较剧烈。

（2）慢性腰腿痛　疼痛持续发生，多是程度较轻或时重时轻。

除了急性和慢性，还可以根据疼痛的性质来分。如钝痛、酸痛、胀痛、麻痛、放射痛、牵涉痛、扩散痛、关联痛、持续性痛、间歇性痛、阵发性痛等。

偏方正解

白酒枸杞饮

【材料】枸杞子 60 克，白酒 500 克。

【做法】将上述材料一同浸泡 2 周。每次饮 5 ~ 10 毫升，每日 2 次。

【功效】治疗腰腿痛。

小知识

枸杞子除了有缓解腰腿痛的功效外，对身体也大有裨益。不过枸杞子里含有果酸，果酸会与鹿茸中的有效成分发生冲突，因此不要与鹿茸同食。枸杞子还具有滋补作用，因此正发热或身体有炎症、腹泻的患者不宜食用。枸杞子同时也是凉性的，肠胃不好，畏寒的人不宜吃。

另外，除了食疗，人们也经常通过进行一些运动来锻炼身体，达到预防疾病的目的。慢跑和散步就是常见的锻炼方式。专家说，对于腰腿痛，其实进行多种姿势的行走方式，也可以在一定程度上缓解腰腿痛症状。

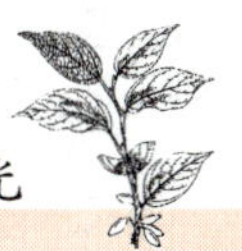

增效小偏方推荐

偏方一：行走法

1. 倒退行走。倒行的时候，要求全身放松，膝关节不曲，两臂前后自由摆动。如此可刺激不常活动的肌肉，促进血液循环。另外倒行还可防治脑萎缩，对于腰腿痛有显著疗效。

2. 脚尖行走。提起足跟用脚尖走路，可促使脚心与小腿后侧的屈肌群紧张度增强，有利于三阴经的疏通。

3. 脚跟行走。抬起脚尖用脚跟走路，两臂有节奏地进行前后摆动。这样可加强锻炼小腿前侧的伸肌群，以利于疏通三阳经。

4. 内八字行走。腰腿痛过后，患者多感觉身体疲劳，此时可用内八字行走，有助于消除疲劳。

5. 两侧行走。缓慢下蹲后，两手着地，背与地面略成平行，手爬脚蹬，缓缓前进。此方法可增加头部供血量，减轻心脏负担，对颈椎病、腰腿痛等多种疾病有疗效。

偏方二：祛痛双乌酒

【材料】制川乌、草乌、红花各10克，川芎、当归、牛膝各15克，黄芪18克，白酒1000毫升。

【做法】将上述药物加白酒浸泡7天后服用。每次饮药酒10～25毫升，早、晚各1次。如感觉口舌发麻则减量。兼肩臂痛者加羌活15克，颈项痛加葛根30克，腰膝酸软者加杜仲10克。

【功效】温经活血，益气止痛。适用于腰扭伤而无关节红肿发热的患者。

一把粗盐，治疗老寒腿效果好

“老寒腿”，就是指关节疼痛，一般多发生在关节周围肌肉较少且较多暴露在外的关节，如膝关节、踝关节及手指关节等。有研究证实，人体正常的滑膜组织可适应空气中的各种变化。但当滑膜组织发炎，也就是患上滑膜炎时，特别是形成慢性滑膜炎时，适应和调节应对气候改变的能力就会明显下降，就会发生人们通常所说的“老寒腿”。

"老寒腿"一般多发于45岁以上。中医认为，肾藏精主骨，老年人气血不足，肝肾亏损，风寒湿邪容易侵入，阻滞经络，因此更易发生此症。除了这些原因，还有一些容易引发老寒腿的因素。

人体最大的关节就是膝关节，它位于下肢髋、踝关节之间，负担重，活动大，关节软骨容易逐渐磨损和破坏。腰或下肢先天性发育缺陷，如先天性髋关节脱位；关节受伤，如骨折；生病如类风湿病等。这些都可使关节接触面不平滑，降低负重力，是老寒腿的重要诱因。尽管我们说关节退变是人体新陈代谢中不可避免的过程，但膝关节活动受限会严重影响工作和生活，只有加强预防，积极采取各种措施来推迟发生时间，或延缓发展，才能提高生活质量。

症状细说

初秋时节，当爱美人士还在穿着裙装时，老寒腿患者早早穿上了毛裤。盛夏酷暑，不开空调就浑身汗水，脾气暴躁。但空调开久了，不注意保暖，又会出现关节僵硬、活动时有弹响声、久坐后关节僵硬疼痛加重、畏寒等症状。阴天下雨时，症状更加厉害，但随着天气变暖这种疼痛又会缓解。到了晚期，易出现关节肿胀，致使活动受限。

那么，如何治疗老寒腿呢？对于老寒腿患者而言，治疗应以驱寒为主，科学的方法就是泡脚。民间有歌谣这样说泡脚："春天洗脚，升阳固托；夏天洗脚，暑湿可祛；秋天洗脚，肺润肠蠕；冬天洗脚，丹田温灼。"中医也有"百病从寒起，寒从脚下生"之说。人体的12条经脉有6条运行于脚部，泡脚可以刺激经脉运动，保证气血畅通，让寒湿之邪无处藏身。这里为大家推荐一款小偏方，只要一把粗盐就能赶走老寒腿。

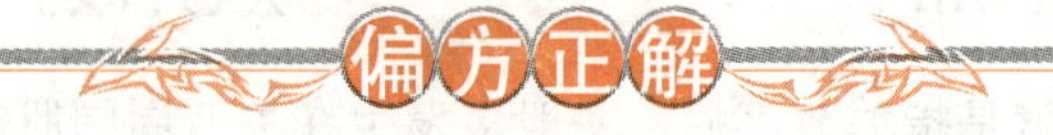

粗盐包

【材料】粗盐2000克，毛巾1条。

【做法】将毛巾对折，3个边缝起来，留一个洞口。最好缝得细密一些，以防止粗盐颗粒漏出。将盐在锅中炒热，直到烫手。将炒热的粗盐从预留的洞口放入毛巾内并将洞口缝起来。将做好的粗盐热敷包放置在疼痛、怕冷的关节部位，如果热敷包的温度较高，可在患处多放一些毛巾，避免皮肤被烫伤。每次热敷的时间约15～20分钟，直到粗盐包逐渐冷却即可。热敷包可用微波炉加热后反复使用。

【功效】驱寒湿之邪。若老寒腿发作难忍，又无法立即就医，可在家用此法简易热敷，能起到一定的缓解作用。但该方法仅适用于畏寒、疼痛的老寒腿患者，不适用于肿胀、发炎的关节炎患者。

小知识

有些人在老寒腿发作的时候喜欢热敷膝盖，认为热气能驱散寒冷。这种做法其实是不合适的。对于老寒腿而言，虽然治疗要以祛寒为主，但短暂的热敷膝盖并不利于寒邪的发散。

增效小偏方推荐

偏方一：陈醋花椒水

【用料】花椒1大把，生姜1块（剁成末），老陈醋100克，精盐适量。

【做法】水中烧开花椒和姜末后，再煮20分钟，水量以泡脚时能没过或适当高于脚背为准。开始泡脚前，将醋和精盐放入泡脚盆中，然后再倒入煮好的花椒姜末水。用水蒸气蒸脚心，等水不烫了再泡脚。泡脚的同时用热毛巾热敷小腿及关节部位，之后再加水重复1次。每天2次。

【功效】花椒就是一种很好的祛寒药。花椒性辛温，能除五脏六腑之寒，且能通血脉，调关节。

偏方二：干洗脚

干洗脚，顾名思义，就是不用水洗脚，随时随地都可以进行。具体做法是用双手抱住大腿根，用力向下按压，一直到脚踝部，再从脚踝按压至大腿根，反复15～20次，按摩的时候可以站着也可以坐着。

有人称脚掌为人的“第二心脏”。这是因为人脚掌上血管极为丰富，且上面众多的神经末梢与大脑相连。脚掌上还有通往全身的穴位。因此“干洗脚”可刺激那里的神经末梢、血管与穴位，从而加快脚掌上的血液循环。

跌打损伤不好受，仙人掌泥舒筋骨

谢先生是体育老师，也是学校里出了名的超级篮球迷。学生们也说，每当看到他在篮球场上奔跑时，总能感受到他浑身上下透出的一股青春活力。可就在不久前，大家都说谢老师好像消失了一样，篮球场上再也见不到他的影子，连他的体育课也由别的老师临时替代了。原来，谢先生在一次篮球比赛中，不小心把脚给崴了。虽然没有骨折，也及时去医院处理了，可麻烦也来了，才离开医院一天，扭伤处就肿得像水煮萝卜，都快1周了，依然没有好起来。

古称“跌打损伤”为诸伤之总论，多因为外力作用，或在自身姿势不正确的情况下用力过猛而造成。中医把凡因外力作用于人体而引起的筋骨伤损、瘀血肿痛、气血不和、经络不通以至脏器受损等，都统称为跌打损伤。

症状细说

在日常生活中，跌打损伤对于有些人似乎是家常便饭，以肿胀、疼痛为主要表现。这里主要说扭伤和挫伤两大症状。

(1) 扭伤　是指间接暴力导致肢体和关节周围的筋膜、肌肉、韧带过度扭曲、牵拉，引起损伤或撕裂。大多发生在关节及关节周围组织。

(2) 挫伤　是指直接暴力打击或冲撞肢体局部，引起该处皮下组织、肌肉、肌腱等损伤。以直接受损部位为主。例如颈、肩、肘、腕、指间、膝、踝、腰等部位都可引起扭挫伤。其中腰部扭挫伤是最常见的腰部伤筋疾患，多见于青壮年。跌打损伤轻者伤及肌肤，多于短期内痊愈，只用饮食调理即可。重者伤筋动骨，创面污染，或出血过多，而致血虚气衰，甚至伤及内脏，生命垂危，病期较长，则需饮食调理辅佐。

对于崴脚的处理，很多人都习惯先用力搓肿起来的地方，希望能把瘀积

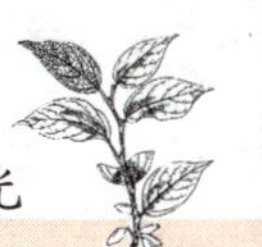

的血揉散搓开，然后再用热毛巾敷，帮助活血消肿，最后不管疼痛是否消失，都强忍着四处走动，以为活动开了就好了。其实这样的做法是不妥当的。因为局部的小血管破裂出血后，会形成血肿，一般要经过24小时左右才能得到恢复。如果扭伤后立即使劲揉搓、热敷或者强制性活动，就会在揉散一部分瘀血的同时又加速了出血和渗液，甚至加重了血管的破裂，形成更大的血肿。因此正确的方法应该是先用冷水敷，控制肿胀部位的继续扩大，减少内部的血肿形成，再贴止痛膏，很快就能恢复。

但有的人对膏药过敏，使用后皮肤发痒发炎，甚至溃烂，因此这里给大家推荐一款不用膏药的小偏方。

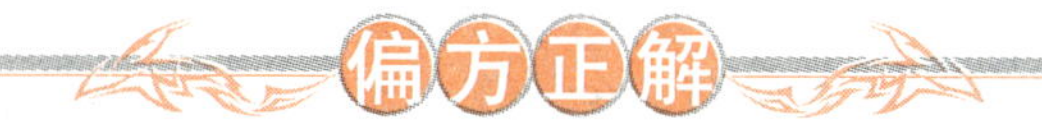

偏方正解

仙人掌泥

【材料】仙人掌1片。

【做法】将仙人掌去皮、刺后，将其捣碎成泥。再均匀涂于干净的医用纱布上，包在疼痛处并固定。每天晚上睡觉前换1次药，4～5天即可见效。

【功效】这款小偏方，对于恢复肌肉损伤相当有帮助。仙人掌的茎、果实都含有能镇痛和消炎的成分，对于急性跌打损伤非常适宜。

小知识

一般说来，如果活动脚踝时，虽然感觉疼痛，但并没有剧烈疼痛，大多是属于软组织损伤，可以不采取医治。如果活动脚踝时有剧痛，无法站立和行走，疼痛点在骨头上，扭伤时有响声，伤后迅速肿胀等，则是骨折的表现，需马上到医院进行诊治。

增效小偏方推荐

偏方一：川芎三七酒

【材料】川芎、三七各20克，牛膝、生地、薏苡仁、羌活、海桐皮、五加皮、地骨皮各15克，白酒 2000 毫升。

【做法】将上药拣净，置白酒中，密封浸泡，每隔 5 ~7 天搅拌或摇动 1 次，30 天后滤取上清液饮服。每日 2 次，每次 15 毫升，温服。对软组织损伤，瘀血肿痛者，亦可用此酒轻轻外擦或敷治。

【功效】活血化瘀，通络止痛。用于各种关节疼痛、跌打损伤、瘀血肿痛等。三七是跌打损伤第一圣药，止血活血化瘀奇药，对跌打损伤、金创外伤自古就有“金不换”之说。用三七泡酒作为常备药酒可以内服外用，但需要泡 3 个月以上。如果急用就直接用三七粉生吃，一般瘀血 2 ~3 天即可化去。外伤出血用三七粉敷上即止，还有镇痛之功效。

偏方二：四花泡茶

【材料】月季花、玫瑰花、凌霄花、桂花各 1 克，红糖适量。

【做法】前 4 味与红糖同入保温杯，加沸水冲泡，盖紧茶杯盖闷 5 分钟。代茶饮。

【功效】适用于跌打损伤。

骨质疏松危害大，甲鱼猪髓熬成汤

骨质疏松是以骨组织显微结构受损，骨矿成分和骨基质等比例地不断减少，骨质变薄，骨小梁数量减少，骨脆性增加和骨折危险度升高的一种全身骨代谢障碍的疾病。

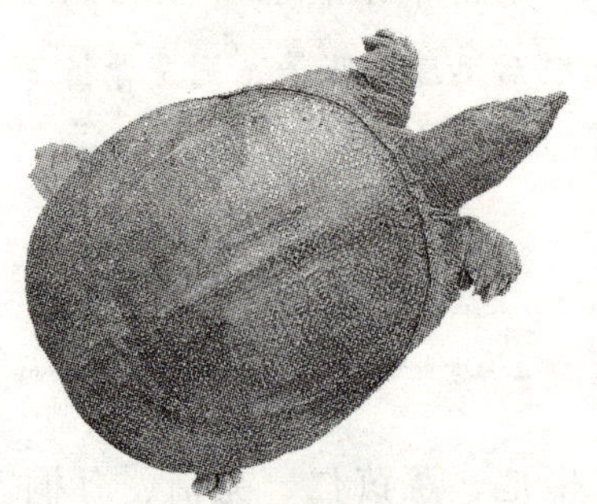

导致骨质疏松的原因有很多，但一般认为是由于体内钙的缺乏。有越来越多的科学研究证实，人体的正常环境属于弱碱性，也就是说体液的 pH 值是维持在 7. 35 ~7. 45 之间时，人体就是健康的。但由于人们常受到各方面的影响，例如饮食、生活习惯、周围环境、情绪等，因此人的体液大多时候会趋于酸性，尤其是在人体摄入大量高蛋白、高糖分等时，身体为了维持体液的酸碱平衡，会主动利用体内的碱性物质来中和这些酸性物质。而体内含量最多的碱性物质就是钙质，它们大量存在于骨骼中。因此，我们在大量进食酸性食物时，身体就会自然地消耗骨骼中的钙质来中和血液的酸碱性，以维持酸碱平衡。可以说，酸性体质是导致钙质流失、骨质疏松的重要原因。

不过，骨质疏松症的具体病因还尚未完全明确，一般主要认为与以下因素有关。

（1）衰老　这是人体老化的自然现象之一。

（2）雌激素水平下降　会刺激骨质的形成及抑制骨质的分解。女性若因卵巢切除或更年期原因，雌激素便停止或减少分泌，从而加速骨质疏松。

（3）营养失调　钙摄取不足或常吃高蛋白、高盐的食物或嗜烟酒。

（4）生活方式不健康　如缺少运动、睡眠不规律、饮食长期过饱等。

（5）患有疾病　如患肾病、肝病、糖尿病、高血压、风湿性关节炎等。

症状细说

骨质疏松症主要表现为骨量减少、骨钙溶出、脊柱压缩性骨折，致使“龟背”出现。并伴老年呼吸困难、骨质增生、高血压、老年痴呆等一些老年性疾病。另外，骨质疏松症又可分为以下 4 点，每一点所表现的症状也各自不同。

（1）轻型骨质疏松症　患者会出现腰背酸痛，四肢乏力，周身疼痛。骨密度仪器、X 线检查骨皮质变薄，骨小梁变细，数量减少，纹理变粗。

（2）重型骨质疏松症　重型者稍受外伤，或弯腰或提重物可引起腰腿剧痛。骨密度仪器、X 线检查胸腰段间可有椎体压缩楔形变化，密度降低，水平骨小梁变稀。

（3）隐性骨质疏松症　刚开始无症状，故称为隐性，仅可在骨密度仪器、X 线摄片中发现轻度骨密度降低的疏松表现。

下面介绍一个小偏方，来帮助你防治骨质疏松症。

偏方正解

甲鱼猪髓汤

【材料】甲鱼500克，猪脊骨200克，姜5克，大葱10克，味精1克，胡椒粉、精盐各3克。

【做法】将猪脊髓洗净后，备用；将甲鱼去甲、头、爪及内脏后洗净。将甲鱼放入锅内，加适量清水后用武火煮沸，加姜、大葱、胡椒粉改用文火煮。甲鱼快要熟时，加猪脊髓同煮至熟，再加精盐、味精调味即可。

【功效】滋阴补肾，填精益髓。适用于肾阴不足型骨质疏松症患者。

小知识

骨质疏松症还可分为三类。第一类为原发性骨质疏松症。它是随着年龄的增长必然发生的一种生理性退行性病变。该型又分Ⅰ型和Ⅱ型，Ⅰ型为绝经后骨质疏松，见于绝经不久的妇女。Ⅱ型为老年性骨质疏松，多在65岁后发生；第二类为继发性骨质疏松症，它是由其他疾病或药物等一些因素所诱发的骨质疏松症；第三类为特发性骨质疏松症，多见于8～14岁的青少年或成人，多半有遗传家庭史，其中女性多于男性。女性妊娠期、哺乳期所发生的骨质疏松也属于特发性骨质疏松。

增效小偏方推荐

偏方一：牛奶粳米粥

【材料】大米100克，牛奶250毫升，白糖或精盐适量。

【做法】将大米淘洗干净。锅置火上，加水用旺火烧开，然后将米放入砂锅，大火烧开。改用小火熬煮约60分钟，倒入牛奶搅匀，再用小火熬煮5～10分钟。直接食用或根据不同口味加白糖或精盐。

【功效】益气润肠。适用于骨质疏松症患者。

偏方二：山药甲鱼汤

【材料】怀山药10～15克，枸杞子5～10克，甲鱼1只（300～500克），姜、精盐、酒各适量。

【做法】甲鱼剖开洗净，去内脏，

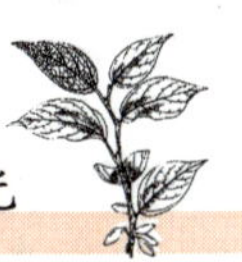

炖熟，加入姜、精盐、酒少许调味，即可享用。

【功效】有滋阴补肾、益气健脾功效。适用于阴虚偏胜的骨质疏松症患者。

偏方三：桃酥豆泥

【材料】取扁豆150克，黑芝麻25克，核桃仁5克，白糖适量。

【做法】将扁豆入沸水煮30分钟后去外皮，再将豆仁蒸烂熟，取水捣成泥。炒香芝麻，研末待用。油热后将扁豆泥翻炒至水分将尽，放入白糖炒匀，再放入芝麻、白糖、核桃仁溶化炒匀即可。

【功效】能健脾益肾，抗骨质疏松。

卤猪肠，让难言的痔疮不再来

婷小姐从事的是办公室文秘工作。公司为其配备了柔软的办公椅。但最近，婷小姐却患上了痔疮。她想自己也没有不洁的生活习惯啊，怎么就患上了痔疮呢？经过医生的解释，她才明白了其中的原因。原来，婷小姐除了上班时间坐在软垫椅子上外，回家后又经常感觉很累，一屁股坐在家里柔软的沙发上，久久不愿起身。这样一来，上班坐着，下了班回家吃饭坐着，吃完饭看电视坐着，没多久又该躺着睡觉了。加上她上班的工作餐多为快餐，热量高，纤维含量摄入少，水也喝得少。如此惬意、舒服的生活却导致了婷小姐痔疮的形成。

痔疮是一种常见病、多发病，医学上据临床症状及体征分为内痔、外痔、混合痔等。很多人误认为痔疮是肛门处长出来的疮疖，割掉就可以永不复发，或以为是炎症，吃些消炎药就可以了，其实不然。现代医学“肛垫学说”提出痔的近代概念，认为痔是肛管上部的正常肛垫组织，当受各种机械性原因和循环性原因（便秘、腹泻、女性分娩、高脂血症、高血糖症、不良性行为、久坐、久站、辛辣刺激食物）等，使肛垫的支持组织和动静脉吻合功能异常，肛垫发生病理性肥大及下移即称痔病，俗称“痔疮”。

通俗一点地说，患痔疮人群多属饮食过于辛辣、饮酒过多，及久坐久站族，如办公室文员、财务会计、电脑操作员、编辑、教师、的士司机等，因为久坐、久站、劳累等使人体长时间处于一种固定体位，从而影响血液循环，使盆腔内血流缓慢和腹内脏器充血，引起痔静脉过度充盈、曲张、隆起，静脉壁张力过大，支持组织松弛下降而引起痔疮发作。

症状细说

如何知道自己患上了痔疮呢？一般来说，痔疮有以下症状：

（1）便时出血 内痔一般不痛，血色鲜红，便时出现。出血量不大，但偶尔也会有大量出血，便后出血即停止。

（2）痔块脱出 痔疮发展到一定程度即能脱出肛门外，痔块由小渐大，最后必须用手才能将其推回。

（3）疼痛感 肛门沉重、疼痛，同时总感觉排便不尽。痔块脱出，出现水肿、感染，局部疼痛剧烈。

（4）湿疹 肛周痛痒，偶伴有皮肤湿疹，若用手挠破后，可发生大面积感染。

虽说“十人九痔”，但也不能完全忽略它。一旦发现得了痔疮，首先要有好的心态，既不要给自己背负很大的心理负担，也不能对此置之不理。对于痔疮，同样可以使用一些生活中的小偏方来治疗。

偏方正解

卤猪肠

【材料】猪大肠2条，面粉50克，蒜头3瓣，辣椒1根，嫩姜3片，八角2颗，精盐、醋各1小匙，酱油500毫升，猪脚卤汁300毫升。

【做法】猪大肠用醋和面粉搓洗，再用水清洗干净，入滚水汆烫3分钟捞出，以冷水冲洗备用。砂锅中放入猪肠及其余材料，以大火煮开后，转小火慢卤1小时，起锅后再切小段食用。

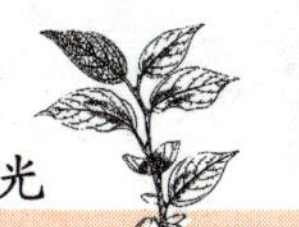

【功效】猪大肠用于输送和消化食物，具有很强的韧性。猪大肠有润燥、补虚、止渴止血的功效。可用于治疗虚弱口渴、脱肛、痔疮、便血等症。

小知识

对于痔疮，人们存在一些误解，下面逐一说明：

❶ 痔疮本身不会发生癌变，但在临床上常见到有一些痔疮患者合并肛管直肠癌。

❷ 肛门部有东西脱出并不代表是痔疮。除痔疮外，许多肛肠疾病都可出现肛门口有脱出物，如肛乳头肥大、直肠带蒂息肉等。

❸ 痔疮手术后有复发的几率，但术后如果保养得当，如良好的生活习惯、饮食习惯、排便习惯等，则可明显降低复发率。

增效小偏方推荐

偏方一：蔬果泥

【材料】香蕉2根，空心菜（只要尖）100克。

【做法】香蕉去皮为泥，将米汤煮至快熟时，将香蕉泥和空心菜放入，再煮3分钟即可。

【功效】香蕉、空心菜均有通便凉血作用，适合痔疮伴有便秘的人服用。

偏方二：凉拌马齿苋

【材料】马齿苋、小磨油、醋、精盐各适量。

【做法】将马齿苋放入水中稍微焯一下，拌小磨油、醋和少量精盐吃。

【功效】中医认为马齿苋很平和，具有清热解毒、消肿散血的作用，尤其适合肛门内或外周瘙痒肿痛者。

偏方三：煸炒鳝鱼

【材料】鳝鱼500克，黄酒、葱白、生姜、精盐、素油各适量。

【做法】将鳝鱼冲洗干净，去骨及内脏，切段备用。素油入锅，烧至七成热时，放入鳝鱼、葱白、生姜煸炒，加清水、黄酒、精盐，转小火烧至熟透即成。

【功效】本品有补虚损、止便血的功效。适用于虚弱劳损，产后虚羸，痔疮出血，下痢脓血。

颈椎病疼痛，米醋热敷有奇效

丁先生在银行上班。由于工作原因，工作时间几乎都是低着头的姿势。几个月前，丁先生突然感觉到颈部特别沉重，有时还伴有头晕、眼花。由于影响到了工作，丁先生只得先去医院检查，经过X线检验后，发现丁先生的颈椎呈生理曲度变直，椎体缘骨质增生，确诊为颈椎病。

说到颈椎病，很多人都患有相似病症。可以说每十个人平均八个都有颈椎病，可见颈椎病的严重性。那么，颈椎病是由什么原因引起的呢?

（1）劳损　头颈部长期处于单一姿势，例如长时间低头，极易发生颈椎病。

（2）头颈部外伤　50%髓型颈椎病与颈部外伤有关。一些患者因颈椎骨质增生、颈椎间盘膨出、椎管内软组织病变等使颈椎管处于狭窄临界状态中，颈部外伤常诱发颈椎病症状。

（3）不良姿势　经常躺在床上看电视、看书、高枕、坐位睡觉等。

（4）慢性感染　如咽喉炎、龋齿、牙周炎、中耳炎等。

（5）风寒湿因素　风寒湿可以降低机体对疼痛的耐受力，可使肌肉痉挛、小血管收缩、淋巴回流减慢、软组织血循环障碍，继之发生颈椎病。

（6）发育不良　如先天性小椎管、颈椎退变等是一些颈椎病病因基础。

症状细说

颈椎病是一种临床症状多样、病理复杂的疾病。临床按照颈椎的症状与颈椎病压迫部位进行分型，颈椎病的分类目前有5种。

（1）颈型颈椎病　主要表现为枕颈部疼痛，颈活动受限，颈肌僵硬。又称为局部型颈椎病，即症状和体征局限于颈部。

（2）神经根型颈椎病　神经根型颈椎病是较多见的一种，主要表现为与脊神经根分布区相一致的感觉、运动障碍及反射变化。

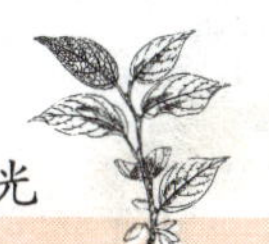

（3）脊髓型颈椎病　脊髓型颈椎病症状较为严重，一旦延误诊治，常发展成为不可逆神经损害。多表现为肌体麻木、肌力下降、肌张力增加等特征。

（4）椎动脉型颈椎病　椎动脉第二段通道颈椎横突孔，在椎体旁走行。当钩椎关节增生时，可对椎动脉造成挤压和刺激，引起脑供血不足，产生头晕、头痛等症状。

（5）弥漫型颈椎病　临床上发现有些患者的颈椎病早期为颈型，以后为神经根型。神经根型与脊髓型并存者亦不少见。单独出现食管压迫型颈椎病相当少。因此，同时合并 2 种或 2 种以上症状者称为混合型。弥漫型患者多病程长，年龄较大，大多数超过 50 岁。

虽然颈椎病不是什么大病，但是疼痛起来很折磨人。不用担心，借用生活中常见的米醋就能缓解疼痛。

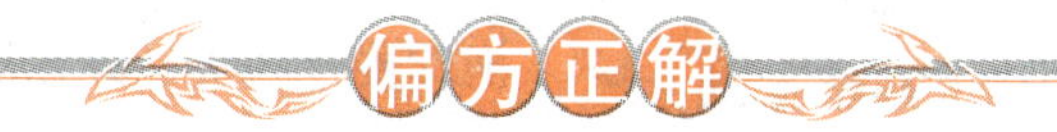

米醋热敷

【用料】艾叶一把，米醋 200 克，白酒 100 毫升。

【做法】艾叶、米醋加水适量，加白酒搅拌均匀。将毛巾浸透，热敷颈后、肩、背部肌肉，按压有明显酸痛、紧张之处。热敷以热而不烫为宜，每日 1 次或 2 次。天凉时可把上次药水加热后再加酒即可，第 3 次需换药；天热时需 1 次 1 换药，热敷 1 周或至症状消失。在进行热敷的同时，患者可不断活动颈部以加强疗效，活动的范围应由小至大。

【功效】米醋具有活血化瘀、散寒止痛的功效。在进行局部热敷后可有效地缓解颈椎疼痛带来的不适。

小知识

日常生活中，要避免“高枕”的睡眠方式。因为，高枕并非无忧。枕头高了，容易使头伏前屈，有加速颈椎退变的可能。在工作中，要注意多活动头颈部。常做头及双上肢的前屈、后屈及旋转运动。以自觉酸胀为好。经常做这些动作可改善颈部血液循环，对防治颈肩酸痛有很好的辅助作用。

增效小偏方推荐

偏方一：颈椎按摩法

抬起右手，弯曲拇指，食指、中指、无名指、小指屈曲，由上到下、由轻到重在右侧颈部拿捏3～5遍；然后用另一只手在另一侧颈部同样做一遍；再分别用左、右手拿捏右侧、左侧颈肩部3～5遍。

偏方二：颈部“米字操”

头部缓慢地按书写笔划在空中画“米”字，或做头部的环绕运动，顺时针转一圈，逆时针再转一圈。“米字操”不仅可以使肌肉放松，还可以起到加快气血运行的作用，达到舒筋活血的目的，最重要的是可以理筋整复、松解粘连、解除痉挛。但有头晕、恶心、呕吐等症状的人做保健操要谨慎，需在医生指导下进行。

偏方三：生姜擦洗法

【材料】生姜50～100克。

【做法】生姜切成薄片，放入500～1000毫升热水中浸泡片刻，待姜汁泡出后，以洁净的纱布蘸取药汁在疼痛部位反复擦洗，也可直接用浸泡的姜片在疼痛处搽洗。

【功效】因生姜具有辛辣刺激的作用，可改善患处的血液循环，促进气血流通，对驱除疼痛效果极佳。

经常抽筋，泡杯芍药甘草茶

老周从去年冬天开始，常在半夜出现“腿抽筋”，有时候一晚上醒来好几次。每次发作时腿肚都会聚起一包，腿无法伸直，患侧拇趾也向足心抽挛，疼痛难忍。他听邻居王大妈说：“腰酸背痛腿抽筋，那就是身体在提醒你缺钙了。”于是，老周吃了一段时间的钙片，但抽筋的情况依然存在，丝毫没有减轻。他这才去了医院检查。

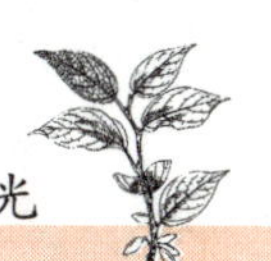

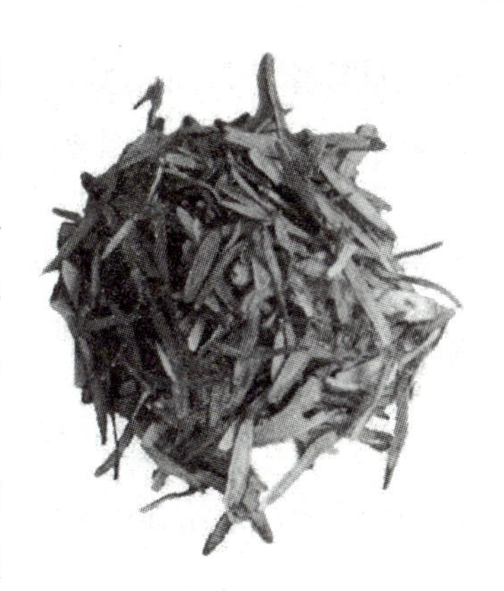

抽筋的学名叫肌肉痉挛，是一种肌肉自发的强制性收缩。常发生在小腿和脚趾的肌肉痉挛，发作时疼痛难忍，尤其是半夜抽筋时，往往把人痛醒，有好长时间都不能止痛，且影响睡眠。很多人一说到抽筋，就会立马想到自己是否缺钙。其实除了缺钙，抽筋还包括以下这些原因。

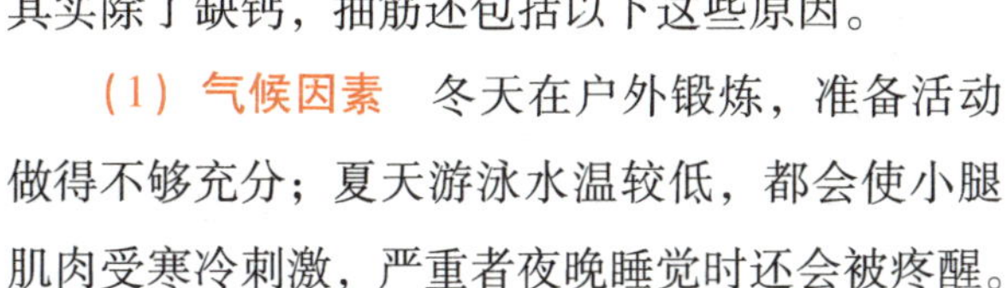

（1）气候因素　冬天在户外锻炼，准备活动做得不够充分；夏天游泳水温较低，都会使小腿肌肉受寒冷刺激，严重者夜晚睡觉时还会被疼醒。

（2）肌肉连续收缩过快　剧烈运动时，全身处于紧张状态，腿部肌肉收缩过快，放松的时间太短，局部代谢产物乳酸增多，肌肉的收缩与放松难以协调，从而引起小腿肌肉痉挛。

（3）出汗过多　运动时间长，运动量大，出汗多，又没有及时补充盐分，体内液体和电解质大量丢失，代谢废物堆积，肌肉局部的血液循环不好，也容易发生痉挛。

（4）疲劳过度　当长途旅行、登高时，小腿肌肉最容易发生疲劳。因为每一次登高，都是一只脚支撑全身重量，这条腿的肌肉提起脚所需的力量将是体重的6倍，当它疲劳到一定程度时，就会发生痉挛。

（5）缺钙　在肌肉收缩过程中，钙离子起着重要作用。当血液中钙离子浓度太低时，肌肉容易兴奋而发生痉挛。青少年生长发育迅速，很容易缺钙，因此就常发生腿部抽筋。

（6）睡眠姿势不好　如长时间仰卧，使被子压在脚面，或长时间俯卧，使脚面抵在床铺上，迫使小腿某些肌肉长时间处于绝对放松状态，引起肌肉“被动挛缩”。

（7）其他　经常频繁发生抽筋可能与某些疾病，如血管病有关。

症状细说

抽筋发作时，局部痉挛，疼痛剧烈，其足不可伸，伸则疼痛更剧。2～5分钟后，自动缓解。缓解后，多数如常人，少数患者仍有压痛。腿抽筋自然是筋脉痉挛，肝主筋脉，肌肉和筋脉有了问题，就要找准主因，调和肝脾。下面介绍的这款甘草芍药汤，就能帮助你有效缓解抽筋。

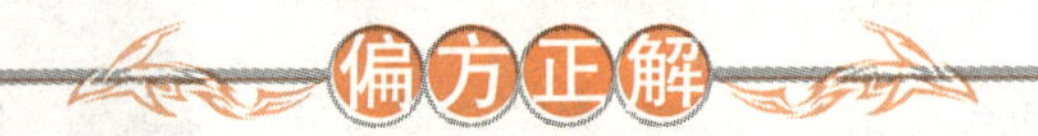

芍药甘草茶

【材料】生白芍20克，生甘草10克。

【做法】或用开水冲泡，或用温火煮，可当茶水饮用。

【功效】芍药性酸，酸味入肝，甘草性甘，甘味入脾，因而这款芍药甘草汤被誉为止痛的良药。需要注意的是，芍药、甘草一定要是生白芍、生甘草，不要炙过的，因为炙过后药性就会发生改变。

小知识

游泳中有时会发生抽筋。针对不同抽筋部位，又该如何处理呢？

手指抽筋：将手握成拳头，然后用力张开，再迅速握拳，如此反复数次；手掌抽筋：用另一手掌将抽筋手掌用力压向背侧并作振颤动作；手臂抽筋：将手握成拳头并尽量曲肘，再用力伸开如此反复数次；小腿或脚趾抽筋：用抽筋小腿对侧的手，握住抽筋腿的脚趾，用力向上拉，同时用同侧的手掌压在抽筋小腿的膝盖上，帮助小腿伸直；大腿抽筋：弯曲膝关节，用两手抱着小腿，用力使它贴在大腿上并做振颤动作，随即向前伸直。

增效小偏方推荐

偏方一：米醋猪爪

【材料】猪爪1只，生姜60克，米醋50克，精盐少许。

【做法】将猪爪去毛后洗净，剁碎；生姜洗净切成小块，一同放入锅内。倒入适量清水，用文火煎煮2小时，加米醋、精盐再煮沸片刻，即可食用。每天1剂，分2次服用，喝汤吃猪爪。连食5～7天。

【功效】活血通经，壮骨强筋。

偏方二：银芽肉丝春卷

【材料】绿豆芽400克，猪肉100克，柿子椒80克，鸡蛋1个，春

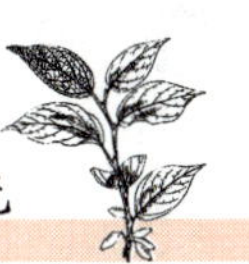

卷皮、味精、蒜末、料酒、油、精盐各适量。

【做法】绿豆芽去根洗净；青椒去蒂、籽，切细丝备用；猪肉切丝放蛋清、精盐、料酒腌制15分钟。锅中热油，放入蒜末煸香。放入腌制好的肉丝迅速滑炒，放入绿豆芽、辣椒快速翻炒3分钟至熟。放入精盐、味精拌均匀，包入春卷皮中即可。

【功效】补钙补铁，补充优质蛋白，防治抽筋。

缓解足跟痛，快用萝卜皮热敷

裴女士小时候经常喜欢赤脚走路，又经常和小伙伴到河里游泳，到处赤脚乱蹦乱跳。后来，裴女士参加了工作，她发现每当和同事们跑步或者较长时间地走路，右脚跟就会很疼痛，直到无法着地，有时还会感觉刺痛难忍。奇怪的是，虽然很疼，却没有红肿，也没有出现畸形改变。裴女士只好去了医院，后被诊断为足跟痛。

足跟痛是一种常见病。以足跟肿胀、麻木疼痛、局部压痛、行走困难为特征。足跟痛又称跟骨骨刺或跟骨骨质增生。在中医学属于“骨痹”范畴，多与老年肾亏劳损、外伤和感受寒湿有关。为治疗日久或初起之足跟痛，选择众多祛风除湿、温经散寒、软坚消肿、活血镇痛的中药浸泡足部，不损伤皮肤，无毒副反应。

引起足跟痛的原因有以下几种。

（1）组织功能退化　中老年人常有足跟部软组织萎缩和组织功能退化。使得局部保护能力降低，而且足跟部是承重较大的部位，容易发生慢性劳损，又使得局部出现损伤性病变。走路时，足跟踩着硬物或足跟部着地过猛等都可导致足跟部的组织损伤，引起疼痛。

（2）韧带损伤　劳累、寒冷、潮湿、久站、奔跑、身体超重、常走不平的路、常穿不合适的鞋等诱因作用下，肌腱韧带即会发生慢性反复损伤而产生无菌性炎症，出现渗出、水肿、粘连或滑囊形成，局部压力增加，于是引起疼痛、跛行。

（3）其他原因　如跟骨骨折、跟腱滑膜炎、跟骨骨膜炎、跟骨下脂肪垫损伤、跗骨窦软组织劳损、跟骨结核、肿瘤等，都会造成足跟疼。

症状细说

足跟痛主要表现为足跟部疼痛，有时可牵扯至小腿后侧疼痛。早晨起床时，患者不敢直接用力和行走，久坐起身时更加疼痛，但活动几步后症状有所减轻。严重时影响走动。局部不红不肿，在跟骨内侧结节处，相当于跟部前方偏内侧有一局限性压痛点。患者往往有“疼—轻—重”的特点。足跟痛多在一侧发病，也可两侧同时发病，疼痛轻重不一。

足跟痛虽然不是什么大病，但严重影响了人们的生活质量。这里介绍一个小偏方，只需萝卜皮就够了。

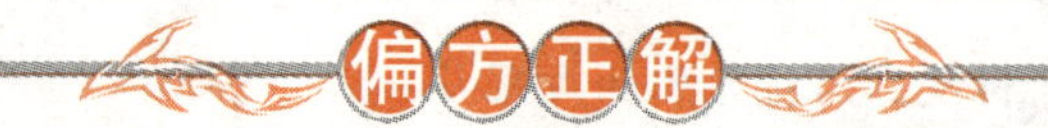

萝卜皮热敷

【材料】白萝卜皮适量。

【做法】将白萝卜皮在锅里煮熟，之后用布把萝卜皮敷在病患的脚跟上，萝卜皮凉了之后，再将萝卜皮加温，再包敷，每天1次，每次大约半小时即可。如此反复，持续10天左右，脚跟的疼痛明显减轻。

【功效】李时珍在《本草纲目》中说：“萝卜化积滞，解酒毒，散瘀血甚效。煎汤可洗脚气，生捣涂可治火伤。”中医认为，萝卜有“利关节、行风气、散瘀血、疗脚气和外伤”的作用。

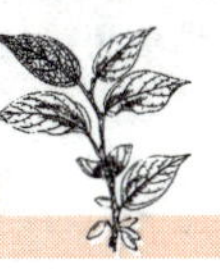

小知识

足跟疼患者在选鞋靴的时候，应选宽松柔软、轻便舒适的鞋靴，在家应穿富有弹性的拖鞋。另外，不同的人，足跟疼的治疗方法也是不同的：儿童足跟痛一般无需口服药物，可应用其他治疗方法；青年人的足跟痛，治宜养血、温经、止痛；老年人的足跟痛，治宜利湿、祛风、行气、止痛、补益肝肾。

增效小偏方推荐

偏方一：平地跺脚法

以右脚跟为重心在平地上跺脚，由轻到重。每次跺 5 分钟左右。每天跺 3 ~4 次。坚持 2 个多月，疼痛就会逐渐减轻。

偏方二：乌梅加醋敷足法

【材料】乌梅、精盐各适量。

【做法】乌梅去核，加适量醋捣烂，再加入适量精盐。将其搅匀后敷在患足处，用纱布盖好胶布固定。每天敷 1 次，连用一段时间。

【功效】有效缓解足跟痛。

偏方三：仙人掌治足跟痛

【材料】仙人掌适量。

【做法】将仙人掌上面的刺拔掉，然后将一面的皮削掉，再将剖面贴在脚后跟疼痛的部位上固定好，每隔 12 小时换一次。通常贴 2 ~4 周以后，脚后跟疼痛的症状就会逐渐消失。

【功效】适用于足跟痛。

偏方四：川芎法治足跟痛

【材料】川芎 45 克。

【做法】川芎研成细末。一共分为 3 份，装入袋内缝好。将药袋装入鞋里，直接与患足痛处接触，每次用 1 袋，3 袋交替使用，换下的药袋经晒干后仍可继续使用。

【功效】适用于足跟痛。

慢性肩周炎，活血粥坚持喝

冉大叔是一名货车司机。在开货车之前，他是开出租车的。今年夏天的一次货运途中，冉大叔突然觉得自己的两个上臂一阵酸痛，尤其是右肩。甚至连自己换挡、转方向盘好像动作都不怎么利索了。由于天气过于闷热，加上以前开出租，他都开着空调保持车内凉爽，因此冉大叔也习惯了进到车里就开空调。一边为了降暑，一边又是肩膀疼痛，冉大叔不得不穿着长袖开车。可是几天后，他正开车前往送货目的地时，突然感觉右胳膊疼得连方向盘都握不紧了。后来，到医院就诊检查后，才得知自己患上了肩周炎。

肩周炎又被称为漏肩风、五十肩、冻结肩等。肩周炎好发于50岁左右，在此期间，人体的各组织器官相继发生明显的退行性变，尤其是平素稳定性差、劳损程度大的肩关节，其退行性改变更加显著，可出现骨骼的疏松脱钙、骨赘的形成以及肌腱和韧带的变性等，此时一旦受到恶性刺激并累积到一定程度，即容易发生肩周炎。

那么，导致肩周炎的主要因素还包括些什么呢？

（1）身体缺乏活动 有人平时就很少参加体力劳动或体育锻炼，身体长期处于一种“静止”的状态。这样势必会导致肩臂肌肉、肌腱和韧带松懈，对外力刺激的耐受性变差，因而容易发生急慢性损伤，引发肩周炎。

（2）退行性改变 这是指当身体中的骨骼和软组织出现退行性改变，例如骨质增生、骨赘生成和出现肌腱、韧带的变性老化等。

（3）风寒等外界因素 这是指人体受到风、寒、湿等环境和外界因素的侵袭，导致肩周炎的发生。

（4）伤害性刺激 如急性扭、挫伤等超强外力的伤害性刺激、慢性疲劳性损伤及某些职业性累积损伤等。

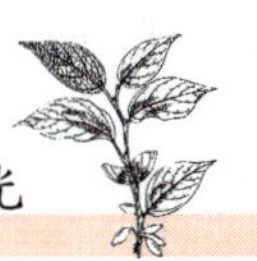

症状细说

肩周炎是以肩关节疼痛和活动不便为主要症状的常见病症。以后逐渐发展为持续性疼痛，并逐渐加重，昼轻夜重，夜不能寐，不能向患侧侧卧，肩关节向各个方向的主动和被动活动均受限。肩周炎的早期主要表现为肩周疼痛，以劳累、受风后加重，晚上疼痛往往会增加。中后期以关节活动受限，不能很好地完成关节前屈、后伸、上举。情况严重的常有肩周肌肉萎缩。

偏方正解

白芍桃仁粥

【材料】白芍20克，桃仁15克，粳米60克。

【做法】将白芍水煎约500毫升，备用。将桃仁去皮尖，捣烂成泥状，加水研汁去渣。将粳米倒入白芍汁和桃仁汁中，熬粥即可。

【功效】养血化瘀，通络止痛。适用于肩周炎晚期瘀血阻络者。

小知识

肩周炎患者要正确对待病情，不可急躁、焦虑。应积极进行功能锻炼。如：两臂自然向身体两侧展开，两掌缓慢变握拳，两肩向内旋转下降，握拳，适当活动肩关节等。

增效小偏方推荐

偏方一：穴位揉摩

❶ 用左手拇指腹按住右手三里穴，揉动1分钟，换右手，每日3次。

❷ 用食、拇指按住印堂穴，旋转揉动，每次1分钟。每日3次。

❸ 用右手拇、食指捏住左肩压痛点，用力深压，并向前后左右揉动1分钟，然后用同样的方法捏右肩。每日2次。

偏方二：小体操

❶ 站立，面对墙壁，双手呈上举爬墙式，高度争取每天上升。

❷ 手指对叉，屈肘翻腕，掌心

向上，用力向天上托举。

❸ 双手在身后相握，手背紧贴腰背，尽量上提，以碰到肩胛骨为度。

❹ 患侧手搭对侧肩膀，以健侧手推患侧肘摸背部。

上述锻炼能从不同方面活动肩关节与韧带，逐步恢复其功能。

消化道出血，三七配莲藕止血快

钟小姐在如厕时，惊讶地发现自己解出的是黑糊糊样的粪便。一开始，她以为是吃坏了肚子，并没有引起太大重视。没多久，她发现几乎每次大便都伴有出血，且出血量很多，呈鲜红色。她的肚子也经常有胀气，不舒服，有口臭，就连吃饭后都会觉得恶心。后来，为了身体健康，钟小姐去了医院检查。医生说她有“柏油样便”。她听了后，感觉很不理解，又问医生：“我怎么会拉出像柏油一样的大便呢？”医生询问了她的工作和生活习惯后，说这是因为她饮食不规律，长期大量饮酒，饥一顿饱一顿引发了胃炎，现在已经“升级”为消化道出血了。

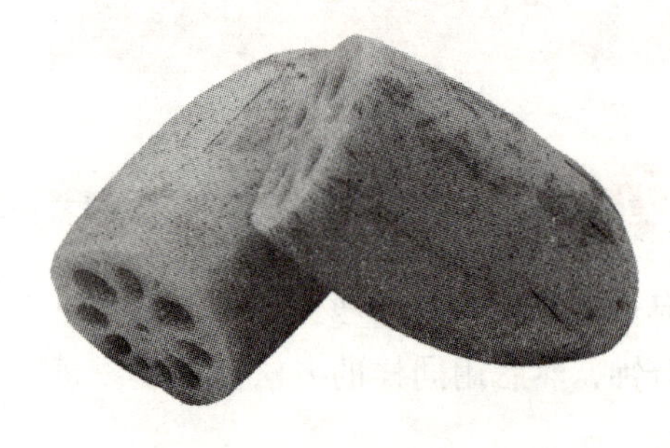

消化道出血是一种很常见的疾病。消化道是指从食管到肛门的管道，包括胃、十二指肠、空肠、回肠、盲肠、结肠及直肠。上消化道出血部位包括食管、胃、十二指肠、上段空肠以及胰管和胆管的出血。

消化道出血常因发病急且不好诊断，而容易危及到生命安全。因此，了解消化道出血的原因就显得尤为重要。消化道出血分为上消化道出血和下消化道出血。

上消化道出血的原因主要包括以下几点：

（1）食管疾病 食管炎、食管癌、食管溃疡或异物引起损伤，放射性损

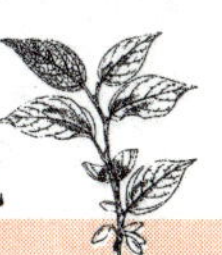

伤，强酸等引起的化学性损伤。

（2）胃及十二指肠疾病　消化性溃疡、急慢性胃炎、胃黏膜脱垂、胃癌、急性胃扩张、十二指肠炎、息肉、血管瘤、神经纤维瘤等。

（3）溃疡　胃肠吻合术后的空肠溃疡和吻合口溃疡。

（4）门静脉高压　食管胃底静脉曲线破裂出血、门静脉炎或血栓形成的门静脉阻塞等。

下消化道出血的原因主要包括以下几点：

（1）肛管疾病　如痔、肛裂等。

（2）直肠疾病　直肠的损伤、直肠肿瘤等。

（3）结肠疾病　细菌性痢疾、慢性非特异性溃疡性结肠炎、血管畸形等。

（4）小肠疾病　肠结核、小肠肿瘤、胃肠息肉、小肠血管瘤等。

症状细说

消化道出血有哪些具体症状呢？

一般来说，消化道出血主要表现为便血，多为柏油便。病变位置越低，出血量越大，出血速度越快，便血颜色也越鲜红；相反，病变位置越高，出血量就越少，速度越慢，大便颜色越黑。

此外，肛门直肠的病变导致的便血，多附于大便表面，或便后滴血。若大便表面带血且大便形状变细，应警惕是否患有直肠癌。

消化道出血与黑便密切相关。但并非所有大便变黑都是由消化道出血引起。那么，如何判断黑便是否与消化道出血相关呢？当出现黑便时，如怀疑是食物或药物导致，可暂停服用一段时间，观察是否仍有黑便，若继续出现黑便，或最近没有服用导致黑便的食物或药物，则推断为消化道出血。

对于消化道出血，下面就推荐一则偏方给大家。

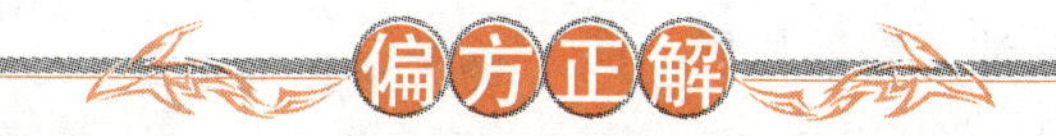

偏方正解

三七莲藕羹

【材料】鲜藕汁400克，三七粉5克，生鸡蛋1个，精盐适量。

【做法】将鲜藕汁加水适量煮沸，三七粉与生鸡蛋调匀入沸汤中，加少量精盐即可。

【功效】止血活血，凉血化瘀。适用于消化道出血患者。

小知识

除了消化道出血会导致大便变黑，某些食物、药物也会导致大便呈黑色。如，猪血、鸭血或大量牛肉、猪肝。这是因为动物血中的铁可以在人体肠道内形成黑色的硫化铁，使大便颜色变黑。另外，一些水果如杨梅、桑葚；药物类，如补血铁剂、治胃病的铋剂和某些中药等，都可引起大便变黑。

因此，当发现大便呈黑色时，一定要认真仔细地分辨。既不能听风就是雨，也不能麻痹大意。

增效小偏方推荐

偏方一：红烧甲鱼

【材料】甲鱼1只，冬笋、花生油各50克，姜片、葱段、冰糖、湿淀粉各10克，酱油20克，料酒各15克，味精3克，高汤500毫升。

【做法】甲鱼砍去头，控出血后放沸水锅里烫一下，退去壳膜，去内脏洗净，切成小块，甲鱼裙另用；冬笋削外皮，洗净后切小片，入沸水焯熟后备用。锅内烧油，七成热时倒入甲鱼块、冬笋，过油至六成熟，用漏勺沥干油。锅留余油，煸姜片后，倒入过油的甲鱼、冬笋和甲鱼裙、葱。再加高汤、酱油、料酒、味精、冰糖，收小火慢慢煨到甲鱼熟烂。煨烂甲鱼，拣去葱段、姜片，其他装碗。锅中余汁用湿淀粉勾芡，浇在甲鱼身上即可。

【功效】甲鱼的食用价值很高，甲鱼肉味道特别鲜美，营养十分丰富。甲鱼有较好的净血作用。冬笋是一种富有营养价值并具有医药功能的美味食物，能促进肠道蠕动，既有助于消化，又能预防便秘和结肠癌的发生。红烧甲鱼是一道滋补又好吃的名菜，其可以益阴补血，用治阴虚便血的下消化道出血。

偏方二：藕粉糕

【材料】藕粉、糯米粉、白糖各

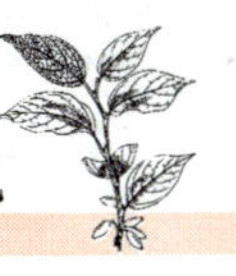

25克。

【做法】用水将藕粉、糯米粉、白糖和成面团，入笼蒸熟。任意煮食或煎食均可。

【功效】补中益气，凉血止血。适用于气虚血滞者。

远离急性闪腰，试一试“背运法”

吴先生是一名销售人员。这天，他坐长途车去外地出差。没想到，36岁的他坐了四五个小时的车，下车后，竟然感觉到浑身上下腰也在痛，腿也在痛，稍微一动，感觉整个人都像被“闪”了一下，疼痛的感觉由臀部沿大腿外侧向小腿和踝关节延伸，还伴有小腿和脚的麻木和无力。

“闪腰”是日常生活中经常出现的一种急性腰痛，疼痛学上称之为腰脊神经后支痛。现代人由于缺乏锻炼，或者长时间保持一种姿势，加上腰椎间盘本身的稳定结构就不好，导致腰部韧带变得很“脆弱”。人体的腰部脊柱是一根独立的支柱，承担着人体60%以上的重力，并从事着复杂的运动。其前方只有松软的腹腔和髂腰肌，附近仅有一些肌肉、筋膜和韧带，无骨性结构保护。可以说腰部是人体健康的敏感区，若活动过量或抬重物时很容易伤到软组织，有时候一些小幅度的扭腰动作都会造成闪腰。

症状细说

具体说来，闪腰的症状如下：

（1）疼痛　由于大多数腰痛是为突然损伤，因此患者能自觉局部剧烈疼痛，并随着局部活动、振动而加剧。躺下平卧后症状可减轻，痛点均较固定，有明显压痛点。有时疼痛感可向大腿后部放射，并随腹压增加而加剧。

（2）活动受限　腰背部活动因组织损伤而加倍疼痛，导致活动受限。尤其以向健侧的侧弯、旋转及前屈为甚。向患侧弯曲时，由于可使损伤组织放松，因此仍然可做小范围活动。

（3）肌肉痉挛　受损肌肉由于疼痛及其他各种病理因素会发生反射性的痉挛。用手触摸呈条索状，一般均较明显。处于痉挛状态下的肌肉，由于肌肉纤维频繁地收缩从而可使疼痛加剧，并再度促使肌肉痉挛，以致形成恶性循环，表现为疼痛不止。

“闪腰”可反复发作，发作时腰骶部疼痛剧烈，并可过电到大腿（不过膝盖），腰椎X线检查中常常不能发现较为明显的异常。“闪腰”不仅使患者行动不便，还严重影响了患者的日常生活，为其带来了无法言喻的痛苦。

这里，就为大家推荐一个操作简单、疗效显著的小偏方。

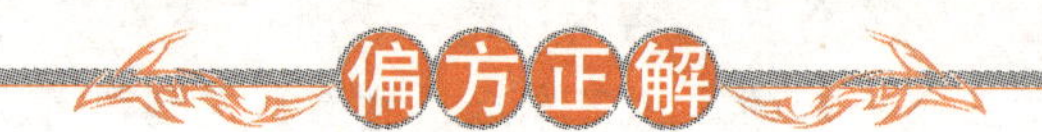

偏方正解

背运法

患者与家人靠背站立，双方将肘弯曲相互套住，然后家人低头弯腰，把患者背起并轻轻左右摇晃，同时让患者双足向上踢，约3~5分钟放下，休息几分钟再做。一般背几次之后，腰痛会逐步好转，以后每天背几次，直至痊愈。

小知识

一般腰肌扭伤由腰肌用力不当引起。在急性扭伤后1~2天内，不宜热敷和贴伤筋膏药，因为这样会加重肿胀和瘀血形成。急性腰扭伤最好不要马上做推拿，必须卧床休息，最好睡硬板床，保持脊柱正常位置。急性期缓解后，平时要注意腰的保护。例如坐姿要正确，防风寒侵入，并注意腰肌的锻炼，可酌情做些扭腰动作，但不能过快过猛，宜循序渐进。

增效小偏方推荐

偏方一：热敷法

用炒热的盐或沙子包在布袋里，热敷扭伤处，每次半小时，早、晚各1次，注意不要烫伤皮肤。

偏方二：按摩法

方法是让闪腰者取俯卧姿势，家

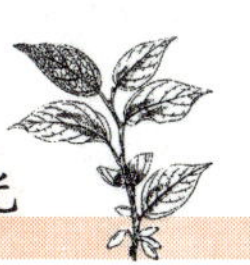

人用双手掌在脊柱两旁，从上往下边揉边压，至臀部向下按摩到大腿下面、小腿后面的肌群，按摩几次后，在最痛部位用大拇指再按摩推揉几次。

偏方三：丹皮杜仲

【材料】牡丹皮、杜仲、赤芍、川续断、延胡索各 15 克，泽兰、牛膝、红花、桃仁、苏木、台乌药各 10 克，三七、乳香、没药各 9 克，生甘草 6 克。

【做法】将上述药水煎后，每日 1 剂，分 2 ~3 次口服。

【功效】适用于腰扭伤。

腰部热敷，远离腰椎间盘突出

严先生是一名普通的上班族。最近他总感到腰疼，刚开始他并不在意，想着不能总为了这些小毛病请假看病。可时间一长，严先生连觉都睡不好了，躺在床上翻来覆去的，无论侧卧、仰卧、平卧，哪种姿势都令他浑身难受、疼痛，甚至有时候不得不依靠止痛片来缓解。更让严先生痛苦的是，腰疼已经开始影响到了他的工作，只要坐在电脑前敲一会儿字的功夫，腰部就会有一股钻心般的疼痛，动弹不得，根本无法工作。

腰椎间盘突出是较为常见的一种疾患。导致其发生的原因一般如下。

（1）急性损伤如腰扭伤，极易造成腰椎间盘突出。常见的外伤如搬东西、抬举重物，各种形式的腰扭伤、摔倒等。这些外伤都可导致椎间盘髓核的承受力超过纤维环的应力，从而出现腰椎间盘突出。

（2）无论是日常生活、工作还是睡眠时，当腰部处于屈曲位时，若突然加以旋转，则容易诱发髓核突出，导致腰椎间盘突出。

（3）有的人常年运动，虽然一直有运动前做准备活动的习惯，但若突然使腰部负荷增加，也很有可能会引起腰部扭伤，或是腰椎间盘突出。

(4) 有的人因为剧烈咳嗽、喷嚏、屏气、用力排便等动作，增加了腹压，破坏了椎节与椎管之间的平衡，导致腰椎间盘突出。

(5) 工作或生活环境长期处于潮湿及寒冷环境中的人，较易患上腰椎间盘突出症。这是因为寒冷或潮湿可引起人体的小血管收缩、肌肉痉挛，从而增加椎间盘的压力导致。

(6) 长期伏案或处于坐位工作的人，如司机、上班族、电脑族等发生腰椎间盘突出症的比例有上升的趋势。

症状细说

腰椎间盘突出到一定程度时，都会哪些症状呢？

(1) 腰腿疼痛　以持续性腰部钝痛多见，一般先出现腰痛，不久后即出现腿痛，也可能腰腿痛同时出现。平卧位减轻，端坐、站立或向前弯腰则加剧；腹压增高时症状加重。腿痛主要指放射痛，一侧或两侧都可有。疼痛性质多为吊筋感、麻痛、胀痛、烧灼痛等。

(2) 间歇性跛行　当患者行走一段路后，会出现腰痛不适，下肢放射痛程度加剧。当患者下蹲或平卧一段时间后，疼痛又会逐渐或完全消失。但行走后又会出现类似情况，并且随着病情的加重，越来越无法行走。

(3) 下肢发凉　有少部分患者会出现小腿、足或整个下肢发凉、怕冷，两下肢对冷热的感觉有异常。如泡脚时，一只脚觉得冷，而另一只脚觉得热。

(4) 肢体麻木　患病时间较长后，常有主观麻木感，多局限于小腿、足背外侧、足跟、足底，可与腰痛并见，少部分患者可仅有麻木而没有腰痛。

(5) 其他　有些严重的或特别类型的腰椎间盘突出症患者，可出现会阴部麻木、刺痛，大小便功能和性功能障碍等马尾神经受损表现。若病程长后，还可能出现肌肉瘫痪，如走路无力，脚趾、脚背无法翘起等。

腰椎间盘突出时，千万不要睡席梦思或软床，一定要睡硬板床。别枕高枕头，也可吃一些消炎止痛药。但若胃不好的患者，不太适合以吃药的方式来缓解疼痛。那就试试接下来给大家推荐的这款不打针、不吃药的热敷偏方。

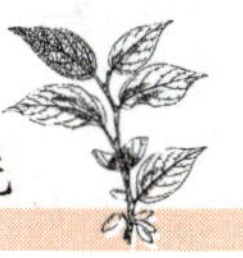

偏方正解

热沙敷法

【材料】沙子1000克，粗盐250克，干辣椒、花椒各100克，生姜2片。

【做法】一起炒热后放入布袋。将布袋放在腰部进行热敷。若布袋太烫，可用一些毛巾隔热，避免烫伤。若没有足够的沙子，也可以直接用热水袋。水温60～80℃，以用手背试温不太烫为度，将热水灌至热水袋的2/3即可，排出袋内气体，拧紧螺旋盖，装进布套内或用毛巾裹好，放在患病部位。

以上2种方法可任选1种，每次热敷20～30分钟，每天3～4次。

【功效】适用于腰椎间盘突出。但无论用哪种方法，都应注意防止烫伤。若出现腰椎间盘突出伴有面部、口腔的感染化脓，各种内脏出血等，就要禁止用热敷法。

小知识

腰椎间盘突出患者，平时要有良好的坐姿，睡眠时的床不宜太软。长期伏案工作者要注意桌、椅高度，定期改变姿势。若工作中需常弯腰者，应定时做伸腰、挺胸活动，并使用宽的腰带。应加强腰背肌训练，增加脊柱的内在稳定性。如需弯腰取物，最好采用屈髋、屈膝下蹲的方式，以减少对腰椎间盘后方的压力。

增效小偏方推荐

偏方一：透骨草温灸

【材料】大葱6克，姜12克，石菖蒲、艾叶、透骨草各60克，鸡蛋、白酒适量。

【做法】前5味药捣烂，再调蛋清、白酒敷在患处，然后温灸。

【功效】适用于腰椎间盘突出。

偏方二：缓解疼痛按摩法

❶ 揉法：沿着腰背部顺行向下至小腿进行揉摩。可以放松身体，缓解机体紧张状态，舒通经络，使气血通畅。

❷ 推法：双手掌根沿脊柱两侧从背部开始推至臀部。能有效调理气血、疏通经络，调整腰背肌肉。

❸ 点按法：点按双侧腰肌，缓解腰肌的紧张状态。

❹ 弹筋法：用手指弹拨腰肌，能够兴奋肌肉，恢复肌纤维组织弹性。

❺ 按揉法：沿受累的神经路线重点按揉到小腿，缓解肌肉紧张，促进血液循环，使麻木区的神经组织得以恢复。

❻ 点穴法：从腰部开始依次点按肾俞、环跳、承扶、殷门、风市、委中、阳陵泉、承山、昆仑、涌泉穴来疏通经络，改善神经传导，促进神经组织恢复。

❼ 推理法：沿大腿后侧顺行向下至跟腱进行推理，使下肢整体气血流通，肌肉舒展。

第三章

五官科——面子问题很重要

五官泛指脸的各部位，尤其是以脸蛋、双眉、双目、鼻、唇这五个部位最重要。以中医学理论而言，五官又指耳、目、鼻、唇、舌。《黄帝内经·灵枢》中明确记载："鼻者，肺之官也；目者，肝之官也；口唇者，脾之官也；舌者，心之官也；耳者，肾之官也。"因此，五官一旦出了问题，常常也和身体某部分出现问题有关，亦不可忽视。本章将为你介绍一些防治五官科常见疾病的小偏方，让你笑脸迎人更自信。

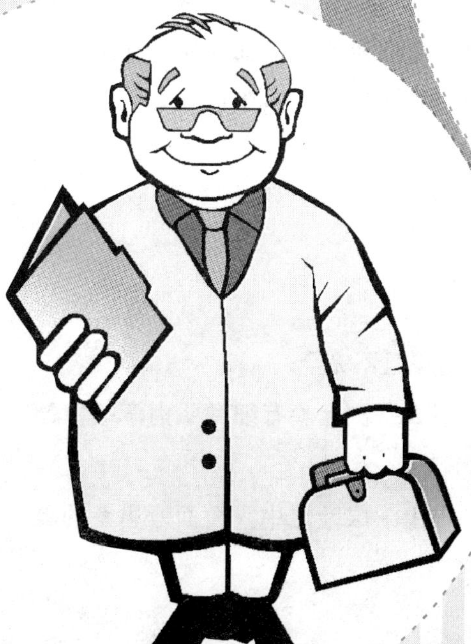

天麻炖鸽子，治疗面瘫有奇效

面神经麻痹，俗称“面瘫”“歪嘴巴”“歪歪嘴”“吊线风”。这是一种以面部表情肌群运动功能障碍为主要特征的常见病和多发病，如患者面部往往连最基本的抬眉、闭眼、鼓嘴等动作都无法完成。它不受年龄限制。

面瘫，是一种既让人难看又痛苦的疾病，不仅给患者的生活和工作造成了影响，也让患者的心理蒙受伤害。中医理论认为，风属于阳邪，而我们的头面部，是属于阳位，所谓“风邪，阳邪，易袭阳位”，头面部被风吹了之后，就很有可能会发生面瘫。那么，面瘫究竟是由哪些原因导致的呢？

（1）寒冷刺激　中医认为，导致面瘫的原因主要是由脉络空虚、风寒之邪乘虚侵袭面部阳明、少阳经脉，以致经气阻滞，经筋失养，筋肌迟缓不收而发病。例如，人在睡觉时，全身的肌肉和毛孔处于放松状态。此时，如果直接对着风扇、空调吹，或家里空调温度很低，则体表微循环就会受到寒冷刺激，导致局部营养神经的血管发生痉挛而导致面瘫。

（2）创伤　各类创伤所导致的颅底骨折，尤其是颞骨骨折、面部外伤和冲击伤都可能导致面瘫的发生。

（3）颈面部疾病　颈上深部和腮腺的肿瘤、手术或面部外伤、耳源性颈深部脓肿等。另外，新生儿先天性面神经畸形、胎位不正压迫面部、产钳损伤面神经等都可以造成面瘫。

症状细说

面瘫的具体症状如下。

（1）双侧瞬目运动不对称或瞬目运动缓慢且不完全。

（2）当用力扳患者闭上的上睑，此时感到一侧上睑有细微肌肉挛缩性颤动现象，另一侧则没有，说明面神经麻痹较轻。

（3）正常人在用力闭眼时，睫毛多埋在上下眼睑之中。而面瘫患者的睫毛则外露。

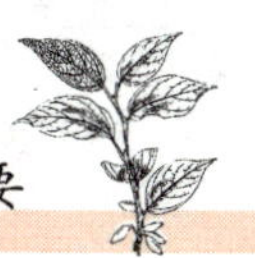

另外，由损伤性治疗所造成的面瘫，多表现为无抬眉运动或抬眉低，大、小眼或眼上睑松弛，抬眉时嘴角上错，闭眼时牵动嘴角，鼓嘴时眼小，面部僵硬等。由于损伤性治疗破坏了机体组织细胞，受损的组织在恢复期容易产生粘连造成连动，后期还可能出现大面积的萎缩或增生。

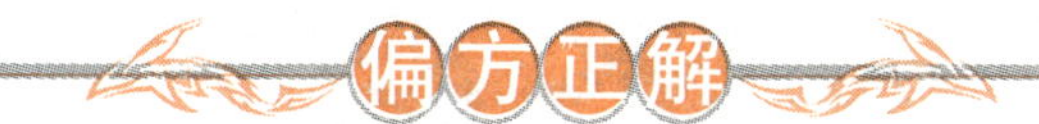

偏方正解

天麻炖鸽肉

【材料】雏鸽250克，天麻、姜片各10克，火腿50克，精盐3克，味精2克，料酒5克，大葱15克。

【做法】将鸽洗净，开腹，去内脏，洗净血水，入沸水中焯过；火腿切片。炖碗内放入净鸽、火腿、天麻、料酒、葱段、姜片，上笼蒸2小时，取出，拣去葱、姜片，加入精盐、味精调味即成。

【功效】天麻具有熄风祛风、止痉除痹的功效，可以有效缓解各种肢体麻木、头痛等症状，是中医治疗大脑及神经系统疾病的常用药物。鸽肉用于食疗，最早记载于唐代，有滋阴壮阳、补肝肾、益气血、祛风解毒之功效，不但营养丰富，且有一定的保健功效。天麻炖鸽肉可养血益肝，补益气血。可有效缓解各种肢体麻木、头痛，并可辅助治疗血虚生风引起的面瘫。

小知识

很多患者把面肌痉挛和面瘫误解成一种疾病，往往搞不清楚面肌痉挛和面瘫如何区别。面瘫是面部肌肉运动功能的障碍，严重的患者甚至连饮食都是问题，需要使用流质或者半流质的食物。面肌痉挛则是肌肉的阵挛性的抽动。所以面瘫和面肌痉挛是有很大的区别的。

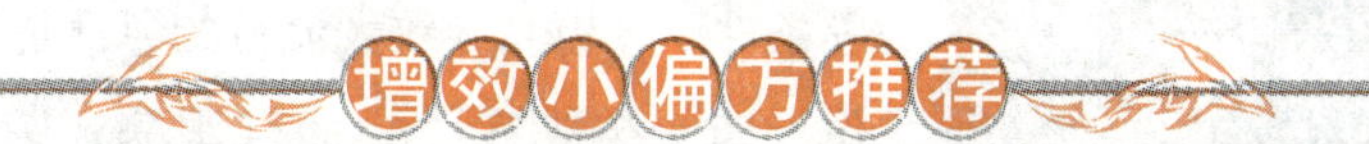

增效小偏方推荐

偏方一：巴豆敷灸

【材料】巴豆1枚。

【做法】巴豆将仁剥出压碎，敷于病侧颊车穴。也可配合热敷。

【功效】适用于面瘫。

偏方二：自制白及膏

【材料】白及30克，大皂角10克，甘草6克。

【做法】将上述3味共研细末；用醋250毫升置火上煎去1/4，将药面放入醋内，微火煎成黏膏为度，取出摊布上，外敷患处，每3日换药一次外用。在敷药期间不可用冷水浸洗，但在换药时，应用温水洗揉面部，洗净后，再敷药。

【功效】适用于面瘫。

偏方三：牙皂揉擦

【材料】牙皂15克，食醋100毫升。

【做法】牙皂捣碎，放入食醋内浸8小时后即可应用。用时取棉球蘸药液涂擦健侧口角的后方部位，即地仓穴与牵正穴之间。每次用药液边涂边揉擦约10～15分钟。每日可揉擦数次。

【功效】适用于面瘫。

巧用胖大海，治疗红眼病

小刘是一名摄影师，不久前去了三亚。可刚回来没多久，就感觉到双眼红肿发痒，就像进了很多沙子一样疼痛难忍，一见到光，眼睛就受不了。眼皮又肿又痛，眼屎也很多。早上起床时，眼皮常被分泌物粘住，连睁眼都很困难。后来去医院检查后，被告知是红眼病。对于摄影师小刘来说，眼睛出了问题，可就是完全无法正常工作了。无奈之下，他只好住院治疗。

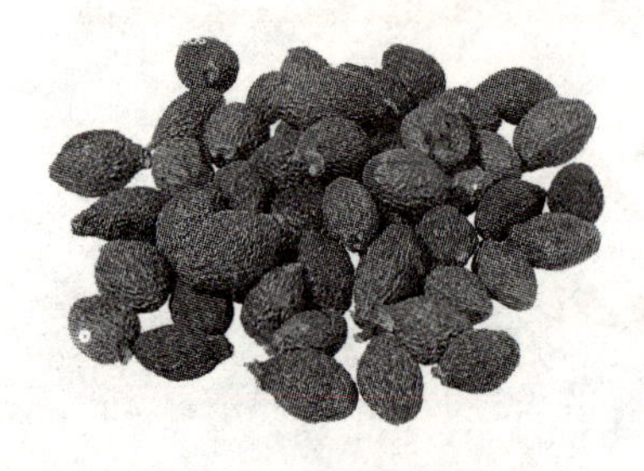

红眼病是一种由病毒引起，在夏季、高热等条件下，极易导致大流行的急性传染性眼病。作为四大传染病之一的红眼病，医学名称为“急性出血性结膜炎”。红眼病为什么容易在夏季等环境下发生呢？这是因为，夏季的病原微

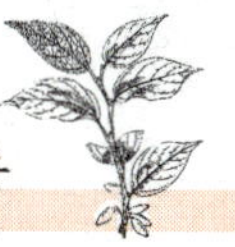

生物繁殖速度很快，人体免疫力也有所下降，抵抗力稍弱的人就容易患上红眼病。

红眼主要是指眼部结膜充血。结膜充血分为三种情况：结膜充血、睫状充血和混合充血。结膜充血为浅层充血，由浅在性病变引起；睫状充血为深层充血，由角膜、虹膜、睫状体等发炎或受刺激而引起。引起眼睛充血的眼病有许多，但主要分为以下几种：

（1）急性结膜炎　多由细菌、病毒感染所引起的一种常见流行性眼病，传染性强。

（2）急性虹膜睫状体炎　很复杂且大多病因不明，可能与自身免疫性疾病如风湿以及结核、病毒感染等有关。

（3）其他　眼睛直接接触了某种刺激物后也会发红，如有时掉落的睫毛、沙土，小飞虫等，都可以引起红眼。最常见的是游泳后出现两眼发红，且伴有眼睛酸疼，这是由于游泳池的水中含有氯，氯刺激眼睛导致的。只要让眼睛流些眼泪，氯从眼睛中流出来后，红眼就会消失。

症状细说

红眼病的症状也分为几种。具体如下：

（1）急性结膜炎　患眼有刺痛、痒、异物感。重者有畏光及灼热感，视力一般不受影响。

（2）急性虹膜睫状体炎　视力有所下降，伴见光后眼睛睁不开、流泪、疼痛。疼痛感可放射到眉弓、颞部及额部。

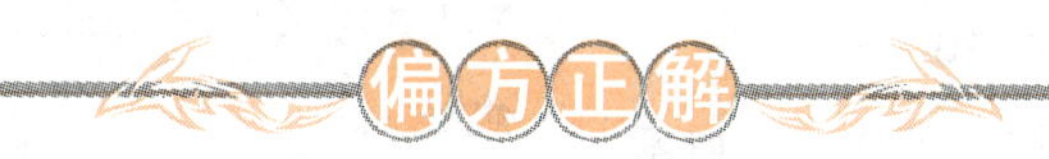

偏方正解

胖大海贴

【材料】胖大海 3～4 枚。

【做法】胖大海用温开水泡散备用。用 0.9% 的生理盐水冲洗患眼后，将泡散的胖大海完全覆盖患眼下眼睑（每只眼1～2 枚），用纱布固定。每晚 1 次，每次 20 分钟，3～4 日即可治愈。

【功效】胖大海除了治疗咽喉疼痛、热结便秘以及用嗓过度等引发的声音嘶哑等症，还具有清热解毒、祛风止痒的功效，用来治疗“风火毒”导致的红眼病效果也极佳。

小知识

如果没有胖大海，也可用桑叶、菊花和金银花替代。具体方法是取桑叶30克，菊花、金银花各10克。将其放入砂锅内，加水500毫升浸泡10分钟左右，用文火煎15分钟。然后用热气熏患眼10分钟，过滤药液，用消毒纱布蘸药液反复洗患处5分钟。每天3次，一般3天即可痊愈。

增效小偏方推荐

偏方一：莲子心散毒

【材料】莲子、白糖各适量。

【做法】莲子带心煮烂，调糖食之。

【功效】莲子心具有清热解毒之功效。莲子、白糖均能健脾以鼓邪外出。二药合用，能疏散邪毒。适用于红眼病。

偏方二：蒲公英水

【材料】蒲公英10克。

【做法】蒲公英水煎2碗，口服1碗，另1碗对患处进行熏洗。

【功效】蒲公英具有清热解毒、疏散风热疫毒之功效。适用于红眼病。

偏方三：熟猪肝

【材料】猪肝1个。

【做法】猪肝水洗净后切片，烹熟后食用。

【功效】猪肝“肝开窍于目”又补血。扶住正气，鼓邪外出，正合“以脏补脏”之理论，适用于治疗红眼病。

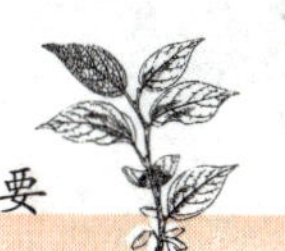

治疗迎风流泪，苹果皮不要扔

曾先生是一名卡车司机。近半年，他总感觉每当迎面吹来一阵风的时候，眼睛就像打开了洪水的闸门，眼泪瞬间充满整个眼眶，连视线都模糊了。他平时没有任何不舒服，无红肿也无疼痛，也没有流泪，但是一遇风的刺激就会引起流泪，眼睛还经常睁不开，尤其在冬天或春季的时候症状最明显。

如果迎风流泪的症状不是很严重，则主要是泪腺对外界刺激所产生的一种保护性生理反应，无需过度担忧。导致迎风流泪，一般包括以下原因。

（1）虽然泪液分泌量正常，泪道也没有阻塞。但由于眼轮匝肌松弛，泪液泵作用减弱或消失，导致泪液排出障碍，稍微受到一点外界刺激就会流泪不止。

（2）眼睛在受到外界刺激后，泪腺分泌功能就会增强，分泌出较多的泪液。同时，泪小管遇到刺激，眼部的括约肌发生痉挛性收缩，导致本来就细小的泪小管，无法立即将过多的泪液排除，就出现了流泪现象。

（3）由于眼部的某些慢性炎症，如结膜炎、沙眼、外伤、异物、肿瘤等原因使泪道变得狭窄，降低了排泪功能，正常分泌量的泪液无法完全流入鼻腔而流出眼睑外，出现流泪。

症状细说

迎风流泪是在泪液分泌正常的情况下，由泪道排泄发生障碍而引起泪液经睑缘溢出现象。平时眼无红肿疼痛，一般也没有流泪，无风则止，但迎风时加重。一般在冬季或春季时，症状最为明显，泪液清稀而无热感。

迎风流泪虽然算不上什么大病，但发作起来，却让人相当难受，给生活和工作都带来不便。这里给大家推荐一个小偏方，只要日常生活中的苹果皮就可以了。

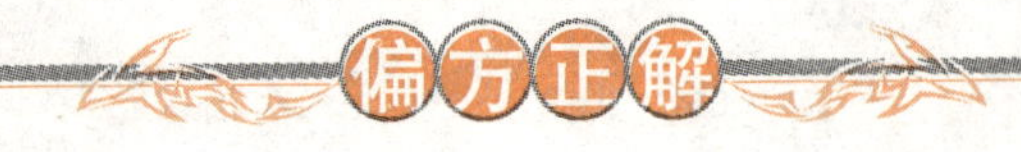

白糖苹果皮

【材料】苹果皮10克，白糖15克。

【做法】将苹果皮和白糖入锅，加水一同煎煮，直到苹果皮完全舒展开即可。待晾凉后饮用。每天早、晚各1次，1周即可见效。

【功效】苹果皮中含有丰富的抗氧化成分及活性物质，对迎风流泪极为有效。

小知识

要想降低“冷风飕飕，眼泪汪汪”的几率，首先要注意防风和保温。若晨起外出，最好佩戴口罩或戴眼镜防风，避免冷风直吹眼睛。其次是多注意个人卫生，眼睛干痒不要随便用手揉。擦眼泪时，要用干净的手帕从颧骨朝内上方轻轻按吸泪水，切忌上下左右来回乱擦。

增效小偏方推荐

偏方一：按摩穴位法

按揉承泣穴。该穴位在下眼眶的边缘上，每天坚持按压30～50次，效果非常明显。如再配合四白穴，效果更好。

按摩该穴位的主要功效是为了疏通血脉，抑制眼泪。

偏方二：槐实洗眼法

【材料】槐实6～12克，精盐10克。

【做法】用水煎服。每天2次，每次500毫升。同时，取精盐溶于1000毫升的水中，制成淡盐水。使盐水渗入眼睛，每日3次，每次约5分钟。坚持1周左右即可痊愈。

洗完眼睛后，可能会出现眼睛红肿、疼痛的现象，但这属于正常。每次洗完后最好再用清水冲洗一下。另外，还可以准备一条小毛巾，在睡觉前蘸上淡盐水，轻轻敷在眼睛上约5分钟，效果会更好。

【功效】适用于迎风流泪。

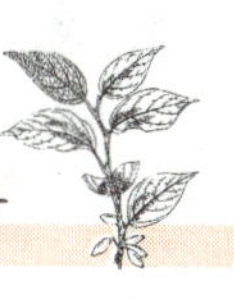

患上白内障，按摩外加桑麻糖

庞先生的单位每年都会组织大家进行一次公费体检。通常都是尿、血、便和肝功能。对于眼部检查，大家都没有引起太多重视。而一般也就是医生口头询问，大家自己汇报视力状况，没有进行更进一步的检查。但近半年来，庞先生总觉得自己看东西的时候视线模糊，还经常不能控制泪水。到医院检查，才发现患有白内障。

白内障是日常生活中常见的一种疾病，也是世界上首个致盲眼疾病。白内障常发病于中年时期，即45岁以后。正常人眼中有晶状体，光线通过它及一些屈光间质到达视网膜，人才能清晰地看到外界物体。而白内障患者的晶状体则由于某些原因发生混浊，也就是晶体乳化。这样就影响了光线进入眼睛里到达视网膜，使人看不清东西，这就是人们常说的白内障，严重的白内障可导致失明。

近年来，白内障患者越来越多。那么，究竟是什么原因导致的白内障呢？

（1）阳光与紫外线　在紫外线的影响下，磷离子可能会与衰老的晶状体中的钙离子相结合，形成不可溶解的磷酸钙，使晶体硬化和钙化，导致白内障。

（2）缺氧　在缺氧情况下，可使晶体内钠、钙含量增加，钾、维生素C相应减少，而乳酸增多，促使白内障的形成。

（3）营养素缺乏　维生素和微量元素缺乏，如钙、磷、维生素E、维生素A等，这些都能诱发白内障的发生。

（4）内分泌紊乱　临床上，有糖尿病患者多发白内障，说明内分泌紊乱可促使白内障的产生。

知道了白内障的病因，才能尽量做好防御，大大降低发病率。

症状细说

白内障的初期症状主要表现为视力障碍。患者在早期常出现视力微昏不清，但往往自己不好察觉出来。只有当双眼视力（远视力、近视力）同时逐渐减退，视力减低到一定程度时才能引起患者重视。因此，当视力出现轻度障碍，或者眼睛易疲劳，或眼前有黑点并固定不动，或眼前有云雾状，视物不清，或看东西出现双影等情况时，应引起重视。

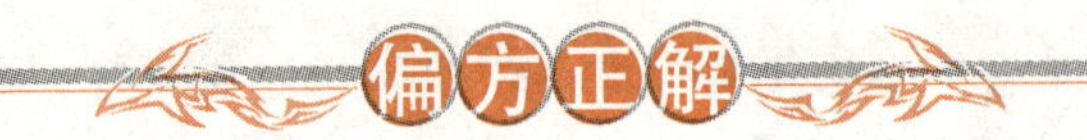

偏方正解

桑麻糖

【材料】黑芝麻 250 克，桑叶 200 克，蜂蜜适量。

【做法】黑芝麻捣碎，加蜂蜜、水各适量，煎至浓稠；桑叶洗净，烘干，研为细末。在煎好的黑芝麻中加入桑叶末混匀，制成蜜块。每次嚼食 10 克，每天 2 次。

【功效】黑芝麻含有丰富的维生素 E、铁和蛋白质，可延缓机体衰老，改善眼球代谢，维护和增强造血、免疫系统的功能。桑叶可治疗肝阳上亢及风热或肝火目赤肿痛、肝阴不足而引起的眼目昏花。桑麻糖味道香甜，营养丰富，具有养胃、滋肝、补肾、明目等功效，尤其适宜白内障患者食用。

小知识

根据多项研究调查发现，手机辐射也是导致白内障患者视觉模糊的原因。在一项医学实验中，研究人员用一台微波发生器，不断模拟着人们在安全辐射标准下接听手机的状态。微波强度在安全标准状态下，持续“接听”2 小时后，晶状体活体细胞样本无一幸免地遭到了损伤。从实验中反应得出的结果是：晶状体长期受到手机辐射的影响，就会加重白内障患者的病情，可以说是致盲的祸根。

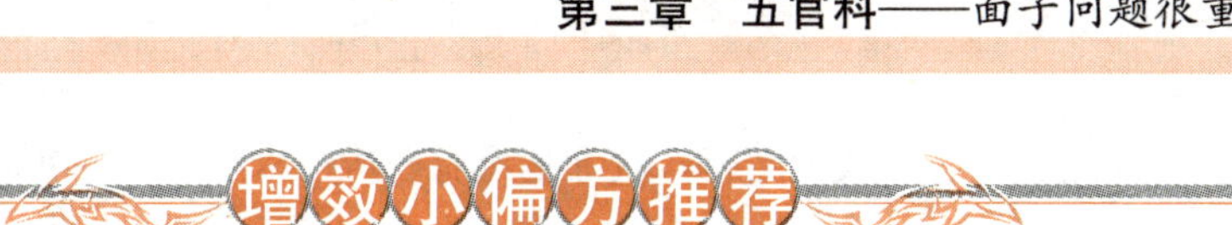

清水洗眼法

先将脸盆消毒，倒水并调好水温。把脸埋入水中，在水中睁开眼睛，使眼球上下左右各移动9次，然后再顺时针、逆时针旋转9次。刚开始，水进入眼里，眼睛会难受无比，但随着眼球转动，眼睛会逐渐适应，并觉得非常舒服。在做这一动作时，若出现呼吸困难，需要抬头，在外深呼吸一下，再继续用清水洗眼。

此法能洗去眼中的有害物质和灰尘，适用于轻度白内障患者，还可改善散光、远视和近视等。

夜盲视力差，常吃胡萝卜炖猪肝

小李患夜盲症。每当他一个人走在光线昏暗的街道，总是分不清是月光、星光还是灯光，非常痛苦。现在，一到晚上，他总是呆在家里不再出去，尽管那么想出去感受一下美丽的夜景。

夜盲症俗称“雀蒙眼”，顾名思义，就是在昏暗环境下或夜晚，视力很差以致完全看不清东西，给患者的生活带来很大不便。那么，夜盲症是如何形成的呢？造成夜盲的根本原因是视网膜杆状细胞缺乏合成视紫红质的原料或杆状细胞本身的病变。

具体原因如下：

（1）先天性夜盲　先天遗传性眼病，如视网膜色素变性，杆状细胞发育不良，失去了合成视紫红质的功能，导致夜盲症的发生。

（2）获得性夜盲　由于视网膜杆状细胞营养不良或本身的病变引起。常见于弥漫性脉络膜炎、广泛的脉络膜缺血萎缩等，但这种夜盲会随着有效的治疗、疾病的痊愈而逐渐改善。

（3）暂时性夜盲　由于饮食中缺乏维生素A，或因某些消化系统疾病影响维生素A的吸收，导致视网膜杆状细胞没有合成视紫红质的原料而形成夜盲。

我们不妨把眼睛比作照相机，水晶体就好像接物镜，视网膜相当于底版位置。视网膜依靠一种叫做视紫红质的色素来看清微暗光线下的东西。视网膜上的杆状细胞具有在黑暗条件下分辨物体的能力，因为它富含视紫红质。而视紫红质又是一种由维生素A和视蛋白结合而成的物质，当体内的维生素A含量丰富时，视紫红质含量也较多，人就能从明亮处到黑暗处迅速看清物体。因此，对于暂时性夜盲，只要多吃猪肝、胡萝卜、鱼肝油等，很快就会痊愈。

症状细说

夜盲症是一种较为少见的疾病，多数是由于缺乏维生素A引起的。夜盲症患者基本都会出现以下三大症状。

(1) 铁屑性夜盲　当铁屑弹入眼内时，会立刻产生严重的刺激症状。如果没有及时取出铁屑，就会在眼内慢慢发生化学变化，生成氧化铁。影响视力，导致夜盲症。

(2) 视网膜色素变性　具有一定的遗传因素。通常先出现视力模糊，而后随着病变的发展，逐渐形成夜盲，更严重者可导致失明。

(3) 脉络膜炎变　脉络膜是紧贴于视网膜上的一种组织，上面布满丰富的血管，以供应视网膜的营养。当脉络膜产生广泛性的陈旧性炎变时，可使之萎缩，影响视网膜的血液供应，不仅可使视网膜上的杆状细胞产生变性、破坏而出现夜盲，还可以因锥体细胞的供血障碍而出现视力下降。即便是在白天，患者的视功能也会很差。

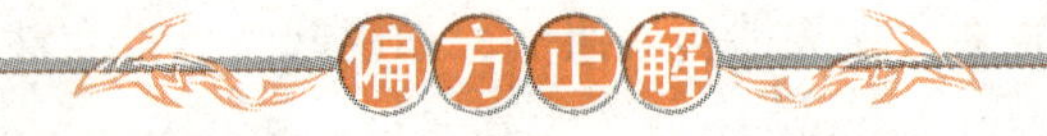

胡萝卜炖猪肝

【材料】猪肝100克，胡萝卜200克，精盐适量。

【做法】将猪肝、胡萝卜洗净、切片，共放入锅内，加精盐和水适量，煮熟即食。每天食2~3次，每天1剂。

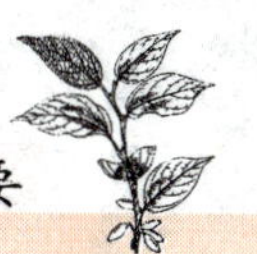

【功效】养肝明目。适用于夜盲症、视力减退。

小知识

在饮食中加入一些肝脏类食物，是防治夜盲症最方便、最有效的方法。在中医看来，“肝开窍于目”，“肝受血而能视”，“肝肾同源”，简单说来，五脏六腑之精气，通过血液运行于目，因此眼睛与五脏六腑都有着内在的联系。尤其是肝与眼睛的关系最为密切。如果肝肾两亏，精血不足，眼睛就会失去营养，出现干涩，视物模糊，甚至夜盲症。正所谓以脏养脏，而动物肝脏对补肝是最好的选择。

增效小偏方推荐

偏方一：鸡蛋牛奶羹

【材料】鸡蛋1~2个，牛奶1杯。

【做法】鸡蛋打碎，搅匀。待牛奶煮沸后，倒入鸡蛋，滚起即可。

【功效】鸡蛋和牛奶都是营养佳品，含有丰富的蛋白质、脂肪、无机盐和维生素，这些物质可增强睫状肌的力量和虹膜的坚韧性。适用于夜盲症。

冰块敷一敷，迅速止鼻血

莫莫是5岁的小女孩，性格开朗，讨人喜欢，可最近，她似乎并不太开心。莫莫的妈妈说，莫莫最近总是流鼻血。有时候大家正聊天，坐在一旁玩玩具的莫莫就流鼻血了。还有一次，学校举办活动，莫莫参加了其中的一个舞蹈节目，正随着音乐翩翩起舞的时候，她又流鼻血了。渐渐地，莫莫也不愿意去学校了，不愿意和小朋友们玩儿了，总是躲在角落里不肯出来。莫莫的妈妈看在眼里，急在心里。

流鼻血，中医认为是由于人的气血上逆导致。鼻属于肺窍，鼻子出现病症，一般来说，与肺和肝等部位出现异常有着很大的关系。其实，鼻出血是日常生活中常见的现象，准确地说鼻出血并不是一种病，而是一种症状。多因鼻腔病变引起，也可由全身疾病所引起，偶有因鼻腔邻近病变出血经鼻腔流出者。导致鼻出血症状的病因有很多，可归纳为局部原因和全身原因。

(1) 局部原因

❶ 外伤性。由于局部机械性损伤，如挖鼻、鼻腔进了异物、颅底骨折引起颈内动脉破裂（借道鼻出血）、手术外伤，如上颌窦刺洗、鼻腔活检、鼻甲手术等。

❷ 鼻炎症性。急性鼻炎、急性鼻窦炎、干燥性鼻炎、萎缩性鼻炎、鼻中隔膜糜烂、有害化学气体的刺激以及特异性感染，如白喉等。出血性坏死性鼻息肉是类似恶性肿瘤的一种出血性疾病。

❸ 鼻咽癌。鼻炎癌的出血位置属于鼻腔后方的内出血，这是最危险的一种病症。

(2) 全身原因

❶ 血液病。如白血病、再生障碍性贫血等。

❷ 高血压、动脉硬化、肺气肿等。

❸ 维生素缺乏症。

❹ 中毒。如汞、磷、砷、苯中毒。

❺ 其他。如急性传染病、内分泌失调、尿毒症、败血症等。

症状细说

鼻出血，由于病因不同其表现也各异。鼻出血多为单侧，也有双侧；可间歇反复出血，也可持续出血。出血量也有不同，轻者仅鼻涕中带血，数滴或数毫升，自行压迫后停止；重者可达几十毫升甚至数百毫升以上，引起失血性休克；反复出血则可导致贫血，

鼻出血的出血部位多发生于鼻中隔前下部的易出血区，有时为喷射性或搏动性小动脉出血，少年儿童、青年人鼻出血多发生于此区。中老年人的鼻出血，常常与高血压和动脉硬化有关，出血部位多见于鼻腔后部，位于下鼻甲后端及鼻中隔后部的动脉。此部位出血一般较为严重，不易止血，出血常

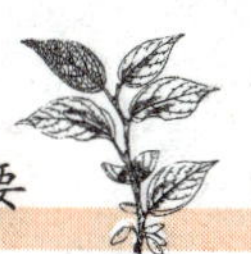

迅速流入咽部，从口中吐出。

对于流鼻血，我们同样有小偏方可用。

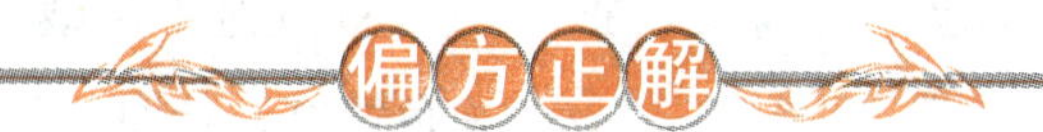

敷冰块

【材料】冰块适量。

【做法】先用手指由鼻子外面压迫出血侧的鼻前部（软鼻子处），似一般以手夹鼻子的做法，直接压迫 5 ~ 10 分钟。大部分人都可以此种方法简单地止血。而另一侧未流血的鼻孔仍可通畅地呼吸。同时，把冰直接敷在出血者的鼻根和鼻头。有的人爱用冰敷额头，“冰敷额头”是希望额头的皮肤遇冷时，能达到鼻部血管收缩以止血，但其效果并不好，因为额头距离出血的鼻孔部位太远，且局部过于冰冷会引起头部不适。所以正确的方法是直接将冰敷在“鼻根”及“鼻头”（即整个鼻子）上面。

【功效】止血。适用于流鼻血。

小知识

流鼻血时，一般人都习惯于将头向后仰，鼻孔朝上。以为这样做可以让血液倒流，快速止血。其实这个方法是错误的。后仰姿势会使鼻腔内已经流出的血液因姿势及重力的关系向后流到咽喉部，而没有真正止血。流向咽喉部的血液，会被吞咽入食道及胃肠，刺激胃肠黏膜产生不适感或呕吐。当出血量大时，还很容易吸入气管及肺内，导致患者出现窒息。

处理流鼻血的正确方法是头部应该保持正常直立或稍向前倾的姿势，既排除了血液，也防止血液留在鼻腔内，造成窒息。

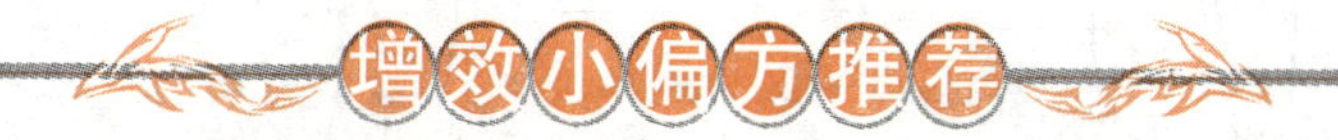

偏方一：鲫鱼石膏煲

【材料】鲫鱼 150 克，豆腐 200 克，生石膏 30 克，精盐适量。

【做法】将鱼宰好洗净后，与豆

腐、石膏同放入锅内，加水适量煲1小时。最后用精盐调味即可。

【功效】有清肺热、降胃火、止鼻血的功效。

偏方二：增效经穴方

❶炽盛型：症见鼻孔出血，色红量多，伴牙龈出血，口渴引饮，烦躁不安，口臭，大便秘结，小便黄赤，舌质红，苔黄。

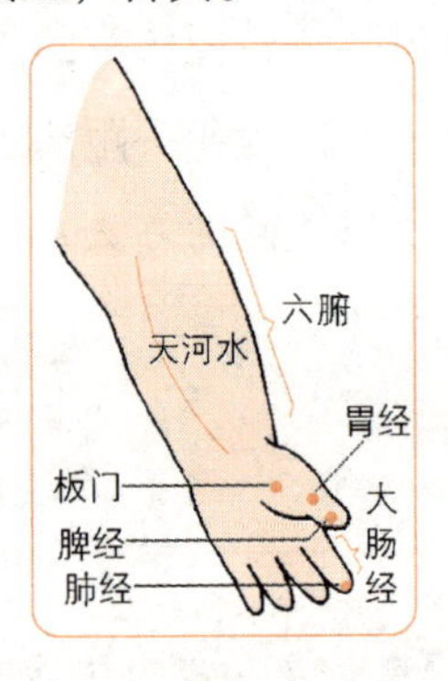

手法：大肠经300次，胃经300次，推六腑200次；按揉双侧足三里穴各1~3分钟；推七节骨300次。

❷气血不足型：症见鼻孔出血，血色淡红，伴身疲乏力，头昏目眩，腰酸腿软，精神不振，纳差，舌质淡，苔薄白。

手法：脾经300次，揉板门300次；摩中脘2~5分钟；按揉脾俞、胃俞各1分钟。

❸风热犯肺型：症见鼻出血或涕中带血，口干咽痛，咳嗽少痰，发热恶风，头身疼痛，舌质红，苔薄黄。

手法：肺经300次，天河水300次；按揉大椎、曲池穴各1分钟；掌擦背、腰、骶部1~3分钟。

【功效】凉血止血，清热生津，止渴除烦。适用于儿童流鼻血。

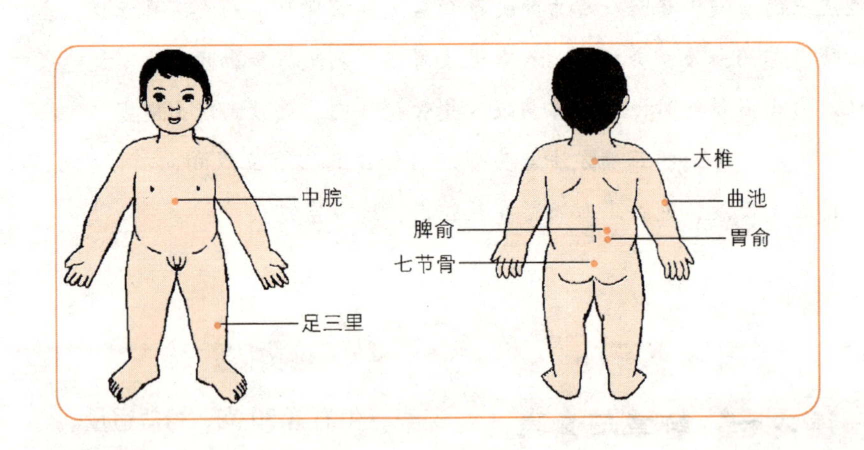

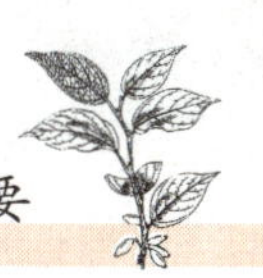

科学洗鼻，鼻窦炎无须用药

曹女士最近总觉得鼻子不舒服，晚上睡觉也不通气，就像鼻子被塞住了一样，一定要张着嘴才能呼吸。她吃什么都没有胃口，饭量也越来越少，还时常性头疼。曹女士以为是最近太累，感冒了，自己买了不少感冒药来吃，症状却丝毫没有减轻。无奈之下，她只好去了医院，却被诊断为鼻窦炎。

鼻窦炎是一种很常见的疾病，鼻窦炎本身是由于鼻子其他部位发炎，其分泌的黏性物质将鼻窦口堵塞，导致细菌在鼻窦内大量繁殖，从而使鼻窦发炎。患上鼻窦炎的患者非常痛苦，鼻涕又脓又黄、有臭味，还经常头痛，精神无法集中。那么，鼻窦炎是由什么原因引起的呢？

（1）抵抗力降低　如过度疲劳、受凉受湿、维生素缺乏及生活环境不良等。

（2）全身性疾病　如贫血、内分泌功能不足、急性传染病如流感、麻疹、白喉等。

（3）鼻部疾病　如鼻息肉、过敏性鼻炎等，这些病症若久治不愈或拖延不愈就会引发鼻窦炎。

（4）其他　如鼻窦外伤骨折，鼻腔内填塞物置留时间过久等都会引发此病。

症状细说

鼻窦炎患者具体会有哪些症状呢？

（1）患者脓鼻涕增多且不易擤尽、畏寒、发热、食欲不振、便秘、周身不适等。如是小儿，可发生呕吐、腹泻、咳嗽等症状。

（2）多可出现一侧持续性，偶可发生双侧持续性鼻塞。有时可引起精神不振，易困倦，头昏，记忆力减退，注意力不集中等。

（3）头痛较轻，一般多属闷痛、钝痛。吸烟、饮酒或情绪激动时，头痛程度加重。

（4）鼻塞时，嗅觉减退或消失。滴鼻药后，症状得到缓解。

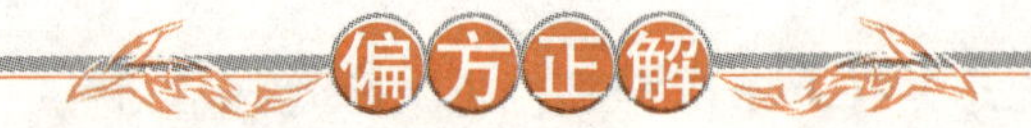

偏方正解

淡盐水洗鼻

【材料】精盐适量。

【做法】每天早上起床后，倒满一杯温热的清水，放一点精盐，比例大概是50∶1。等盐溶化后把鼻子浸泡在水里，然后吸气、呼气，来回冲洗鼻腔。需要注意的是，吸气时只需轻轻用力，让盐水能泡住鼻孔就可以了。还可在洗时用冷水，低头由鼻将其轻轻吸入，再经鼻擤出，反复数次。此法可改善鼻黏膜的血液循环，增强鼻子对天气变化的适应能力，以防鼻窦炎反复发作。

【功效】能帮助鼻腔免疫细胞杀菌抗敌，同时也可帮助纤毛尽快把病毒冲刷出来，而且通过洗鼻还给鼻子补充了水分，保证黏液能充足分泌，这样鼻窦炎才能好得更快一点。

小知识

鼻窦炎患者平时应注意锻炼身体，劳逸结合，衣着适度，多呼吸新鲜空气，避免鼻子干燥，不轻易滴鼻药。对鼻腔病变及时诊治，邻近的病灶感染需治疗。

增效小偏方推荐

偏方一：辛夷花散塞鼻

【材料】辛夷花15克，白芷、苍耳子各10克，桂枝5克。

【做法】将上药烘干研末过筛，装瓶备用。每天晚饭后取药末1克，1寸见方双层纱布2块，将药末分包成2个药球，以棉纱扎紧，并留线头1寸左右，先塞1个药球于一侧鼻孔，用另一鼻孔呼吸；1小时后将药球拉出，将另一药球塞入对侧鼻孔。一般5天左右即见好转。10天为1个疗程，轻者2个疗程可愈，重者亦可减

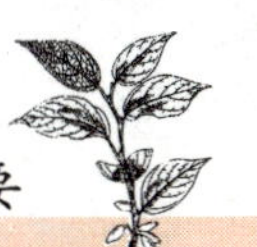

轻诸症。

【功效】治鼻窦炎有良效。用本方治疗鼻窦炎，效果良好，一般2~3个疗程即可痊愈。

偏方二：扁豆参米粥

【材料】白扁豆30克，党参10克，粳米100克。

【做法】取白扁豆、党参同煎30分钟，去滓取汁，加入粳米煮成稀粥。

【功效】党参补中益气；扁豆、粳米均为健脾益气之食品。三者相佐可使气虚得复、鼻窍自通。此粥益气健脾，常食可缓解鼻窦炎症状。

不通气的鼻炎，按摩穴位可消除

“鼻子难受死了，常常是又干又痒，太影响睡眠了。”抱怨的人是顾小姐。顾小姐是一名客服人员，工作就是和人电话沟通。可是鼻子出了这样的问题，和客户电话沟通的时候，总是忍不住打喷嚏，好不容易忍住了，又错过了客户说的关键词。更糟糕的时候，晚上的症状更严重，连觉都睡不好，同样影响白天工作。这个月，她已经接到过2次客户投诉了。

鼻炎，是指鼻腔黏膜和黏膜下组织由病毒、细菌、过敏原的感染而引起的炎性改变，是鼻腔免疫功能降低，致使病菌在鼻腔内聚集滋生所致。那么，是哪些原因致使鼻腔免疫功能降低呢?

（1）耳鼻喉疾病　耳、鼻、喉三个临近器官是紧密结合、有机联系在一起的，只要一个有不适，其他两个器官都容易引发并发症，影响健康。所以耳、鼻、喉三者中，只要任意一个器官出现疾病状况，就应该及时就医，不要等多个症状同时并发才重视。

（2）恶劣的工作环境　当长期处于环境干燥、有粉尘或有害物质污染的状态下，如汽车尾气、装饰材料，鼻腔黏膜很容易受到刺激和损害，从而引发炎症，导致患上鼻炎。

（3）气候变化　当温差较大时，鼻腔黏膜容易受到刺激，从而会引发急性或慢性鼻炎。并且换季时，也是鼻炎高发期，要特别注意鼻部保养。

（4）不良生活习惯　有人喜欢挖鼻子，有人为了美观，拔掉鼻毛。其实鼻毛起着保护鼻子的作用。无论是挖鼻子还是拔鼻毛，都会导致鼻腔皮肤破损和毛囊损伤，不仅容易引发感冒，长期如此，还会导致鼻炎。

（5）用药不当　当鼻子出现堵塞时，很多人都误以为是感冒症状，喜欢擅自吃药。却不知道很多药物中都含有收缩鼻黏膜血管的成分。长期如此，很有可能导致药物性鼻炎。

症状细说

不同类型鼻炎，症状各不相同：

（1）急性鼻炎　鼻内有干燥感、打喷嚏、鼻塞，先流清水样鼻涕，后变为黏液脓性，说话时呈闭塞性鼻音。

（2）慢性鼻炎　鼻塞，呈间歇性或持续性，寒冷时加重，鼻涕多为黏液脓性，有时不易擤出。

（3）变应性鼻炎　阵发性喷嚏、流大量清水样鼻涕、鼻塞、鼻内发痒等。

（4）萎缩性鼻炎　嗅觉消失，由于鼻腔内大量脓痂腐败分解，产生恶臭鼻涕，多为黄绿色脓臭鼻涕。

（5）鼻窦炎　脓涕多、鼻塞、头痛等。

偏方正解

穴位按摩

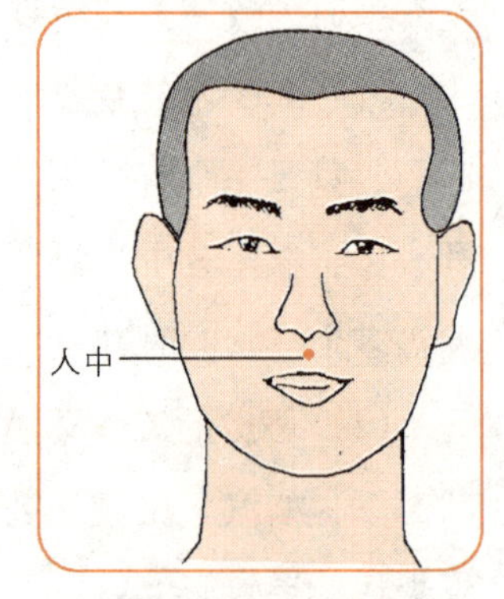

❶ 摩鼻：用食指和拇指先按着鼻梁的上端，以此为起点从上往下揉搓，到局部发热为止。

❷ 擦鼻：将双手中指的指腹，放在鼻子两侧，沿下方的鼻翼，上下反复摩擦，共做 18 次，冬天可增至 38 次。

❸ 捏鼻尖：用食指和拇指捏鼻尖，揉至鼻部热

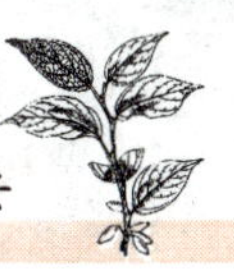

麻、呼吸通畅为度。此方法有泄热升阳之功效，有利于鼻窦炎的康复。

④ 揉鼻尖：鼻下部有人中穴（人中沟的上1/3和下2/3的交界处），以中指或食指的指腹按揉，顺时针方向60次，逆时针方向60次。然后，再向深部点按20次。需要注意的是，在揉的时候指腹一定要紧挨着鼻孔，这样嘴唇和鼻翼都可以揉到，一举两得。

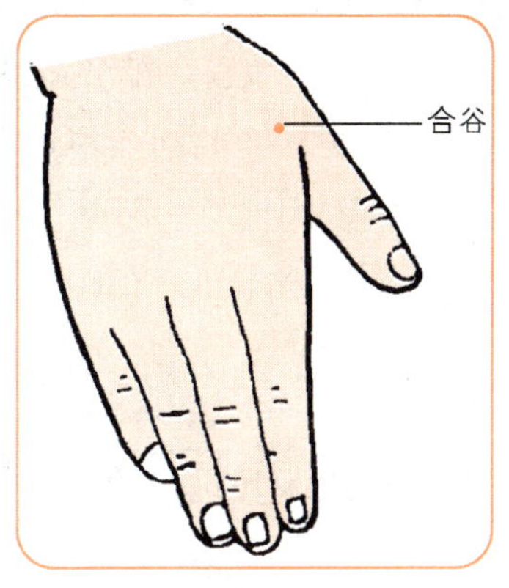

⑤ 按合谷：用左手的大拇指和食指上下揉动右手的合谷穴位200次，再用右手的大拇指和食指上下揉动左手的合谷穴位200次。

此动作可在早晨起床前、晚间睡觉前各按摩1次，其他空闲时间也可进行。此法可疏通经络，增强局部气血流通，大大加强鼻子的耐寒能力，可有效预防感冒和鼻病，也能治疗伤风和鼻塞。

小知识

鼻炎为何总是反反复复呢？这是因为鼻炎患者鼻腔的鼻黏液不能正常分泌，鼻纤毛的摆动也都不正常，随呼吸进入鼻腔的病毒、细菌、过敏原等不能被排除掉。而传统方法，如用药打针，消除的只是炎症，却没有对鼻腔的鼻黏液和鼻纤毛采取措施。所以症状消失了，但呼吸是存在的，也就是说病毒、细菌、过敏原还是会不停进入鼻腔，依然无法被正常排除掉，依然会在鼻腔内聚集滋生并再次引发鼻炎。

增效小偏方推荐

偏方一：葱白汁熏鼻

【材料】葱白10根。

【做法】捣烂绞汁，涂鼻唇间，或用开水冲后，趁热熏口鼻。

【功效】通鼻利窍。适用于急性鼻炎。

偏方二：白萝卜水熏鼻

【材料】白萝卜3～4根。

【做法】白萝卜放入锅中加清水煮，沸后用鼻吸蒸汽。

【功效】数分钟后，鼻渐通畅，头痛消失。经常使用此法，可治疗慢性鼻炎。

偏方三：大蒜加醋熏鼻

【材料】大蒜、醋各适量。

【做法】大蒜削除根皮装入酒坛中，将醋浸没蒜瓣，然后密封。1个月后启封，用小口瓶装上蒜醋。每晚对鼻孔熏30分钟。

【功效】适用于过敏性鼻炎。

黄酱巧治腮腺炎

小欣今年5岁，是一个活泼开朗的小女孩儿。幼儿园的老师和小朋友们都很喜欢她。“六一”儿童节的时候，小欣表演了跳舞和大合唱。大家都夸她，可是小欣却高兴不起来。妈妈反复询问，她才说自己嘴里好像有点疼。妈妈没有放在心里，以为是宝贝孩子演出一天，有点累了。可是到了第二天早上，妈妈就发现小欣的半边脸已经肿了。用手轻碰，小欣疼得直哭。妈妈赶紧带着小欣去了医院，一检查才知道是患了腮腺炎。

腮腺炎是由腮腺炎病毒侵犯腮腺引起的急性呼吸传染病。因为腮腺位于两侧面颊近耳垂处，腮腺炎时肿大的腮腺是以耳垂为中心，向周围蔓延，面部就像打肿脸的胖子，故腮腺炎在民间被称为“大嘴巴”。

腮腺炎病毒在唾液中通过飞沫传播，唾液及污染的物品均可传染。其传染力较麻疹、水痘更弱。孕妇感染本病可通过胎盘传染胎儿，增加流产的发生率或导致胎儿畸形，甚至死亡。

症状细说

腮腺炎主要表现为一侧或两侧耳垂下肿大，肿大的腮腺常呈半球形，以耳垂为中心边缘不清，表面发热，张口或咀嚼时局部感到疼痛。腮腺肿胀在发病1~3天最明显，以后逐渐消退，约2周肿胀完全退尽。在发病初期的

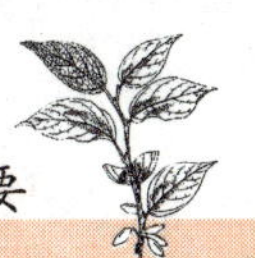

3～5天，可有发热、乏力、不愿吃东西等全身症状。

具体说来，腮腺炎可分为以下两类，其症状分别如下。

（1）化脓性腮腺炎　发热、白细胞增多，腮腺局部红、肿、痛、热，有脓。

（2）病毒性腮腺炎　局部症状与化脓性差不多，但没有化脓倾向。

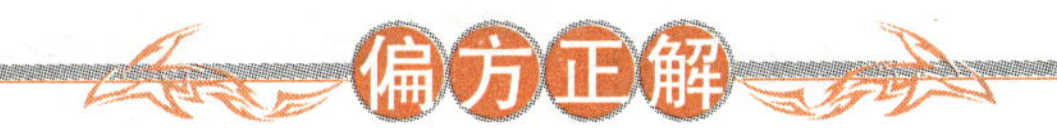

黄酱外敷

【材料】黄酱1瓶。

【做法】在两腮上抹上黄酱。每次外敷要完全覆盖发病部位，厚度大概2～3毫米，黄酱干后换下来。

【功效】黄酱，也就是黄豆酱。中医认为，黄豆具有补脾益气、清热解毒的功效。黄豆制成酱后，也有除热解毒的功效。汉末的中药学著作《名医别录》中记载，酱有“除热，止烦满，杀百药、热汤及火毒”的功效。此外，酱的含盐量较高，而盐具有很强的杀菌功效。具有消炎杀菌作用的黄酱对腮腺炎能起到一定的效果。

小知识

腮腺炎病毒可侵犯各种腺组织或神经系统及肝、肾、心、关节等几乎所有器官。因此，常可引起脑膜炎、睾丸炎、胰腺炎、乳腺炎等症状。对于腮腺炎，积极预防是关键。另外，在饮食方面，家长要注意尽量给孩子吃流质、半流质的食物。避免长时间咀嚼，刺激唾液分泌，避免辛辣刺激的食物。不要吃带有酸味的食物，以免加重疼痛。

增效小偏方推荐

偏方一：仙人掌敷贴

【材料】新鲜仙人掌适量。

【做法】仙人掌去掉上面的尖刺，将去刺后的仙人掌肉放在一个大的容器里捣碎，再将糊状的仙人掌敷到红肿部位，不到1周即可消肿止痛。

【功效】适用于腮腺炎。

偏方二：水仙花茎贴患处

【材料】水仙花适量。

【做法】将水仙花茎加少许白糖，捣烂摊在纱布上，再贴在患处，每日敷1～2次。

【功效】适用于腮腺炎。

偏方三：醋泡花椒根下土

【材料】花椒树根下土、醋、白糖各适量。

【做法】在花椒树根下取点细土，用醋泡，将稀泥涂在患处，干了再抹一次，每日抹几次。同时可辅助喝白糖水，几日即可见效。

【功效】适用于腮腺炎。

偏方四：蜂蜜拌葱白

【材料】大葱、蜂蜜各适量。

【做法】大葱去绿叶后将葱白捣碎，对上等量的蜂蜜，拌匀后摊在干净布上贴患处，2次即愈。

【功效】适用于腮腺炎。

巧用花椒油，有效缓解牙痛

一天早上，小王下楼买菜。看到他的人都惊讶地发现，小王原本清瘦的脸竟然肿了一大半，眼睛也是红得冒火，连他和大家打招呼，声音都是含糊的。大家赶紧问他，出了什么事情？小王有些痛苦地说："牙龈上火，导致整个牙床肿胀，疼得整晚都没有睡好。"

俗话说"牙痛不是病，痛起来要人命"。多数牙痛是由牙病引起的。这些牙病主要包括龋齿、牙髓炎、牙周炎等。其中，龋齿发病率高，是口腔中主要常见病，世界卫生组织已将其与癌肿和心血管疾病并列为人类三大重点防治疾病。

中医认为牙痛是由于外感风邪、胃火炽盛、肾虚火旺、虫蚀牙齿等原因所致。下面就来具体了解一下。

(1) 牙神经发炎　龋齿或外伤侵及牙神经，会造成急性牙髓炎导致剧烈的疼痛。

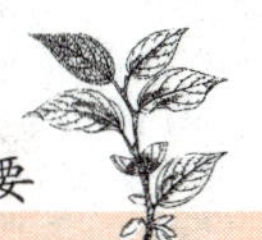

(2) 牙周组织发炎　牙齿与牙龈之间由于长时间聚集菌斑和牙石造成牙周病，有时会因身体抵抗力下降而急性发作形成急性牙周脓肿而引起疼痛。

症状细说

牙痛是件令人非常难受的事。不同的牙痛，其症状也有所不同。

(1) 持续性疼痛　牙龈持续疼痛，可知道疼痛位置，牙齿有浮动感，敲击牙或咬物疼痛明显，说明牙龈正发炎。

(2) 牙龈疼痛　牙齿持续疼痛，伴有红肿、松动，食物容易嵌塞牙缝，多为牙周炎。

(3) 咬硬物疼痛　咬硬物疼痛，如曾有磕石子等硬物史，说明牙有裂纹，严重者牙齿可裂。

(4) 智齿疼痛　智齿处持续疼痛，碰触牙龈疼痛加剧，严重时，可见嘴张不开，常并发炎症。

(5) 龋齿疼痛　牙齿遇冷热酸甜疼痛，去除刺激物，疼痛消失，说明牙齿有色素沉积。

(6) 自发性阵痛　牙龈出现自发阵痛，无法确定疼痛位置，休息时疼痛加剧；遇冷、热刺激能诱发疼痛，去除刺激，疼痛仍可持续一段时间，表示牙髓有炎症。

当出现牙痛的时候，除了上医院找医生之外，一些民间的小验方有时也能起到镇痛的作用。

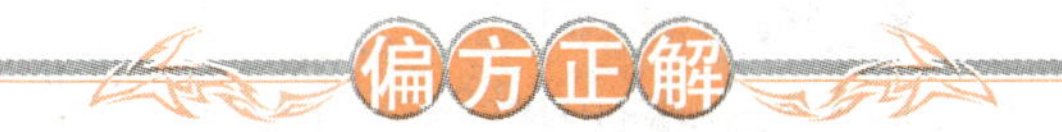

偏方正解

花椒油

【材料】花椒 10 克，麻油 100 毫升。

【做法】将麻油放锅中烧热，投入花椒，炸焦。去花椒后待温，滴入龋齿中，可速止龋齿牙痛。

【功效】古代就有记载，说花椒能治疗牙痛。如《神农本草经》记载，花椒“味辛、温，主治风邪气，温中，除寒痹，坚齿明目”。除此之外，花椒还含有能消炎止痛、抑制局部炎症的成分，而且花椒里含有的挥发油对6种以上的细菌、11种以上的真菌都有较好的杀灭作用，对牙龈炎引起的牙痛可以起到治本的作用。

小知识

牙痛通常是痛得无法碰触。但若仅是对冷或热有反应，表示牙本质敏感。牙本质过敏症又称牙本质敏感、过敏性牙本质，是牙齿受到外界刺激，如冷、热、酸、甜及摩擦、咬硬物等引起的酸痛症状。它不是一种独立的疾病，而是多种牙体疾病共有的症状。龋齿、楔状缺损、牙齿磨损、牙龈萎缩、牙根暴露等牙病，都可以引起牙齿的牙本质暴露，暴露的牙本质传导外界刺激均会导致牙齿过敏。

增效小偏方推荐

偏方一：漱口法

进食后，一定要及时清除口中的食物残渣和软垢。如果食物残渣嵌入牙缝，可含一口温水用力漱口，如果无效，可使用牙线剔除，但切勿伤及牙龈。

偏方二：冰敷法

取一块冰块，压在拇指与食指骨头相连的“V”字地带。压5~7分钟，能通过干扰牙痛神经的冲动传导，减轻牙痛。也可以在最靠近牙痛部位的脸颊，进行冰敷。每次冰敷15分钟，1天至少3~4次。

偏方三：洋葱汁治牙痛

【材料】洋葱1个。

【做法】将洋葱切去根部，剥去老皮，洗净泥沙，切下1片，把它放在疼痛的牙上。或者将洋葱的汁液挤到碗中，用滴管吸取汁液，然后滴在疼痛的牙齿上。

【功效】中医认为，洋葱润肠，理气和胃，消食，健脾，具有发散风寒、散瘀解毒等作用。洋葱含有丰富的大蒜素，能抑菌杀菌，尤其对链球菌、金黄色葡萄球菌、沙门氏菌均有杀伤和抑制的作用。因此，洋葱治疗牙痛不可小视。

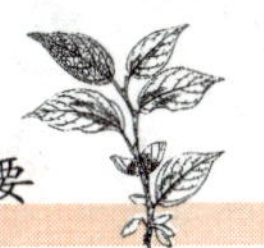

一碗黑米粥，治好牙龈炎

牙龈俗称“牙床”。牙龈是覆盖在牙颈部及牙槽骨上的粉红色黏膜组织。正常人的牙龈坚韧而有弹性，与牙颈部紧密相连，牙龈的边缘与牙齿间的空隙形成浅沟状称为龈沟（正常深度不超过2毫米）。两牙之间突起的牙龋称为龋乳头。牙龈炎是牙齿组织在致病因素的作用下，发生于牙龈缘及龈乳头的急、慢性炎症性疾病。而当牙龈发红、肿胀、出血、疼痛等表现时叫牙龈炎。成年人及青少年都可发病。具体原因包括什么呢？

（1）口腔卫生不良　患有牙龈炎的人，通常是因为没有良好的刷牙习惯或刷牙方法不正确，造成的牙垢和牙结石的堆积，加之细菌的作用就可形成牙龈炎。

（2）食物嵌塞　有的人牙齿排列不整齐，或者两个牙邻接面都坏掉了等原因可导致食物嵌塞，刺激牙乳头引起牙龈炎。

（3）缺乏维生素C　不爱吃水果和蔬菜的人，容易缺乏维生素C，再加上牙垢刺激，很容易引起牙龈出血和发炎。

（4）妊娠期女性　女性在怀孕期，内分泌功能比较紊乱，口腔卫生欠佳，也很容易出现牙龈炎。

（5）其他因素　有时不合适的假牙及牙颈部龈洞补牙后没有及时修整、磨光也可刺激牙龈边缘形成牙龈炎。

症状细说

牙龈炎最典型的症状就是牙龈出血、牙龈肿痛，甚者刷牙时牙龈出血。牙龈出血，经常是牙龈发炎的结果；发炎又是牙垢、牙石刺激所致；牙垢、牙石的形成是没有经常彻底清除堆积在牙缝和龈袋中的食物碎屑和钙质所引起。具体症状如下：

（1）轻度慢性单纯性牙龈炎所侵犯的是游高龈和龈乳头，严重者可侵犯附着龈、前牙区，尤以下颌前牙炎症明显。

（2）健康的牙龈即使用力刷牙，也不会发生出血。但牙龈炎患者在咬水果或刷牙时，牙龈容易出血。

（3）牙龈有炎症时，龈缘充血发红、肿胀、松软，龈缘变厚，牙间乳头变为钝圆，与牙面不紧贴，且龈沟加深，严重者附着龈可因组织水肿，点彩消失，表面光亮，龈缘可有糜烂或肉芽增生，龈袋溢脓。

（4）若牙龈炎进一步发展，牙龈大量的毛细血管增生扩张、高度充血，大量炎症细胞和组织液渗出，导致牙龈肥大。可覆盖部分牙冠，此时牙龈呈深红或暗红，极易出血。

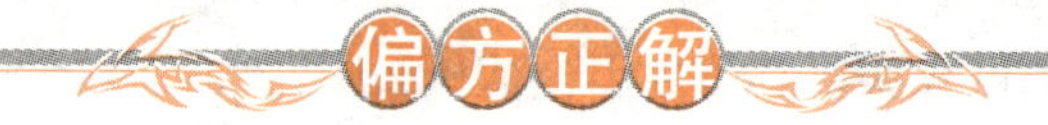

黑米粥

【材料】黑米150克，红糖15克。

【做法】将黑米淘洗干净，冷水浸泡2小时，捞起并沥干水分。将黑米放入锅中，加1500毫升冷水，大火烧沸后，再改用小火熬煮1小时。待粥浓稠时，加适量红糖调味，稍煮片刻后关火即可。

【功效】黑米本身就是一种理想的营养保健食品，具有滋阴补肾、益气强身、健脾开胃、补肝明目、养精固涩的功效。黑米粥富含蛋白质和氨基酸，还含有多种维生素和锌、铁、钼、硒等人体必需的微量元素，常食有利于保护牙龈。

小知识

幼儿极少见牙龈炎。儿童由于食物残渣堆积在牙齿周围，容易引起龈缘轻微充血发红。但若触动时不出血，则属于局部刺激的反应。清除食物残渣后，充血即可消失。此类情况，一般不属于牙龈炎范畴。只有当龈缘或龈乳头明显充血、肿胀变形时才诊断为牙龈炎。

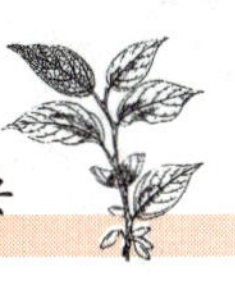

增效小偏方推荐

偏方一：白酒鸡蛋清

【材料】鸡蛋1个，白酒适量。

【做法】用鸡蛋清兑适量白酒搅匀后，喝一口并含在口中，约5分钟后吐掉。每天2次（每日1只蛋），2~3天就能消炎止痛。

【功效】本方对过敏、龋齿等原因引起的牙周炎、牙龈炎有着显著疗效。

偏方二：薄荷车前草

【材料】鲜车前草30克，鲜薄荷15克，绿皮鸭蛋1个，精盐适量。

【做法】先将鲜车前草和鲜薄荷煎煮后滤去药渣，鸭蛋去壳入药液煮熟，加少许精盐后吃蛋饮汤。每天1次。

【功效】对牙龈炎红、肿、热、痛有效。

双黄连去口臭，还你清新口气

小美是一个漂亮女孩。平时工作非常努力，尽管还是实习阶段，但她已成为了公司的重点培养对象。工作顺利了，爱情也快要开花了。小美的同学介绍了一个很帅的男生给他，两个人可谓是一见倾心。可是小美却屡次拒绝帅哥邀请她吃饭。这位帅哥感到很不解，把困惑告诉了小美同学。同学也很疑惑，赶紧来问小美，才知道其中的原因。原来，小美有口臭。一方面她也很欣赏这个男孩，另一方面又担心自己的口臭会被对方嫌弃，整天心里都忐忑不安。工作和生活都受到了影响。

口臭所带来的交际尴尬，很多人都深有体会。被人“拒之千里”的感觉是无法言语的。而几乎每个人都有过口臭，口臭不仅影响了患者的生活，还给心理带来巨大压力。有些人认为口臭是由于自身内火旺，因此自作主张地吃一些清热消火的中药。其实很多清胃火的中药，都属苦寒，服后极易损伤脾胃，很可能口臭未除，脾胃先伤。因此，口臭切勿乱服药，要先搞清楚原因。

（1）身体某些疾病的反映 口腔和胃肠道疾病、鼻咽部疾病、呼吸道疾病等都可能有关联。

（2）生活习惯 吸烟、饮酒、喝咖啡容易引起口臭。

（3）饮食习惯 经常吃葱、蒜、韭菜等辛辣刺激食物，或嗜好臭豆腐等具有臭味食物的人，也易引起口臭。

（4）食之过饱 若晚饭吃得过饱，进食太多肉类、油腻食物或辛热刺激性调料，且晚餐距睡眠时间太短，睡眠时胃中还存留着过多这类食物等，也易引发口臭。

另外，压力过大，经常性精神紧张使消化腺尤其是唾液腺分泌减少，导致厌氧菌大量生长，也容易出现口臭。

症状细说

一个身体健康、口腔清洁的人很少有口臭。口臭不是一种独立的疾病，而是一种症状。口臭大致分为脓骸性口臭、馊性口臭、食物性口臭、嗜好性口臭和腐败性口臭。

（1）脓骸性口臭 常见的有慢性鼻窦炎、萎缩性鼻炎、小儿鼻腔异物、急性化脓性扁桃体炎、肺脓疡、支气管扩张等疾病。这些疾病的病灶处常形成溃疡、糜烂、化脓等，从而引起口臭。消除这些病因、病灶，就能消除口臭。

（2）馊性口臭 俗称酸性臭，多见于儿童，是胃肠功能障碍所引起的一种消化不良症，常在嗳气时闻到这种臭味。经过治疗后胃肠功能恢复，口臭也就消失了。

（3）食物性口臭 吃生蒜、生葱、韭菜、羊肉等食物后，常发生食物性口臭，吃生蒜引起的口臭更为明显。这种口臭，只要停用这些食物，1～2 天后就会自动消失。

（4）嗜好性口臭 长期吸烟、喝酒的人，一张口就散发出烟酒的臭味，这纯因嗜好所致。只要戒除烟酒，这种口臭自然就会消失。

（5）腐败性口臭 多由口腔不卫生所致，如早晚不刷牙，饭后不漱口，堆积在牙龈缘的牙垢或嵌塞在牙缝里、龋洞内的食物残渣发酵腐败后就散发出臭气。

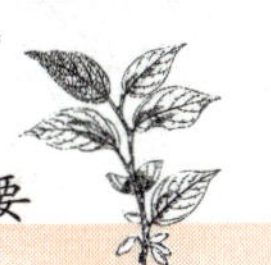

偏方正解

开水泡黄连

【材料】黄连5克，白糖20克。

【做法】用开水（约100毫升）泡黄连，加白糖搅匀以抵消黄连的苦味。泡好以后，把黄连水分成几份，早、晚各饮1份。

【功效】《本草纲目》记载：黄连不但能清泻本脏之心火，还能治疗肝胆之实火虚火，能治上、中、下三焦之火，能治气分、血分之火，湿热、食积之火。该偏方正是利用了黄连清热泻火、燥湿解毒的功效。

小知识

很多患者都会发现无论自己用什么方法清洁口腔，嚼口香糖也好，含薄荷叶也好，都无法改善口臭症状。这是为什么呢？因为口臭之气来源于胃肠，而非只是口腔问题。

一般来说，由幽门螺旋杆菌引起的胃肠疾病患者都会伴随着口臭问题。这些病菌破坏了胃肠黏膜，导致胃功能下降。没有良好的胃功能来调节、平衡和抑制能产生异臭化合物气体的微生物，导致口气带着异味呼出口外。因此单纯地依靠漱口、嚼口香糖、刷牙等方法是无法去除口臭干扰的。

增效小偏方推荐

偏方一：生芦根粥

【材料】芦根30克,大米50克。

【做法】芦根洗净后放入煲内，加入适量清水用大火煮15分钟，滤渣留汁，加入米煮成粥。每日1剂，宜每天早上空腹服用，约5剂见效。

【功效】专治因舌干或牙龈肿烂造成的口臭。

偏方二：无糖酸奶

每天坚持喝酸奶能有效降低口腔中的硫化氢含量。硫化氢正是口腔异味的罪魁祸首。每天按时喝酸奶还能阻止口腔中有害菌的产生，防治牙床疾病或牙菌斑。但只有无糖酸奶才具有这样的功效，含糖酸奶是无法起到这种效果的。

扁桃体发炎，莲藕绿豆熬成粥

人们常说的扁桃体多指腭扁桃体，像两个“肉疙瘩”长在口腔内两侧。此外，在鼻腔后面的鼻咽部、舌根部还有两对扁桃体，分别叫做“腺样体”和“舌扁桃体”，其中口咽处的腭扁桃体最大。

患上扁桃体炎，如果长期不治或治疗不当，可导致中耳炎、鼻窦炎、风湿热等疾病，造成肾脏和关节的严重伤害，反复发作危害极大。那么，引起扁桃体炎的原因具体又有哪些呢?

（1）急性扁桃体炎　常为病毒和细菌共同侵犯。许多导致上呼吸道感染的病毒，如流感病毒、副流感病毒、鼻病毒也常导致急性扁桃体炎。

（2）细菌性扁桃体炎　包括白喉和腥红热。不过随着免疫制剂和抗生素的发展，这类细菌已经变得容易抑制。

（3）其他因素　扁桃体炎的致病原以溶血性链球菌为主，其他如葡萄球菌、肺炎球菌、流感杆菌以及病毒等也可引起。病原体可通过飞沫、直接接触等途径传入，平时隐藏在扁桃体中，当人体因劳累、受凉或其他原因而致抵抗力减弱时，病原体迅速繁殖而引起发病。

症状细说

秋季，秋高气爽，本是让人很舒适的季节，可也是细菌泛滥的季节。如扁桃体炎就主要发生在这个季节。具体症状如下：

（1）每当感冒、受凉、睡眠欠佳或烟酒刺激后咽痛发作，并有咽部干燥、发痒或疼痛，经常有刺激性咳嗽和异物阻塞感。

（2）肥大的扁桃体可导致患者吞咽困难，说话含糊不清，呼吸不畅或睡眠时打鼾。

（3）扁桃体内细菌的繁殖生长，常可致口臭。

（4）若扁桃体内的细菌随吞咽进入消化道后，从而引起消化不良同时伴有头痛、恶寒及高热、四肢乏力、容易疲劳等表现。

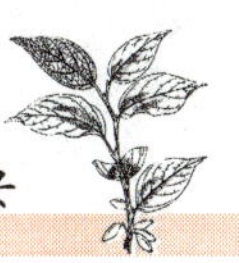

偏方正解

莲藕绿豆粥

【材料】鲜藕、大米各50克，绿豆30克，白糖适量。

【做法】将藕去皮洗净后，切成1厘米见方的小块；大米、绿豆淘洗干净。绿豆放入砂锅中煮沸。将大米加入锅中，煮至大米熟透。加入藕块，继续熬煮5分钟，加入白糖调味即可。每日佐餐食用，可连续使用。

【功效】莲藕含有淀粉、蛋白质、维生素C等成分。同时，藕含铁量较高，因此对缺铁性贫血的患者颇为适宜。鲜藕绿豆粥香甜可口，具有清热凉血、利咽除烦、生津止渴的作用，适宜扁桃体炎患者食用。

小知识

扁桃体是一个免疫活性器官，可产生淋巴细胞和抗体，具有抵抗细菌和病毒的功能，并使整个机体产生免疫。而口咽部是人体进食和呼吸的必经之路，较易隐藏病菌和异物，扁桃体连同咽部丰富的淋巴组织，执行着这一特殊区域的防御保护任务。因此，对一个健康人来说，扁桃体就像个看门人，起着守护的作用。

增效小偏方推荐

偏方一：黄精冰糖饮

【材料】黄精、冰糖各30克。

【做法】黄精洗净，与冰糖一起放入锅内加水，用文火同煮1小时。饮汤，食黄精，每日1剂，分2～3次服用。

【功效】补气，润肺，生津。适用于咽喉不适的扁桃体炎。

苦瓜灭火，口腔溃疡不再来

口腔溃疡是一种十分常见的口腔黏膜疾病，又称口疮。几乎每个人都得过口腔溃疡，因此算不上大病。口腔溃疡在任何年纪都可以发作，主要为青壮年，尤其是女性。口腔溃疡发生的具体原因，至今都没有一个确定的结论，但医学上认为它的发生与许多因素相关。

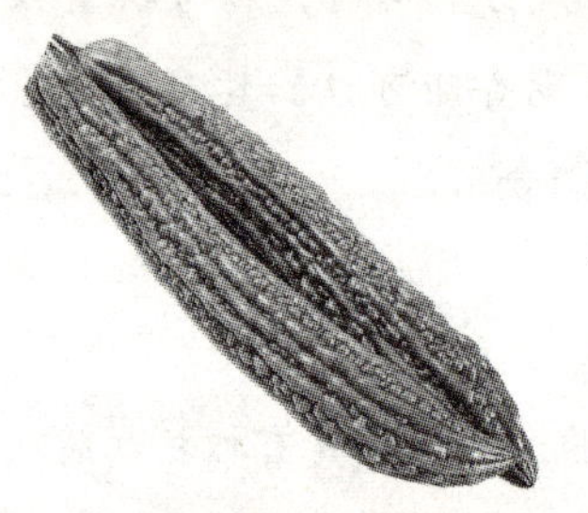

中医认为，口疮即口腔溃疡。也有“口生飞滋”的说法，多因心脾积热、阴虚火旺引起的。秋冬季，干燥上火等原因很容易耗人津液而伤阴，胃火上炎导致口疮。现代医学则认为，复发性口腔溃疡首先与人体免疫力有着密切的关系。例如贫血、偏食、腹泻、发热、睡眠不足、过度疲劳等都会造成机体免疫力的下降，从而导致复发性口腔溃疡，无论如何治疗，却总是不能彻底治好。

症状细说

口腔溃疡初起为细小的红点，以后红点逐渐扩大并溃烂，形成黄豆大小的凹形溃烂点，浅的溃烂点较轻，深的溃烂点较重。常发生在舌尖、舌体两侧旁、舌底、口唇内侧、面部两颊黏膜等部位。口腔溃疡处有灼热的感觉，疼痛很明显，凡进食热、甜、酸、咸、辣等味，或带有刺激性的食物时更为明显，甚至连说话时也会疼痛。

一般口腔溃疡 10 天左右会逐渐好转，不留瘢痕。如调治不好，非但不易好转，并且会反复发作，且舌面上会出现多个溃烂点，由几个至十几个，疼痛难受，简直不能进食，而仅能用流质或半流质吞食，甚至伴发热等全身症状的出现。

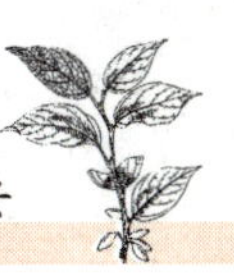

偏方正解

绿茶苹果皮

【材料】苹果皮30克，绿茶1克，蜂蜜25克。

【做法】先将苹果皮洗净、切碎，放入锅内，倒入450毫升清水，煮沸5分钟，过滤取煎煮汁，冲泡绿茶、蜂蜜，即可服用。每日1剂，分3次温服，连服5~7天。

【功效】清热解毒，健脾敛疮。适用于口舌干燥、口腔炎等。据现代药理研究表明，苹果皮的抗氧化作用较其他水果蔬菜都高。普通大小苹果的果皮抗氧化能力相当于800毫克维生素C的抗氧化能力，还含有生物活性物质等营养素。因此，苹果皮与绿茶、蜂蜜配伍治疗口舌干燥、口腔炎等症可获良好疗效。

小知识

口腔溃疡绝对不是小病，如果治疗不及时，很可能会导致更多的伤害。那么口腔溃疡的危害有哪些呢？长期的口腔溃疡反复发作将直接影响患者的整个机体免疫功能，引起代谢紊乱、内分泌失调，出现发热、头痛、头晕、恶心、无力、视力减退、眼球痛等全身症状，严重者可导致失明、脏器恶变。口腔溃疡长期久治不愈，极有可能导致口腔癌，对患者身体健康造成极大危害。

增效小偏方推荐

金银花茶

【材料】金银花5克。

【做法】放入500克水中浸泡加热，煮熟后冷却即可饮用，严重时一天可多喝几次，睡前饮效果更好。

【功效】金银花自古被誉为清热解毒的良药，性甘、寒，气芳香，既能宣散风热，还能清解血毒，用于各种热性病，如身热、发疹、发斑、热毒疮痈、咽喉肿痛等，效果显著。

紫菜配萝卜，让你不再耳鸣

小薛的身体一直都很棒，跑步、空手翻、太极样样都会。可是最近他却说，遇到了一件美中不足的事情，那就是感觉耳朵老发出“嗡嗡”的声音。这种声音有强有弱，有长有短。声音强时，宛如地下火车刹车的“嚓嚓”声，弱时只会感到耳内有不适。虽然还不至于影响生活，但总归是听力方面的问题，小薛还是感觉很痛苦。

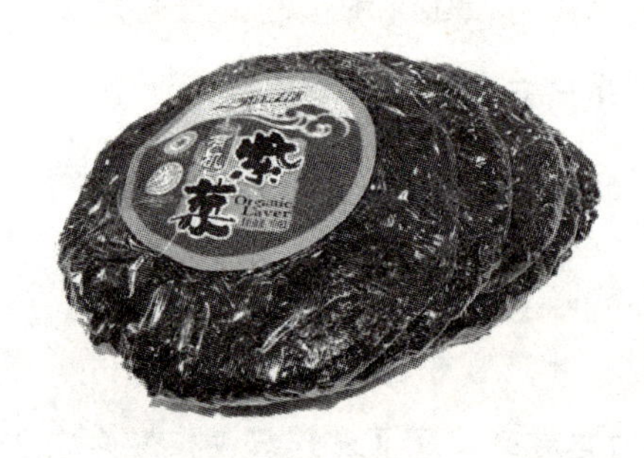

现代社会生活中，由于长期熬夜、大量饮酒吸烟、过度疲劳等，导致睡眠不足、人体生物钟节律紊乱等引发的种种身体不适，许多人透支了大量的精力和体能。据有关部门统计，耳鸣成为现代的大众病，且越来越年轻化。

耳鸣，即耳中鸣响；耳聋，即听力减退，甚至失听。一般文献将耳聋、耳鸣并列，正如《医学入门》中所说：“耳鸣乃是聋之渐也”。二者均可作为其他疾病的并发症，但也可单独出现。二者病因相似，虚证多由于肾精亏虚、脾胃虚弱，清窍不得营养所致；实证多因风热、肝火或痰热上扰清窍所致。

具体说来，耳鸣可分为以下原因。

(1) 耳部疾病　如外耳道炎、耵聍栓塞、鼓膜穿孔、耳硬化症及内耳的美尼尔氏综合征、听神经瘤等，都能引起耳鸣。

(2) 血管性疾病　如颈静脉球体瘤、耳内小血管扩张，血管畸形等。来自静脉的耳鸣多为嘈杂声，而来自动脉的耳鸣与脉搏的搏动相一致。

(3) 全身性疾病　如植物神经紊乱、高血压、低血压、贫血、糖尿病、营养不良等。

(4) 其他　过度疲劳、睡眠不足和情绪过于紧张都可导致耳鸣的发生。

耳鸣的出现，轻者不会给人带来伤害，人们也并不会有很大的不适。而

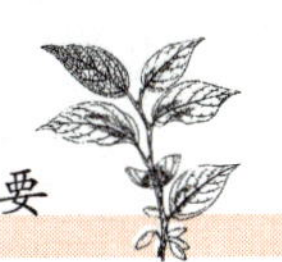

一旦发展成了比较严重的耳鸣就会使患者产生困扰，不但影响健康，还严重影响了患者的日常交际和生活休息，所以日常的生活中就要阻止它的发生。

症状细说

耳鸣的出现有时为持续性的，有时为间歇性的。轻度耳鸣不太容易引起人们的重视，严重时则扰人不宁。不过，一些生理性动作，如咀嚼、呼吸或吞咽都可以产生耳鸣症状，因此区分症状很重要。

（1）搏动性耳鸣　也就是一种与心跳一致的飕飕声、嘀嗒声或轻叩声。另一种表现为非搏动性耳鸣。这是一种连续而稳定的噪音，如嗡嗡声、蟋蟀声、钟声或摩托声。如只是一侧性耳鸣，病变多在传音器官；如双侧耳鸣，应考虑是早期动脉硬化、老年性耳聋等病症的早期表现。

（2）短暂性耳鸣　常表现为病变轻微，属于耳间断性或强度不定的波动性耳鸣，同时伴有眩晕、恶心、呕吐等症状。

另外，如果无法确定是否为真正的耳鸣时，可在晚上睡觉前和早上醒来后以及午休后这三个时间段多注意，看是否能听到耳内声响，如每个时间段都能听到，则应引起重视。

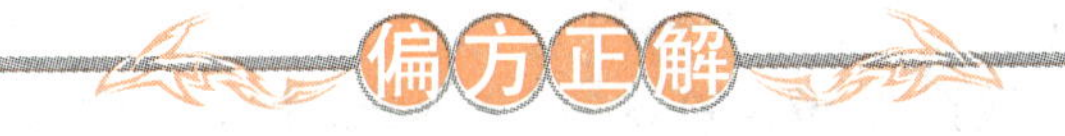

紫菜萝卜汤

【材料】胡萝卜 2 根，紫菜 10 克，植物油 2 匙，精盐、麻油、鸡精各适量。

【做法】胡萝卜洗净后，切成片备用。将适量植物油在锅中烧热，放入切成片的胡萝卜，爆炒后，加水适量，文火炖煮 10 分钟。出锅前放入适量紫菜，加精盐、麻油、鸡精调味。日常生活中，作汤饮用，食胡萝卜、紫菜，喝汤，中餐、晚餐各 1 次。

【功效】胡萝卜含有大量的胡萝卜素以及较多的钙、磷、铁等矿物质，有提高听力、保护耳朵等功能。紫菜含有一定量的甘露醇，对水湿停滞所致的耳鸣尤为适宜。紫菜萝卜煮成的汤富含维生素，坚持长期食用，可改善听力。

小知识

若耵聍压迫耳膜，可引起耳鸣、眩晕症；若压迫损伤耳道肌肤，可引起耳道肿胀、疼痛、糜烂。一般处理方法如下：

❶ 耵核小而松动，可用耳镊、耳钩取出耵聍。

❷ 耵聍凝结难取，用香油滴耳。待其软化后取出。

❸ 耵聍取出后，用黄连膏（黄连与凡士林调制成的膏状物）薄薄涂搽一遍。

增效小偏方推荐

偏方一：捏鼻

只需用手指捏住鼻子，紧闭上嘴，然后使劲吐气，让气从两个耳朵出去，几秒钟就能恢复如初。当然，要想求得好的效果，就要掌按摩足少阳胆经的悬厘穴。悬厘穴位于头维穴至曲鬓穴弧形的下 1/4 与上 3/4 交点处。每日用拇指指端按揉 30～60 次，不久你会感受到眩晕在消失，耳鸣在减弱。

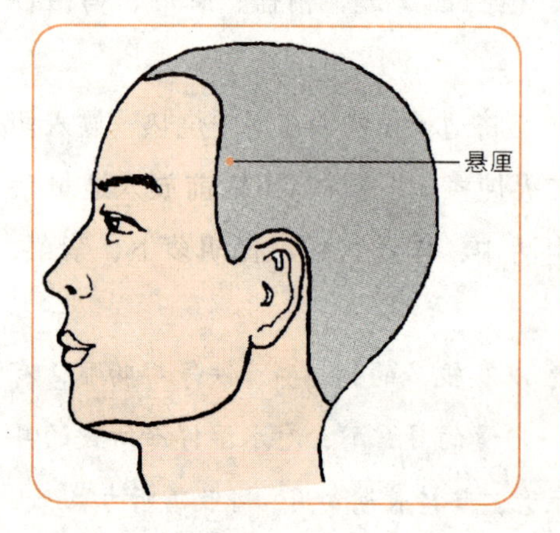

偏方二：桑葚片

【材料】桑葚200克，白糖500克。

【做法】将白糖放铝锅内，加适量水，文火熬至挑起成丝状时，停火。将糖汁倒入涂有熟植物油的搪瓷盘内，晾凉，用刀切成小片即可。

【功效】桑葚味甘性平，滋阴补肾而养血。故本方可作为肾阴不足，阴血虚少而耳鸣、耳聋者的常用膳食方剂。

第四章

皮肤科——让肌肤细嫩如婴儿

皮肤是人体最大的器官。它覆盖全身，使体内各种组织和器官免受物理性、机械性、化学性和病原微生物性的侵袭。皮肤出现了问题，也失去了防御功能，使人更容易受到病菌侵袭，严重影响着人体健康。本章为你介绍一些防治常见皮肤病的小偏方，让你的皮肤焕然一新，重新发挥“防御功能”。

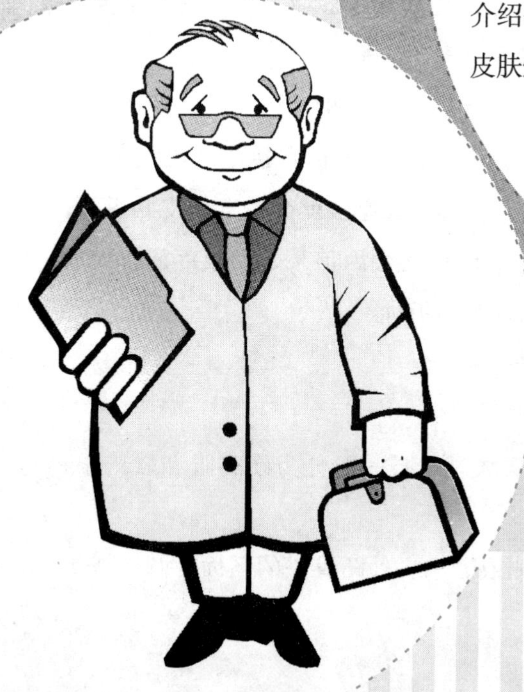

樟脑散，治鸡眼

邢先生自从脚掌上长出鸡眼后，心里就像压了一块沉重的石头一样。这个蚕豆般大小的鸡眼，让他走起路来一瘸一拐，严重影响了日常活动。1年多以来，他不知用了多少方法，却总是无法根除，邢先生被折磨得异常难受。

什么是鸡眼呢？其实，鸡眼与足部老茧一样，只是更严重而已。两者都是因为鞋子长期压迫、摩擦引起的足部皮肤角质层变厚。不过，鸡眼的中间还有一个深入皮下的坚硬核心，压迫此核心会有激烈的刺痛感，像一根肉钉一样，深深地扎到皮肤深处。若用力将其表面的角质物削去，在中央可见一坚硬的针状角质栓塞，外周有一圈透明的淡黄色环，呈鸡眼状。大多为1～2个。坚硬的角质栓塞经常挤压和刺激神经末梢，使人疼痛难忍，严重者根本无法走路，这就正应了一句歇后语“脚板上长鸡眼——寸步难行”。

那么，是什么原因导致鸡眼的产生呢？

（1）经常行走或长久站立的人　鸡眼的发生多与职业相关。当鞋子内部不舒适或与脚型不符，就会造成某个部位的重复受压。

（2）脚趾出现扭曲、外翻或不当的受力　当脚趾出现扭曲、外翻或受到不当压力时都会被压出鸡眼。例如尖头鞋，脚趾头都挤在狭窄的尖头鞋里，长久如此，自然会在脚底形成厚茧。若不去理会，厚茧就会一直往皮肤里长，直到形成一个硬块，走路就会很疼痛。有时候还会因怕某处鸡眼疼痛，导致脚底其他部位的受压而形成多处的鸡眼，影响步行。

症状细说

鸡眼是一种多发于足部的皮肤性疾病。鸡眼一般分为硬鸡眼和软鸡眼，其症状也各有不同。

（1）硬鸡眼　多位于脚底前部外侧或近中央处跖骨头的下面，圆形或类

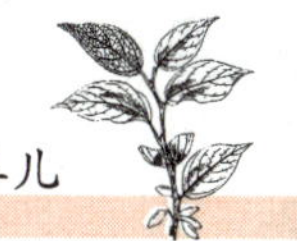

圆形，直径为 1 ~ 2 厘米，表面扁平光滑，淡黄，质坚硬，为圆锥形角质体。锥尖嵌入真皮，其下有一层灰白色薄膜，即鸡眼滑囊，锥形角质体可有 1 个或多个，因为坚硬的锥尖压入真皮，刺激丰富的神经末梢，引发疼痛。

（2）软鸡眼　多见于两个脚趾相贴的部位。在一个脚趾的侧面或脚丫，一般只有 1 个，豌豆至蚕豆大小，表面因浸渍而呈灰白色，压痛明显。

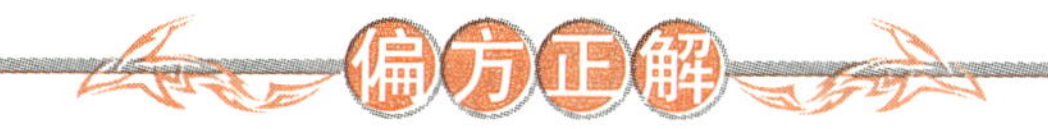

五倍樟脑散

【材料】五倍子 50 克，樟脑 30 克，肉桂、血竭花、丁香各 10 克，轻粉 5 克，咸鱼眼 100 个。

【做法】将五倍子、樟脑、肉桂、血竭花、丁香、轻粉、咸鱼眼炮制后，研为细末，装瓶备用。先用温水泡洗患处，用刀片剥去角化层，敷上药散，用胶布固定，7 天换药 1 次。

【功效】活血拔核。适用于鸡眼。

小知识

要想彻底地治疗鸡眼，就要先减少对皮肤的压迫和摩擦。比如不穿或少穿高跟鞋；鞋内加上柔软的鞋垫。如鸡眼程度不严重，就可自行消退。若不消除，鸡眼难以治愈。

增效小偏方推荐

偏方一：鲜豆腐

【材料】新鲜豆腐少许。

【做法】准备新鲜豆腐少许，并将其切成长 2 ~ 3 厘米，宽 2 厘米的小块，将其敷在鸡眼之上，再以大块薄塑料布覆盖，最后用胶布固定 4 周，最好再穿上袜子。每晚临睡前换 1 次，每次换敷前，先用热水泡脚，并刮去软化的角质，一般 1 ~ 3 次即愈。

【功效】适用于鸡眼。

偏方二：薄荷熏

【材料】艾草、紫苏、薄荷，清凉油各适量。

【做法】先用锋利的刀片削去鸡眼上的厚实死皮，然后涂上清凉油等，再把鸡眼靠近点燃的艾草等熏料处进行烘熏。每天熏烤1次，每次半小时。熏烘法也需要坚持使用才有效，一般半个月以上即可痊愈。

【功效】适用于任何鸡眼患者。这种疗法的一个好处是无创口，不容易导致细菌感染等。

长了瘊子别发愁，香蕉皮就能治

15天前，小苏去医院就诊。他的足底有细小发亮的皮肤隆起，以后逐渐增大，表皮角化，粗糙不平，圆形，境界清晰，后融合为一个角质片块儿，形如鸡眼。压迫时可产生疼痛，但稍后自然消退。经过医生诊断，小苏长的是瘊子，不是鸡眼。

有人会问，瘊子是病吗？当然是。瘊子不仅是一种病，而且还是一种极为常见的皮肤病，医学上叫“疣”。因风邪搏于肌肤而生者，或因肝虚血燥、筋气不荣所致。几乎一半的人都与瘊子打过交道。由于瘊子基本不威胁生命，所以很容易被人们忽视。

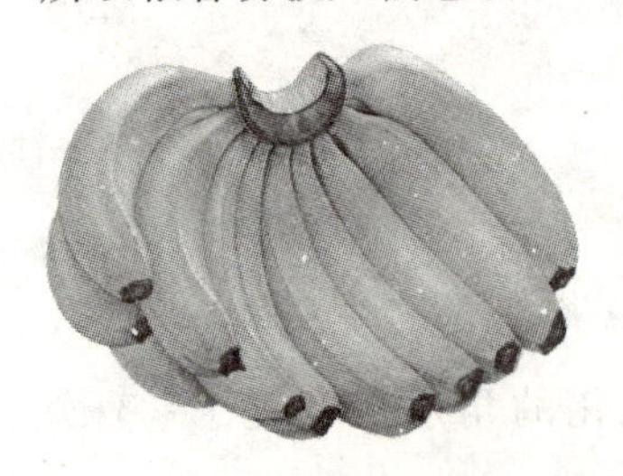

中医称之为“疣目”“鼠乳”“枯筋箭”“千日疮”“痂疮”“悔气疮”。中医学认为，本病系阴血不足，肝失荣养，气血不和，血枯生燥，筋气外发于肌肤，或风毒之邪侵袭，阻于经络，凝聚肌肤而成。多见于青少年，好发于手背、指背、甲缘、足缘、面部等处，初为局限性稍隆起的粗糙皮肤损害，色灰白，边清无晕，表面粗糙不平，质硬，一般无自觉症状。

引起瘊子的另一个病因是人类乳头瘤病毒。人类乳头瘤病毒可通过皮肤的细小破损而直接接种并传染，因此皮损会越来越多，再加上足部每天受力和鞋的摩擦，从而加重病情，使瘊子越来越严重。

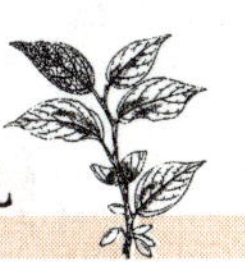

症状细说

疣子的症状具体如下：

（1）一般无特别症状，有时有压痛。

（2）皮肤损伤如针尖至豌豆大，半圆形或多角形，表面粗糙，角化明显。触之略硬，呈灰黄、污褐或正常肤色，乳头样增殖，表面多呈花蕊状。

（3）多发于手指、手背、甲缘及足部，且感染时间越长，数量越多。

治疗瘊子虽然不是什么难事，但对于忙碌的现代人而言，为了“不值一提”的瘊子整天打针、吃药显然有些不值得。因此很多患者都希望有一种简单有效的方法。没问题，日常生活中的香蕉皮就可以做到这点。

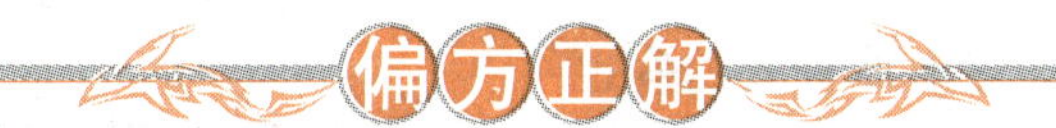

偏方正解

香蕉皮

【材料】香蕉皮适量。

【做法】将香蕉皮全黄的部分剪下，面积要比瘊子大。用内表面的白色部分敷在瘊子上，然后用药用纸胶布将其粘上。香蕉皮干掉后，换新的香蕉皮重新敷上，24 小时不间断。患处的部分皮肤很快就会发白，可用小刀把表面白色的腐败层轻轻刮掉。当快触及疣体的血管和神经时停止，然后继续贴。大约两三个星期后，疣体就能消失。

【功效】香蕉皮之所以能治瘊子，原因在于香蕉皮含有一种抗病毒的元素叫蕉皮素，蕉皮素具有治疗疣病毒的疗效，同时还可以抑制真菌。

小知识

若想快速去掉瘊子，还可以尝试用拉拉秧。拉拉秧的梗上有刺，像小锉一样。用拉拉秧的梗锉手上的瘊子，一锉即平，而且不会感染。如没有拉拉秧也可以用细丝线治瘊子。具体方法是准备碘酒和细丝线 1 根，用碘酒消毒瘊子，其面积要超过瘊子 2 倍，然后用细丝线在瘊子根部勒紧系住，余线剪断，阻断血液供给，如瘊子蒂大，过 3 ~4 日再紧一回。这样，小的瘊子 4 ~5 日即干枯脱落，大的 1 周后可以脱落。

增效小偏方推荐

偏方一：生石灰

【材料】生石灰一块（选择出矿不见水，未风化成粉者）5~10克。

【做法】研成极细粉。施术者，用大拇指与食指捻生石灰粉1撮，按压于患者瘊顶上，不离手用食指按住研之，研至完全粉化，再捻粉按上再研，如此数次，毫不觉痛，瘊渐缩小，而至干化，即使形体较大的瘊也会缩到极小，1~2日内，自行脱落。若是形体过大鼓出明显者（如酸枣形），可用丝线束其根体，减少血流，而后按法施术，亦可治愈。此为除瘊特效方。

【功效】生石灰主要成分为CaO，有强烈的干燥性、腐蚀性，能使瘊子萎缩、脱落。

偏方二：芝麻花

【材料】4~5朵芝麻花。

【做法】挤汁抹到患处，每天1~2次，4~5天后瘊子便会自行脱落。

【功效】《本草纲目》中，对芝麻花消瘊子也有记载："人身上生肉丁者，（芝麻花）擦之即愈。"

偏方三：白鲜皮

【材料】白鲜皮、白矾各60克。

【做法】用水煎后，趁热洗患处。每日2次，洗时用力揉搓患处表面，使药液浸入组织内。一般连用3~5天就可自行脱落。

【功效】主治瘊子。

喝醋吃酸，尴尬的狐臭不再来

小霞是个很漂亮的姑娘，就是有一些痛苦的难言之隐，那就是狐臭。小霞最近认识了一个男孩，工作能力强，人际交往各方面都很好。更关键的是，他就是小霞一直梦想找的男孩。男孩呢，也在很努力地追小霞。可小霞却很苦恼，如果自己没有狐臭，那该多好！为了这事，她每天都在担忧。

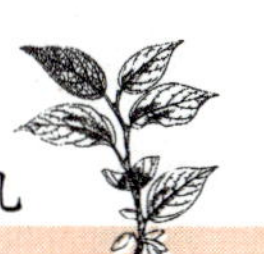

狐臭又称腋臭，是一种腋部臭汗症。由于腋窝大汗腺分泌物中的有机物被细菌分解，散发出一种特殊的刺鼻气味，夏季更甚。多在青春期发生，因为大汗腺只有在青春期受内分泌影响才开始活动。而中老年以后其腋窝大汗腺分泌功能减退，臭味也会逐渐减轻乃至消失。因其闻之似狐狸身上散发出来的特殊气味，故俗称“狐臭”。当夏季气温高、饮酒、紧张或情绪激动时，汗液增多，臭味也更加浓烈。狐臭往往给患者带来很大的心理负担和自卑感，甚至会影响工作和生活。

狐臭的发生与哪些因素有关呢？

（1）激素荷尔蒙分泌　有较为明显的周期性，所以在月经前后，怀孕期间，狐臭症状会更加严重。

（2）遗传　遗传是形成狐臭的主要原因。大多数狐臭患者有家族遗传史，统计显示，有明显遗传倾向的约占60%以上，尤其是青春期女性患者。

（3）体表分泌腺　女性狐臭患者通常高于男性，这是因为女性体表分泌腺比男子多50%以上，这些腺体集中在乳房、腋窝、肛门以及肚脐周围。这些地方都成为细菌的培养基地，也成为狐臭多发的原因。

事实上，许多患者的汗液本身并无臭味，只是其中含有易被细菌分解的物质，由于腋窝皮肤温暖潮湿，通风不良，常有大量细菌滋生，当大汗腺的汗液排泄到皮肤表面后，受到这些细菌的分解，从而发出难闻的臭味。

症状细说

那么，狐臭除了明显的臭味以外，还具有哪些症状呢？

（1）臭味为狐狸尿臭味　重度者，气味明显浓烈，尤其是运动后气味更加浓烈；中度者脱下衣服就能闻到味道；轻度者腋下夹着纱布几分钟后，取下的纱布上有味道。

（2）腋毛结晶　活动发热后，腋毛上有黄白色的细小结晶颗粒或伴有比汗液黏的液体粘连物。

（3）耳垢分泌油性物质　狐臭患者的耳垢又被称为“油耳”，但并不是绝对的油耳。只是外耳道皮肤的大汗腺分泌过度，使耳垢变成黄色、柔软、稀薄或黏稠的油脂状物。

（4）内衣色素　狐臭患者的内衣腋窝部位有发黄变色现象。

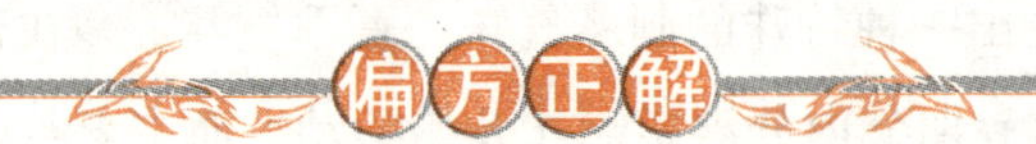

米醋方

【材料】米醋适量。

【做法】米醋 10 毫升，一天内分 3 次食用。并用棉签蘸取米醋，涂擦患处，每日 3 次，每次 10 分钟。

【功效】醋中的柠檬酸可有效阻止臭味根源的氨类物质，起到预防异味的作用。另外，多喝水，增加尿量，让代谢产物多从泌尿道排出，也能减轻异味感。

小知识

狐臭会传染吗？狐臭是由于体液渗透进大汗腺之后，经过大汗腺分泌出的脂质经细菌酵解成不饱和脂肪酸而产生的异味，与遗传因素、个人体质和汗腺结构有关，而不是由于某种病原体引发的。因此狐臭不会传染，只会遗传。

增效小偏方推荐

偏方一：经穴按摩法

用中指尖按压极泉穴，左、右各揉 1～3 分钟，每日 2～3 次。

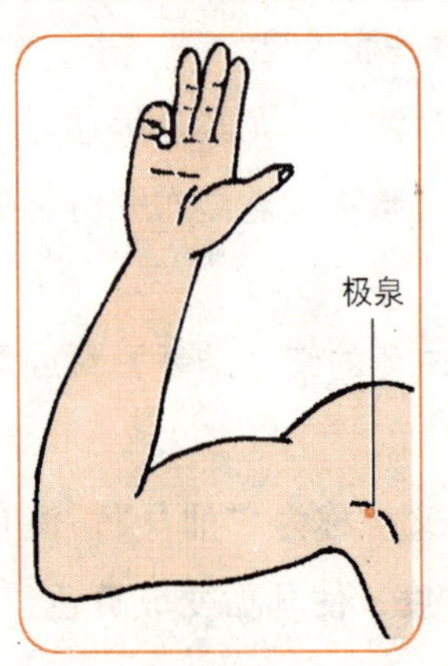

从经络的角度采取按摩极泉穴的方式，也能尽快缓解狐臭。

偏方二：香粉包

【材料】母丁香、藿香、青木香、铅粉各 30 克。

【做法】共研为细粉，以袋盛之夹于腋下，每晚 1 次，坚持 2 周可明显改善气味。

【功效】适用于狐臭。

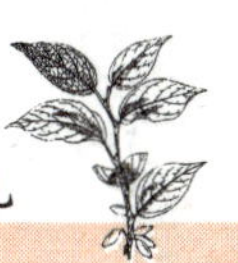

有了花椒醋，没了灰指甲

小芳今年22岁，平时就喜欢做美甲。不知道什么时候开始，她发现自己左手食指上出现了颜色暗淡的现象，但当时并没有放在心上，小芳觉得这不过是美甲造成的颜色脱落。但不久后，她发现自己中指和无名指都开始逐渐变色。又过了一段时间，其他手指的指甲也开始变色。小芳那么爱美，怎能容忍指甲出现这样奇怪的颜色。在朋友的建议下，她去了医院，才发现原来自己患了灰指甲。

所谓灰指甲，就是我们平常说的甲癣。这是皮癣菌侵犯甲板或甲下所引起的疾病。目前认为灰指甲的致病因素一般都是传染导致。患者在有甲外伤、免疫力低下的情况下比较容易患上此病。

一般而言，免疫力低下、代谢功能低，有糖尿病或有先天性自身免疫缺陷的人，较为容易得甲癣。而临床上还发现该病与患者所处的环境、职业有关。比如经常与泥土打交道、常在潮湿环境中工作的人都容易患上灰指甲。

症状细说

灰指甲的症状一共分两型。一种是真菌性白甲，这型的皮损仅局限于甲面一片或其尖端；一种是甲板下皮癣菌病，这型病变从甲的两侧或远端开始，继以甲板下发生感染。一般以1~2个指趾甲开始发病，重者全部指（趾）甲均可罹患。患病甲板失去光泽，日久甲板增厚变形，呈灰白、浊黄色。甲板变脆而破损脱落，有时甲板与甲床分离。具体症状如下：

（1）灰甲由趾甲末端或两侧开始，逐渐蔓延到根部。

（2）趾甲尖及周围颜色开始变白，趾甲前端表层与底层分离，中层越来越厚。甲身脆如粉状，可往下掉。

（3）甲身开始逐渐变形，颜色呈黄啡色，失去光泽。

（4）当整块脚甲被真菌侵蚀后，严重者的脚甲会脱落。

由于灰指甲是受真菌感染所致，因此就要抗真菌。我们为大家推荐下面这款小偏方。

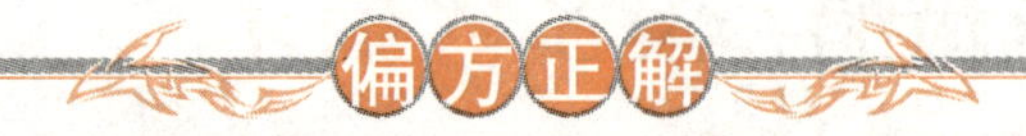

花椒醋

【材料】大蒜瓣100克，花椒20克，陈醋500克。

【做法】将大蒜瓣剥皮捣烂，与花椒一同放入玻璃瓶，再加入陈醋，浸泡3~4天即成。每天先用热水洗患处10分钟以上。用小刀将软化的患甲削薄，然后将患处浸入花椒醋中约15分钟。最后用棉花蘸花椒醋液包裹患处，1个月为1个疗程。

【功效】花椒性温，古籍记载它有温中散寒、除湿、止痛、杀虫之效。现代药理研究则发现它有较强的抗真菌之效。大蒜内含有可以抑制和杀灭多种球菌、杆菌、真菌和病毒的物质，一直以来都有“植物中的抗生素”的美誉。醋，本身也有抗真菌之效。而且这3种材料还可以“互相帮助”，如大蒜里的有效成分蒜素，遇高温、碱性环境时，抗菌性能会明显下降，但经过醋的酸性环境浸泡后，蒜素就会变得稳定，具有更好的杀菌效果。

小知识

甲癣一般是由真菌感染引起，目前甲癣患者中60%~90%是由皮肤癣菌感染引起，由皮肤癣菌引起的患者治愈率可达90%。体内血糖水平高，皮肤和指（趾）甲内含糖高，有利于真菌生长。因此，血糖高人士都容易“中招”，而且容易复发和再度感染。

增效小偏方推荐

偏方一：碘酒冰醋酸溶液

【材料】小刀一把，碘酒或30%的冰醋酸溶液适量。

【做法】用小刀刮除掉松脆的病甲，或挫薄增厚的病甲。然后涂10%的碘酒或30%的冰醋酸溶液，也可把

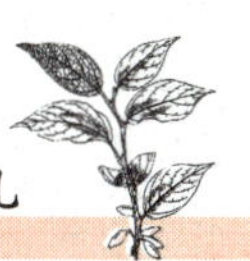

病甲浸于10%碘酒中，坚持治疗几月后，即可生出新甲。

【功效】适用于灰指甲患者。

偏方二：凤仙花敷贴

将凤仙花捣烂，敷在灰指甲上，每天坚持1次。1个月后就可以让灰指甲逐渐恢复正常。还可以用醋将2~3株凤仙花浸泡1天，每天睡觉前浸灰指甲10分钟左右，注意不要加水，大概半个月也会有效果了。

【功效】杀毒，灭菌。适用于灰指甲。

疮疖莫挤压，番薯冬瓜来排毒

宋女士喜欢旅游。一次，她到一个偏远山区游玩。没想到第二天，她的身上和头上就长了疮疖，红肿处如鸡蛋般大小，中间还有一脓疮，脓疮为一圈白色，中间还没变白，旁边有一个略小的脓疮，一碰就生疼，特别是长在背上的疮疖，使尽浑身解数也挠不到，痛苦不堪。由于是在偏远山区，为了尽快治疗，宋女士只好放弃美景，赶紧回去找医生了。

疮疖其实就是细菌侵入毛囊引起的急性化脓性疾病，主要是金黄色葡萄球菌感染所引起。一般多发生于夏季，任何部位都可发生。多因天气炎热，感受酷暑，使热毒蕴阻于皮肤，或长有痱子后，皮肤被抓破感染所致。

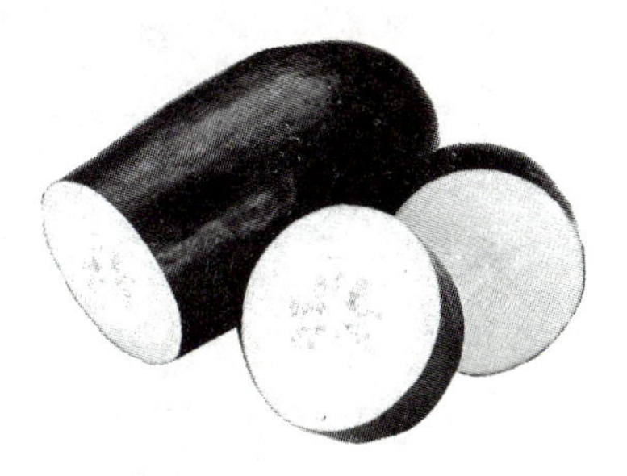

症状细说

疮疖多发于头面、背及腋下。其疮形突出，皮肤局部红肿、灼热、疼痛，肿势局限、脓出即愈。重者可能会出现全身不适、头痛、便秘尿赤、心烦口苦等。那么，如果像宋女士这样患上了疮疖，又是在偏远地区，该如何治疗呢？没关系，只要用身边的食物就能解决。

偏方正解

红薯冬瓜粥

【材料】红薯100克，粳米150克，冬瓜400克，红糖适量。

【做法】红薯去皮后，用清水洗净，切成1厘米左右的小方块；冬瓜去皮后洗净，切成片；粳米除去杂质，用清水淘洗干净。将粳米、红薯块、冬瓜片放入砂锅中，加适量水，置旺火上烧开后，改用文火煮至米熟薯烂时，加入红糖调味即成。作为早餐食用，每日1次。

【功效】红薯含维生素E，有健脾胃、补虚乏、消疮疖肿毒等功效。冬瓜是一种药食兼用的蔬菜，其味甘性凉，有润肺生津、利水消肿、解毒排脓之功效，可用于暑热口渴、消渴、脚气、痤疮、面斑、痔疮等症的治疗。番薯冬瓜粳米粥可以消疮疖肿毒、养颜美容，且含有较多的纤维素，可以促进排便，排除体内毒素，对疮疖患者有很好的食疗作用。

小知识

在疮疖内的脓液刚形成时，有人喜欢将其用力挤出来，认为这样好得更快。这其实是非常危险的。因为当脓液或脓栓被挤出时，细菌很容易进入脓腔内部开放的小静脉或静脉窦内，迅速导致严重的脓毒血症或败血症。如果疮疖长在鼻唇部的三角区，用力挤压后，可加速感染向颅内扩散，危及生命。因此，为了自身健康，不要自行挤压疮疖排脓。

增效小偏方推荐

偏方一：消毒仙人掌

【材料】仙人掌适量，芒硝60克。

【做法】仙人掌和芒硝捣烂如泥状，外敷疖肿处。每日换药1~2次。

【功效】活血散瘀，预防疖肿化脓。

偏方二：蛋清消毒

【材料】白酒、鸡蛋各适量。

【做法】先将鸡蛋浸泡在白酒

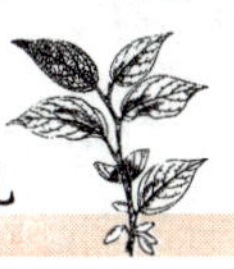

里约15分钟（为了杀灭蛋壳上的细菌，避免在倒蛋清时将细菌混入蛋清）。然后在患处铺上一层脱脂棉，略大于患处。取出鸡蛋，扎出一个小孔，大小以能让蛋清流在脱脂棉上为准。待脱脂棉均匀吸饱蛋清后，用医用胶布固定。

【功效】由于新鲜蛋清中含有溶菌酶，它能溶解破坏细菌的细胞壁，从而杀死细菌。因此可快速治疗疮疖或疮疖化脓。

带状疱疹不用怕，红糖茉莉水来帮忙

刚到花甲之年的林大爷，最近皮肤方面出了点问题。先是额头出现疼痛感，后来又出现红肿水泡。没几天，水泡扩展到整个面部，额头、面颊、唇周围都是大大小小的水泡，眼睛肿得睁不开。林大爷的儿女赶紧将其送往医院，被诊断为湿热过盛的带状疱疹。

带状疱疹属于急性炎症性皮肤病，通常由水痘带状疱疹病毒引起。本病常突然发病，多见于成人，春秋季节多发，但一般治好后少复发。带状疱疹又称“蜘蛛疮”，中医称之为“缠腰火龙”“缠腰火丹”。那么，带状疱疹究竟是由什么原因导致的呢？

带状疱疹是由于感染了水痘带状疱疹病毒引起。儿童感染这种病毒后，其临床表现为水痘，而成年人感染后一般为隐性感染，也就是不出现临床症状。不过，带状疱疹的病毒可长期潜伏于脊髓后神经根神经节内，当机体免疫力低下或某些诱发因素作用就能激活病毒，使受侵犯的神经发生炎症或坏死，并可沿周围神经纤维分布的皮肤出现簇状水泡。而中医则认为本病是由于肝火脾湿郁积于内，毒邪乘虚侵入，湿热火毒蕴积肌肤致经络阻滞，气血郁闭而发病。

症状细说

带状疱疹的病症为皮肤出现集簇状小水泡，沿一侧神经走行，呈带状分布，伴有局部刺痛。发病前往往有发热、倦怠、食欲不振等。1～3天后，患处皮肤潮红，进而出现多数成群簇集的粟至绿豆大的丘疱疹，并迅速变为水泡，疱壁清透发亮。皮疹沿皮神经分布，单侧发疹，不超过体表正中线，多呈不规则带状排列。

根据不同的症状，其表现方式也有所不同，常见的有：

（1）不全型带状疱疹　仅出现红斑、丘疹、无典型水泡。

（2）播散型带状疱疹　在局部发疹数日内，全身可迅速出现类似水痘样发疹。常伴有高热，可并发肺、脑损害，病性严重，可致死亡。

（3）出血性带状疱疹　疱内容物为血性。

（4）大疱型带状疱疹　水泡可形成豌豆或樱桃大小。

（5）坏疽型带状疱疹　皮疹中心发生坏疽，结成黑色不容易剥离，即使是治愈后也会遗留疤痕。

偏方正解

红糖茉莉水

【材料】茉莉花5克，红糖适量。

【做法】茉莉花与红糖放入锅中，加适量清水，煮至沸腾，放凉后即可饮用。代茶频饮。

【功效】《中药大辞典》中记载：茉莉花有“理气开郁、辟秽和中”之功，并对痢疾、腹痛、结膜炎及疮毒等具有很好的消炎解毒的作用。茉莉花糖水具有理气活血、解郁止痛、止痒的作用，可有效缓解疱疹患者的病痛之苦。

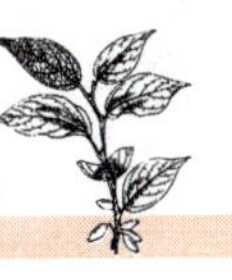

小知识

由于疱疹具有一定的传染性，可通过直接或间接接触患者皮肤而传染。因此，疱疹患者应主动减少与他人的接触，以免传染给他人。老年疱疹患者应多食豆制品、鱼、蛋、瘦肉等富含蛋白质的食物及新鲜蔬果，以便强健体格，增强抵抗力。

增效小偏方推荐

偏方一：茯苓茶

【材料】茯苓20克。

【做法】茯苓加水煎煮。

【功效】利水渗湿。适用于脾虚湿蕴型带状疱疹患者。

偏方二：仙人掌米泔水汤

【材料】仙人掌、炒粳米粉、米泔水各适量。

【做法】仙人掌去皮去刺，捣烂后放入炒粳米粉、米泔水适量，捣和均匀后抹在纱布上，敷于患处并用绷带固定。隔3~4小时换药1次。

【功效】清热解毒，行气活血。适用于火毒炽盛、局部灼热疼痛明显的带状疱疹。

绿豆粉敷一敷，从此没湿疹

不久前，丘小姐的皮肤上长了许多小水泡，又肿又痒，还相继出现糜烂、流液等症状。丘小姐自己去药店买了一些药，却始终没有效果，症状反而更加严重，她感觉非常烦恼。直至她去了医院，才明白自己患了湿疹。

湿疹是一种常见的过敏性、炎症性皮肤病，以皮疹多样性、对称分布、剧烈瘙痒、反复发作、易演变成慢性为特征，可发生于任何年龄、任何部位、任何季节，但常在冬季以后复发或加剧。

中医认为，湿疹是由于机体正气不足，风热内蕴，外感风邪，风湿热邪相搏，浸淫肌肤而成。饮食不节也是一个重要的致病原因。西医则认为湿疹是由复杂的内外因素，如精神紧张、内分泌失调或各种物理、化学物质刺激等作用引起的一种迟发型变态反应。

症状细说

近年来湿疹的发病呈上升趋势，这与很多因素有关系。根据湿疹部位不同，其症状也有所不同。

（1）湿热型　皮肤可见红斑、肿胀、丘疹、水泡、脓疱、糜烂，渗液较多，浸淫成片，瘙痒较剧烈，可伴有发热、疲乏倦怠，或有腹痛、便秘或腹泻，小便短赤，舌质红，苔黄腻，脉滑数或弦滑数。

（2）风热型　皮肤见红斑、丘疹、鳞屑、结痂，或有少量渗液，舌质红，苔薄白或薄黄，脉浮数。

（3）血虚风燥型　患部皮肤增厚，表面粗糙，或呈苔藓样变，色素沉着，脱屑，或见头晕乏力，腰酸肢软，舌质淡红，苔薄白，脉缓或濡细。

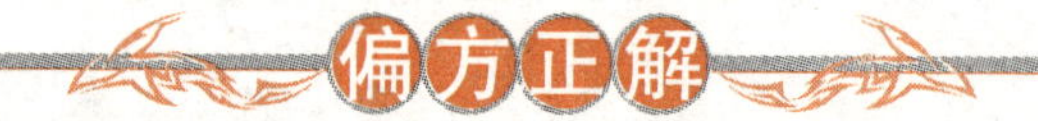

外敷绿豆粉

【材料】绿豆粉、香油各适量。

【做法】将绿豆粉炒成黄色，晾凉后，用香油调匀。将绿豆粉敷于患处。

【功效】绿豆具有解毒的功效。绿豆煎汤可缓解湿疹症状。用绿豆作为外用药也有奇效，嚼烂后外敷或调制成绿豆粉外敷，可治湿疹流黄水。

小知识

湿疹患者不宜每天洗澡；不宜用太热的水洗澡；不宜用碱性大的肥皂洗澡。可常使用润肤露，湿疹最怕的就是肌肤干燥。另外，湿疹患者要特别注意休息以便能够缓解压力，促进皮损恢复。

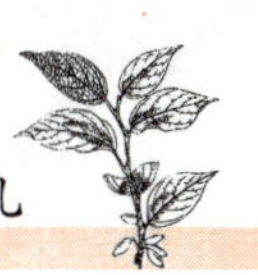

增效小偏方推荐

偏方一：薏米红豆煎

【材料】薏米30克，红豆15克。

【做法】红豆、薏米分别洗净。砂锅加3升水。砂锅中加入红豆和薏米后，大火熬开，开锅后接着煮5分钟，关火不开盖，闷至锅不烫。开火，中火接着熬半小时（不要开盖），关火，再闷半小时即可。

【功效】祛湿，补心，健脾胃。薏米，在中药里称“薏苡仁”，它可以治湿痹，利肠胃，消水肿，久服轻身益气。红豆，中药里称作为“赤小豆”，同样能利水、消肿。薏米红豆煎能让瘀滞的气血流通，并通过小便排出体外，从而达到消肿、排脓散血的功效。

偏方二：绿豆海带粥

【材料】绿豆30克，水发海带50克，红糖、糯米各适量。

【做法】水煮绿豆、糯米成粥，调入切碎的海带，再煮3分钟加入红糖即可。

【功效】适用于湿疹。

艾叶加酒精，治疗荨麻疹

伏女士的孩子4周前感冒发烧，吃了1周的头孢消炎药，刚一停药，全身就开始出荨麻疹，症状非常严重，看了西医，打针，打点滴，才将荨麻疹压下来了。可孩子的手上和头上还是爱出小红点，孩子总是忍不住去抓，一抓就一片红，或局部有疹块。孩子还老说自己身上痒痒，但伏女士观察了孩子的背上又没有红点。本以为给孩子洗澡后，情况会有所好转，结果反而更厉害了。

荨麻疹在中医里被称为“瘾疹”，俗称“风疹块”。这是一种常见的皮肤病，对于荨麻疹的致病因素，中医认为是先天禀赋不足，卫外不固，风邪乘虚侵袭所致。具体的病因又可分为：

（1）环境因素　如不小心吸入了花粉、动物皮屑、烟雾、挥发性物质等。

（2）饮食因素　有些食物含有蛋白质或多肽形式，人吸收后易引起荨麻疹。如我们平时吃的草莓、芒果、荔枝等食物添加剂也可引起荨麻疹。

（3）药物因素　如被狗咬伤，注射狂犬疫苗可能引起荨麻疹。而用阿司匹林、吗啡制剂、造影剂等也可引起荨麻疹。

（4）外伤感染因素　病菌侵犯也会导致出现荨麻疹，因此感染病毒、细菌、真菌、寄生虫等均可引起荨麻疹。

（5）外部因素　有时当身体受冷、热、日光、摩擦或者压力后，都可能引起荨麻疹，如寒冷性荨麻疹。

（6）精神因素　有人在精神紧张或兴奋、运动后会出现荨麻疹。

（7）遗传因素　荨麻疹具有很大的遗传性。如果父母有过敏史，其子女发生荨麻疹等过敏性皮肤病的可能性也随之增加。

症状细说

患上荨麻疹后，通常都伴随着较剧烈的瘙痒，对患者的工作、生活和心理都造成影响。若得不到及时治愈，病症可迁延长达数月甚至若干年。荨麻疹的临床典型特点如下。

(1) 发病之初首先出现瘙痒，风团呈大小不等的圆形、椭圆形或不规则形，颜色呈红色或白色。一天内可反复发作，但消退后不留痕迹。

(2) 自觉瘙痒剧烈，少数伴发热、关节肿痛、头痛、恶心、呕吐、腹痛、腹泻、胸闷、气憋、呼吸困难、心悸等全身症状。

偏方正解

艾叶酒治荨麻疹

【材料】白酒 100 克，生艾叶 10 克。

【做法】上药共煎至 50 克左右，顿服。每日 1 次，连服 3 日。

【功效】艾叶辛、苦，温；有小毒，归肝、脾、肾经。散寒止痛，温经止

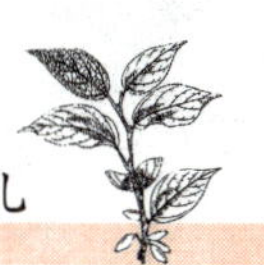

血，用于经寒不调，宫冷不孕，吐血，衄血，崩漏经多，妊娠下血；外治皮肤瘙痒，脱皮。醋艾炭温经止血，用于虚寒性出血。

小知识

如口服艾叶中毒者，首先应清洗胃肠道，用骨炭粉吸收，并置患者于安静及光线较暗的房内，避免外来刺激，给予镇静剂，保护肝脏功能，同时给予其他一般内科常规对症治疗。

增效小偏方推荐

偏方一：荸荠清凉饮

【材料】荸荠200克，鲜薄荷叶10克，白糖10克。

【做法】荸荠洗净去皮，切碎搅汁；鲜薄荷叶加白糖捣烂，放入荸荠汁中，加水至200毫升，代茶频饮。

【功效】荸荠甘寒，清热凉血；薄荷辛凉，疏散风热。合用之有清热凉血、祛风止痒之功。适用于风热袭肺型荨麻疹。

偏方二：木瓜姜醋方

【材料】生姜9克，木瓜60克，米醋100毫升。

【做法】将上述3味共放入砂锅中煎煮，待醋煮干时，取出生姜、木瓜，分早晚2次服完。每天1剂，连服7～10剂。

【功效】疏风散寒。适用于风寒束表型荨麻疹。

无花果叶除白癜风，让皮肤自然新生

白癜风，主要是因为黑色素的脱失，发病诱因有几十种。类似压力大、外伤、免疫力下降、内分泌紊乱、遗传、感染等，都可能会造成白癜风。具体情况如下。

（1）内分泌与免疫功能失调　某些致病因素，如化学及重金属毒物，导致机体免疫功能紊乱、内分泌功能失衡，产生抗黑色素细胞抗体，造成黑色素细胞损伤、脱失而发病。被损伤的黑色素细胞可再释放抗原，刺激机体产生更多的抗黑色素细胞抗体，使更多的黑色素细胞被破坏，因而形成恶性循环，导致病情进一步发展。人体免疫反应是较复杂的过程。此外长期的心理压力、精神创伤也可导致机体神经、体液调节失衡，内分泌紊乱而发病。

（2）微量元素缺乏　微量元素是参与机体新陈代谢中间环节的活性物质，如铜、锌、硒、碘等，它们直接参与黑色素细胞的合成，还有保护黑色素细胞免受重金属毒物损伤的作用。研究证明，微量元素缺乏和比例失调都可导致黑色素细胞合成障碍。

（3）神经精神因素　现代生活节奏容易使心理负担过重，另一些人心胸虽然宽广，但遇到突发事件的打击，也会陷入苦闷之中。长期的心理压力和精神过度紧张，能导致机体内分泌失调，免疫功能紊乱而发病。此外，长期超负荷的工作压力，无规律的夜生活及不良嗜好，使机体经常处于过度疲劳状态也是原因之一。

（4）遗传因素　临床观察，仅少数病例与遗传有关，但不影响本病的治疗。

（5）外伤　烧伤、烫伤、刀刺伤、蚊虫叮咬、感染后皮肤形成白斑。外伤为诱发因素，是在机体气血不和的基础上而发病。

症状细说

（1）白斑数目　白斑的数目不定，一般说来，局限性白癜风白斑数目少，主要局限于身体某部；节段性白癜风患者白斑分布在某一神经节段（或皮节）。随着病情的发展，白斑数目会逐渐增多，相邻的白斑还可相互融合而连成不规则的大片，泛发全身，如地图状。

（2）皮损处毛发　白癜风早期很少发生毛发变白的症状，如果病情得不到及时控制，发病时间一久，毛发可变白，甚至脱落。白癜风早期白斑多为指甲至钱币大，近圆形、椭圆形或不规则形。也有起病时为点状减色斑，境界多明显；有的边缘绕以色素带。早期大部分白癜风患者白斑面积较小，有极少数患者早期发病就很快，并迅速演变为泛发性白癜风，白斑

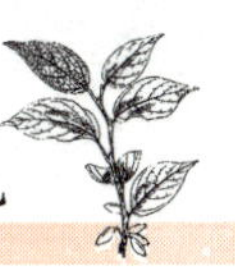

面积扩至全身。

(3) 白斑颜色　白癜风患者白斑的颜色随病情的变化而变化，白癜风早期白斑多为浅白色，慢慢发展为云白色、纯白色、瓷白色。白癜风早期有些新发白斑的边缘有一条稍稍隆起的炎症性暗红色，可持续数周之久，对于边界模糊而又无色素增生的早期白斑，有时难以及时辨认。

白癜风早期的症状并不是很明显，往往容易被忽视，而发病初期是治疗白癜风的最佳时机。所以患者最好在发病初期，注意治疗。这里为大家推荐一款小偏方。

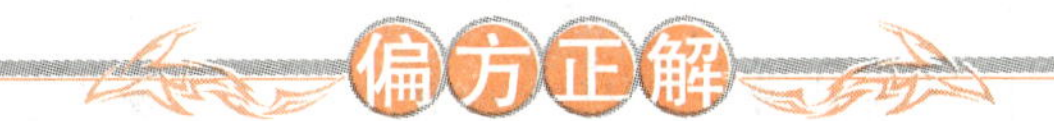

煎煮无花果叶

【材料】无花果 30 克，鲜无花果叶 100 克。

【做法】鲜无花果叶洗净后，加适量水煎煮，浓缩成 30 毫升。用棉球蘸取无花果叶汁，涂擦患处，同时晒太阳 10 分钟。

【功效】无花果的果实皮薄无核，肉质松软，风味甘甜，它具有很高的营养价值。无花果叶清湿热，解疮毒，消肿止痛。无花果煎汁，能有效治疗白癜风。

小知识

因白癜风皮肤中的色素脱失，因此皮肤抵抗紫外线的能力大大降低，其皮肤癌的发病率也比正常人高出很多，因此白癜风患者要尽量避免紫外线的照射。

增效小偏方推荐

偏方一：首乌女贞子汤

【材料】何首乌 25 克，白蒺藜、黑芝麻、女贞子、沙苑子各 15 克，苏木、茺蔚子、赤芍、蝉蜕各 10 克，大枣 6 枚。

【做法】将上药水煎，分 2 ~ 3 次口服，每日 1 剂；10 剂为 1 个疗程，间隔 2 ~ 3 天后，再行下 1 个疗程。

白斑局部可配合日光浴，每次15～20分钟，每日2～3次，或者多做户外活动，使白斑多接触日光照射，但要避免强光暴晒。

【功效】适用于白癜风。

红枣鱼腥草茶，缓解皮肤瘙痒

邻居家的小孙子是全家人的心头肉。今年入冬后，小家伙不知道为什么，总是晚上睡觉时喊痒，又说不清是哪里痒，身上也没出现皮疹，可全身被抓得快破皮了，还是哭闹不止。全家人都因此手忙脚乱的，换了衣服被褥，搽祛风油，抹皮炎平，一夜不得安宁。到了白天，却没有症状，看了医生也不知所以然，开了些抗敏药，吃时好些，一停药又复发。几天下来，全家人都身心俱劳。

皮肤瘙痒症是皮肤疾病的一种，属于中医里“痒风”的范畴。那么，皮肤为什么会出现瘙痒症状呢？出现皮肤瘙痒的原因很多，一般来讲有如下几点：

(1) 疾病　当胃肠肝肾等内脏器官发生功能性或器质性疾病，尤其是糖尿病、尿毒症、白血病、病毒性肝炎等患者常有全身泛发的瘙痒。

(2) 外界环境　如果经常洗热水澡，很容易洗掉皮肤上的天然油脂，这样皮肤就会很干，容易导致皮肤瘙痒。

皮肤瘙痒不仅会给人造成生理上的伤害，还会给心理带来负担，影响到人们的生活、工作等。长期反复的皮肤瘙痒，反复抓挠，可致使皮肤出现抓痕、血痂、皲裂甚至出现湿疹样改变等，导致皮肤变厚、粗糙，而抓破后的皮肤也很容易引起继发性感染。

症状细说

具体说来，皮肤瘙痒有以下症状。

(1) 血虚风燥证　此症状一般出现在年老体弱者身上。瘙痒时无症状，

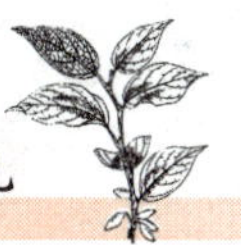

夜间尤其严重，影响睡眠。全身皮肤干燥脱屑，抓痕累累，常伴随倦怠无力，面色无华，脉细无力。

（2）肝郁血虚证　发作时精神抑郁，面容憔悴，心烦，口苦，女性月经失调或闭经，唇甲色淡，舌质淡或暗，苔薄，脉细涩。

（3）风热郁滞肌肤证　瘙痒多发于夏、秋季。微恶风寒，口渴，出汗，大便干结，小便色黄，舌质红，苔薄黄或干，脉浮数。

（4）风寒外袭证　瘙痒多发于暴露部位，天气寒冷或气温急骤变化时可诱发或加重。发作时皮肤干燥，恶寒，微发热，舌质淡白，苔薄白，脉浮紧。

（5）湿毒蕴结肌肤证　此证多发于肛门周围、阴囊及女阴部位，痒时难以控制，引起过度搔抓，抓后局部可有抓痕、红肿，日久则肥厚、苔藓化，汗出、摩擦及食物刺激等可诱发或加重，女性可同时伴有带下腥臭、口苦口臭、舌质红、苔黄腻、脉滑数。

（6）血热风盛证　此证多发于春、夏季，全身剧烈瘙痒，肌肤灼热，抓破出血，舌质红，苔黄干，脉数。

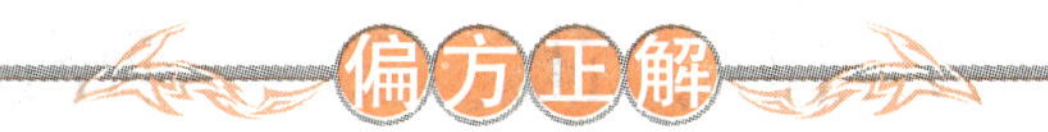

红枣鱼腥草茶

【材料】干鱼腥草60克，红枣15枚。

【做法】鱼腥草洗净；红枣洗净后去核。将鱼腥草、红枣放入砂锅中，先用中火煮开，然后改为小火继续煮10分钟。当茶饮用。

【功效】红枣养血，鱼腥草清热解毒。常饮鱼腥草红枣茶能提高红细胞的品质，从而改善过敏体质，改善皮肤瘙痒症状。

小知识

冬季洗澡一般不要超过15分钟。如果一定要洗热水澡，尽可能使用浴液或温和的香皂。浴后应当在皮肤尚未完全干的情况下，在身体各部位涂上润肤品。这样做有助于将润肤成分渗入到皮肤的深层。

增效小偏方推荐

偏方一：海带绿豆汤

【材料】海带 250 克，绿豆 100 克，白糖适量。

【做法】海带洗净切碎，加绿豆和适量水共煮汤，最后加白糖调味即可。饮汤吃海带和绿豆。每日 1 次，连服 10 日。

【功效】清热利湿止痒。适用于皮肤瘙痒症患者。

偏方二：姜桂红枣汤

【材料】干姜 9 克，红枣 10 枚，桂枝 6 克。

【做法】以上食材加水煎汤。每日 1 剂，连服 10 日。

【功效】温经散寒，祛风止痒。适用于皮肤瘙痒症患者。

葱白大蒜五味，让牛皮癣不再顽固

小刘最近发现自己长了很多鳞状花斑，胳膊、肚子斑痕累累。一开始她还以为是普通的斑点，买了一些祛斑霜来用，可没想到一段时间后，数量越来越多。到医院做了一个详细检查才知道是牛皮癣。

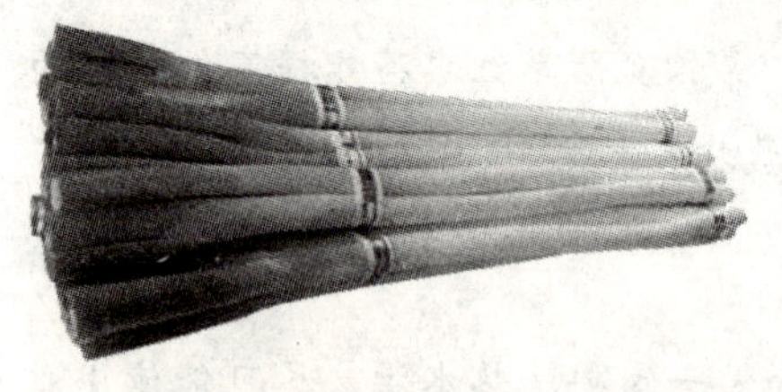

由于牛皮癣是一种慢性病，且患者群较广，严重影响着患者的生活。牛皮癣的病因很复杂，但一般认为与遗传、免疫障碍、精神、外伤、饮食不当等因素有关。具体说来，有以下几点：

（1）饮食不当　荤腥发物，如虾、蟹、羊肉等，都会促使牛皮癣进入急性进展期，从而加重病情。

（2）皮肤过敏　当患者由于饮食或服用药物、接触某种物质而过敏时，就会诱发牛皮癣的发生。

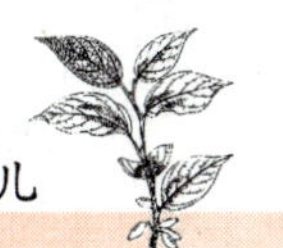

(3) 外伤感染　当患者感冒后，可并发扁桃体炎、气管炎等，极易导致牛皮癣病情的加重或复发。

(4) 精神因素　研究发现，牛皮癣患者过度的精神紧张、情绪抑郁等很容易导致病症复发。

症状细说

牛皮癣究竟有哪些症状呢？

(1) 脓疱型　多发于掌跖，也可见全身。一开始为红斑，继而出现无菌性小脓疱，呈群集分布，可累及全身皮肤。2 周左右呈褐色痂，脱落后出现小片状鳞屑。复发时在鳞屑下可出现成群的新脓疱，自觉痒痛。

(2) 寻常型　初起为红色丘疹或斑丘疹，从粟米大到绿豆大，上覆银白色鳞屑，基底浸润明显。将鳞屑刮除后，其下有一个发亮的薄膜，被称为“薄膜现象”。若轻刮薄膜，可见露珠状小出血点，称为“点状出血现象”。可发于全身各处皮肤，以头皮、后背、四肢伸侧多见。

(3) 关节病型　以手、腕、足等小关节特别是指趾末端关节多见，可累及脊柱。症状为关节红肿疼痛、晨起僵硬、活动受限等。

(4) 红皮病型　表现为全身皮肤弥漫性潮红、浸润、肿胀、脱屑。可见发热、畏寒、头痛等症状。同时伴有淋巴结肿大，白细胞计数可增高。

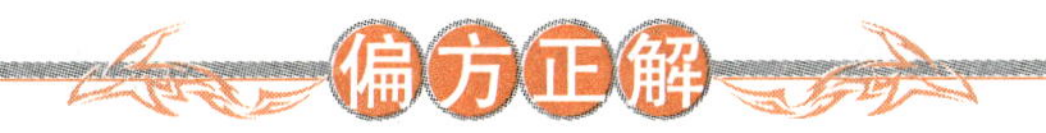

葱白大蒜五味贴

【材料】葱白 7 段（每段寸许长），紫皮大蒜 7 瓣，白糠 75 克，冰片 2.5 克，蓖麻子仁 25 克。

【做法】将葱白、蒜（略焙）同另 3 味药共捣如泥，敷患处。

【功效】葱白、紫皮大蒜均能改善局部苔癣样变，以促使局部肌肤尽快恢复正常，同时也有助于药物的吸收；白糠、蓖麻子仁润燥养血；冰片清热解毒，芳香走窜，通过药物的渗透，以促使药效的发挥。5 味药物相互配伍，祛邪与扶正并用，相互协同奏效。

小知识

“牛皮癣”这一病名在民间广为流传。不过西医所指“牛皮癣”与中医所指“牛皮癣”有所不同。《外科正宗》有记载：“牛皮癣如牛顶之皮，顽硬且坚，抓之如朽木。”其概念与现代医学的神经性皮炎大致相同。因此在1956年，我国多名医学专家提议将“银屑病”替代“牛皮癣”，后沿用至今。

增效小偏方推荐

偏方一：凉拌肉皮冻

【材料】猪肉皮500克，胡萝卜、豆腐干各100克，精盐、鸡精各适量。

【做法】猪肉皮除去残留的毛，刮去肥油，洗净；胡萝卜去皮切丁；豆腐干洗净后切成丁。将猪肉皮放入砂锅中，加适量清水，微火炖1.5小时，加入胡萝卜丁、豆腐干丁，稍炖15分钟，加精盐、鸡精调味。待猪肉皮晾凉后，切成小块，放入冰箱冷藏。佐餐食用。

【功效】肉皮冻蛋白质含量很高，对人的皮肤、筋腱、骨骼、毛发都有重要的生理保健作用。凉拌肉皮冻有滋阴和阳、柔润肌肤之功效，适用于血虚风燥证的牛皮癣患者。

偏方二：海带水

【材料】海带50~100克。

【做法】海带先洗去盐和杂质，再用温开水泡3小时，捞去海带，留水备用。用温海带水洗患处。

【功效】可清热除湿解毒，适用于湿热内蕴型牛皮癣。

白萝卜配明矾，解除汗脚的烦恼

童先生这5年多来，一直被自己的汗脚烦恼着。一开始，他以为是自己买的鞋太便宜，质量和透气性都很差才导致的汗脚。于是一狠心，买

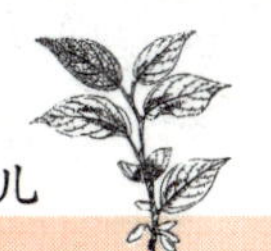

了双名牌鞋，鞋的质量是提高了，可童先生的汗脚依然没有得到改善。更让童先生痛苦不堪的是，每次应邀去别人家做客的时候，一脱下鞋子，满屋子都是臭味，看着朋友快要被熏倒的样子，他尴尬到无地自容。渐渐地，童先生再也不愿意去串门了。

汗脚从中医角度来讲，是一种身体自我保护，排除湿气、寒邪的一个通道，但出汗过多，就成了汗脚。不过，脚出汗与身体其他部分出汗不同，其他部分出汗，是因为热，越热汗就越多。而脚心出汗，与身体素质、内分泌等都有关系。

那么，汗脚的原因是什么呢?

(1) 汗腺分布　脚心是小汗腺分布密度最大的部位，脚心每平方厘米就有620个汗腺，而人体其他部位每平方厘米仅有140~340个。因此，当人体在剧烈运动后，脚心出汗自然会增多。

(2) 精神因素　人在情绪激动时，也会导致出汗增多。

(3) 全身性疾病　如甲亢、肥胖及感染性高热等或进食辛辣等也可引起全身多汗。

出汗多一般不会危害到身体健康，但会产生特殊难闻的异味，对人的心理产生严重影响。不过治疗汗脚，也不要以为用收敛、止汗的药，把脚给弄干燥不出汗了就好了，其实这是错误的。因为如果身体邪气失去了正常出汗的通路，就会在身体其他方面表现出来。比如汗脚可能止住了，但其他疾病如皮肤病等又会发作。

症状细说

汗脚的人都有这种感受：时常觉得足部潮湿、有异味，到朋友家做客特别不愿意换鞋。另外，还易诱发真菌感染，造成“脚气”。因为真菌偏爱潮湿温暖的酸性环境，而人体汗液的pH值偏酸，所以汗脚患者常常合并“脚气”。

患了汗脚之后，也不要有太大的心理负担。借助生活中的常见品，同样能治疗汗脚。

偏方正解

白萝卜明矾治汗脚

【材料】鲜白萝卜600克（切片），白矾15克。

【做法】鲜白萝卜、白矾加水2500毫升，煎30～40分钟，去渣取汁，待温度适宜，浸泡手足20分钟，每日洗2次，经3～5天治疗，便能治好汗脚。

【功效】明矾，又名白矾，是矿物明矾石经加工提炼而成的结晶。中医认为，它有消痰燥湿、止泻止血、解毒杀虫之效，对付汗脚功力强大。

小知识

冬季，“汗脚”失去热量的速度比“旱脚”快25倍，更容易遭受冻伤。因为当快速丢失热量时，人体会自动关闭浅层皮肤的循环系统，造成对足部的供血不足。供血不足则意味着足部周围的皮肤组织发生坏死，从而造成足部开裂。因此，“汗脚”在冬季要做好以下保护：首先脚出汗了，应擦干脚，同时换上干袜子和干鞋具，并可在足部适当涂抹防汗油。其次每天至少换一次袜子，且不要穿着袜子睡觉。最后，所穿鞋袜的口不要太紧，避免影响足部血液循环。

增效小偏方推荐

偏方一：苦参煎水

【材料】苦参、白鲜皮、马齿苋、车前草各30克，苍术、黄柏各15克。

【做法】每日煎洗1～2次。

【功效】对水泡型或有感染时应用有良好效果。

偏方二：芦荟抹脚

每晚洗脚后，用芦荟叶揉搓成汁往脚上涂抹，待自然风干。此法无刺鼻味，也无疼痛感觉，单脚1次只用1叶。

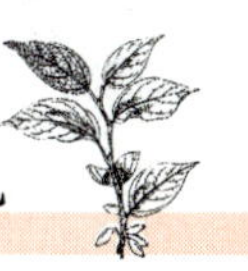

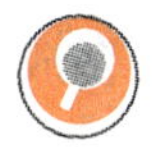

食醋泡脚，让脚气去无踪

一般人都会出现多汗、脚臭、脚痒等症状，严重的时候，趾缝间会出现蜕皮、红肿、水泡、裂口、溃烂等症状。炎热的夏天，本来是女孩子穿裙子、穿凉鞋的好时节，可是，如果患有严重的脚气，脚趾间蜕皮或长有水泡，还怎么穿凉鞋呢？而且，患有脚气的人不仅自己尴尬，还会给别人的生活带来烦恼。

得了脚气是够烦恼的，但是，脚气是怎么来的呢？

（1）脚气是由皮肤癣菌（真菌或称霉菌）所引起的。足部多汗潮湿或鞋袜不通气等都可诱发本病。

（2）有些人的脚特别爱出汗，还有些人养成了洗完澡不爱擦干脚的习惯。脚长期处于潮湿的状态，最容易招来真菌，很容易得脚气。

（3）有的人，夏季从不穿凉鞋，一年四季不换鞋，不穿坏誓不罢休，而有的人则长时间都不换一次袜子，这些习惯都容易让人感染脚气。

（4）糖尿病患者，有过敏性鼻炎、皮肤过敏等过敏体质的人，免疫力比较差；还有的人，内分泌功能失调，引起皮肤抵抗真菌的能力下降，也容易感染脚气。长期使用抗生素也会引起菌群失调，或免疫功能受到抑制，从而使真菌大量繁殖引起脚气。

脚气的致病菌是真菌，生命力极强，喜好温暖潮湿的环境，而且对紫外线、放射线等也有相当的抵抗力。真菌对营养要求低，易生长。因此，脚气的预防尤为重要。

症状细说

一旦患上“脚气”，足部到夏天就会出现瘙痒、起疱、糜烂、感染症状，甚至引发下肢“丹毒”；冬天则表现为角质层增厚、干燥、皲裂，引起疼痛且愈合困难。而医学上通常将脚气的症状分为糜烂型、水泡型和角化型。

（1）糜烂型　多发于第三与第四、第四与第五趾间。初起趾间潮湿，浸渍发白或起小水泡，干涸脱屑后，剥去皮屑为湿润、潮红的糜烂面。按着感觉奇痒，容易继发感染。

(2) 水泡型　多发于足缘部。初起为壁厚饱满的小水泡，有的可融合成大疱，疱液透明。患者抓挠后常因继发感染而引起丹毒、淋巴管炎等。

(3) 角化型　多发于足跟。主要表现为皮肤粗厚、干燥，角化脱屑，易发生皲裂。虽无水泡及化脓，但病症通常多年不愈。

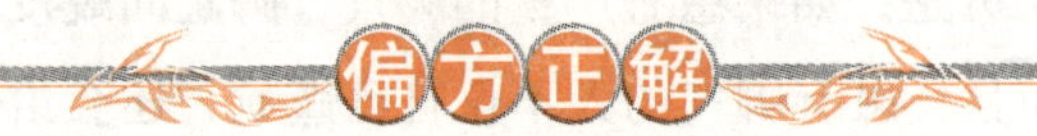

食醋泡脚

【材料】米醋1000毫升。

【做法】将醋倒入盆内，浸泡或浸洗，每日2次，每次约1小时。

【功效】醋具有消痈肿、散水气、杀邪毒、止痒收敛的作用。所以用食醋泡脚可以对治疗脚气起到一定的作用，在水中放入白醋将脚放入其中浸泡几分钟，同样可以起到消炎杀菌的作用。

小知识

患者的体质不同，抗病毒能力自然也有所不同。因此有的患者用醋泡脚后，症状得到明显改善，但少部分患者却丝毫没有作用，真菌仍然存在。所以，建议患者根据自身情况来决定。加之真菌能够寄生在角质层中，所以要坚持治疗，才能彻底将真菌消灭。

增效小偏方推荐

偏方一：木瓜羊肉粥

【材料】粳米25克，羊肉50克，豌豆20克，木瓜50克，白砂糖、精盐、味精、胡椒粉等各适量。

【做法】将羊肉洗净，切成方块；粳米、豌豆淘洗干净；木瓜榨汁。将羊肉、豌豆、粳米、木瓜汁共同放入锅中，加适量清水，烧沸后继续炖熬。待豌豆和肉都烂熟时，放白糖、精盐、味精、胡椒粉即成。作正餐食用。

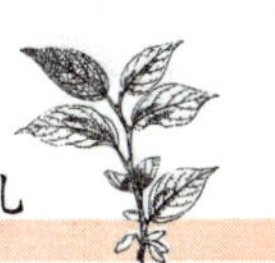

【功效】羊肉性温味甘，有补肾壮阳、生肌健力的功效；木瓜可健脾消食；粳米有补中顺气的作用。木瓜羊肉粳米粥适用于腰膝疼痛、脚气。

偏方二：藿香米醋

【材料】藿香30克，黄精、大黄、皂矾各12克，米醋1000毫升。

【做法】先将上述药切碎放置米醋中密封，再浸泡约1周，浸泡时每天摇动数次。1周后开盖去渣。使用时，取药液每天浸泡2~3次，坚持每次20~30分钟，这样连续5天就能看到一定的功效。

【功效】适用于脚气患者。

绿豆配海带，轻松战胜青春痘

汪洋今年45了，通过多年的打拼，终于有了一片属于自己的天地。然而，正当事业腾飞的时候，烦恼也出现了。

前端时间，汪洋发现脸上开始长痘痘了。一开始，她还没有在意，以为是每个月“那几天”的原因，可是“那几天”过去了。痘痘不但没有消除，反而越来越多了。汪洋感到很诧异，这种痘痘应该是在十六七岁的青春期才长的，为什么我一个40多岁的女人，也长了青春痘？再看看脸上的青春痘，如同雨后春笋般，一个接着一个冒了出来，有的还流脓了，别提有多难看了。无奈，汪洋只好去看了医生。经过医生的一番解答才让她明白，原来是因为自己常年出入应酬场合，经常大鱼大肉，导致身体内分泌出现了问题，才在这个年龄时长出了青春痘。

痤疮，是由皮肤里的毛囊及皮脂腺阻塞、发炎所引发的一种皮肤病。在中医看来，青春痘是一种病理产物，常与消化有关。这种症状多见于青年男女，11~14岁是分泌男性荷尔蒙的高峰期，因此又被称为青春痘。此症男性略多于女性，但女性发病又早于男性。有80%~90%的青少年患过此症，在青春期后一般能自行减退或痊愈，也有个别患者可延长到30岁以上。

那么，具体说来，长青春痘的原因有哪些呢？

(1) 内分泌失调　内分泌失调是青春痘形成的主导原因。人在青春期时，体内的荷尔蒙会刺激毛发生长，促进皮脂腺大量分泌油脂，致使毛发和皮脂腺堆积更多物质，“吸引”油脂和细菌的附着，引起皮肤红肿。

(2) 细菌分泌皮脂　当皮脂腺内的厌氧细菌开始分泌皮脂时，就会引起炎症反应。

(3) 饮食　如辛辣、巧克力、油炸食物等都容易导致长痘或者进一步恶化病情。

(4) 情绪　如紧张、焦虑、睡眠不足等，都容易长痘或者进一步恶化病情。

(5) 气候　过度日晒或在湿度过高的地方，有些患者的病情会恶化。

症状细说

一般来说，青春痘可分为几种类型：

(1) 粉刺　包括白头粉刺和黑头粉刺。这是与毛囊一致的圆锥形丘疹。不发红也不隆起，数量少，所以不易被察觉，用手可触及含在皮肤中米粒大的皮损。粉刺的顶端呈黄白色，也可因色素沉积而形成黑头粉刺，可挤出头部为黑色而其下部成白色半透明的脂栓。粉刺是痤疮的早期损害，加重后可形成炎症丘疹。

(2) 丘疹　这是从粉刺发展而来的炎症性丘疹，变现为红色丘疹。

(3) 脓疱　脓包是在丘疹的基础上形成，表现为绿豆大小。

(4) 囊肿结节　如果炎症继续发展，可形成大小不等的暗红色结节或囊肿，挤压时可有波动感。

一直以来，大家对于青春痘都有这样一个误区，那就是觉得只要将痘痘里的脏东西挤压出去，痘痘也很快没了。其实这是一个错误又危险的认识。人的面部分布着大量的静脉，这些静脉能收纳面部软组织内部的静脉血，在鼻根至两口角围成一个三角区部位。一旦挤压方式不当，就很容易让细菌侵入，造成颅内感染。

那么，脸上长了青春痘，又该如何温和地“战胜”它呢？这里为大家推

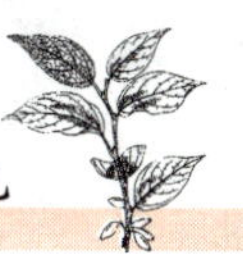

荐一款美食偏方。

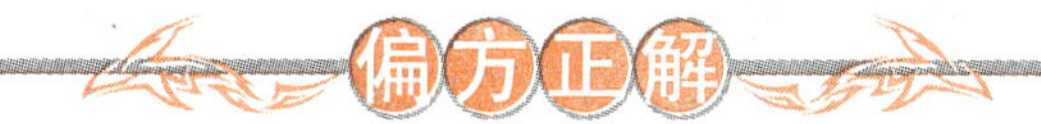

海带绿豆汤

【材料】海带、绿豆各15克，甜杏仁、玫瑰花各9克。

【做法】将玫瑰花用纱布包好；甜杏仁用沸水浸泡后去皮；海带用温水泡开并切成丝。将上述材料加绿豆放进锅里，加清水煮至绿豆开花软烂即可。

【功效】活血化瘀，消除粉刺。

小知识

青春痘长在人体的部位不同，引起的原因也是不同的。

长在两眼及鼻梁之间，说明肝功能不好，因此要注重起居规律变化；长在鼻尖，则可能是胃火大，消化系统出现了问题，因此要合理调节饮食；长在鼻翼，则说明皮脂分泌过旺，应及时清除毛孔污垢；长在右边脸颊，则为肺功能失常，应注意保养呼吸道，避免过敏性刺激；长在左边脸颊，则说明肝功能不顺畅，有热毒；长在唇周边，则说明是便秘导致的体内毒素累积；长在下巴，则说明身体内分泌失调，要少吃冰冷的东西。

增效小偏方推荐

偏方一：白果方

【材料】白果适量。

【做法】每晚临睡前用温水洗净患处。然后将白果去掉外壳，留白果种仁。用刀切成平面，频搓患部，边搓边削去用过部分。每次1～2粒种仁，一般使用7～14次，青春痘即可消失。

【功效】适用于青春痘。

偏方二：芦荟除痘面膜

【材料】芦荟30克，黄芪10克，当归10克。

【做法】将芦荟除去外皮和刺，只留下肉；将黄芪和当归磨成粉后混合。将芦荟和中药粉加入少量水调和成粉末状，敷于面部15分钟即可。

【功效】芦荟具有消炎镇静的作用，对抑制痘痘特别有效。

偏方三：蒸汽挤痘法

准备一盆热水。用洗面奶或细砂磨砂膏净面后，将脸置于升腾的蒸汽中，而后用大毛巾包裹面部3分钟，促使毛孔打开。再用75%酒精棉球消毒，然后用医用注射针头（5～7号）的针帽或粉刺器柔和地挤压粉刺边缘的皮肤，即可挤压出粉刺。此法不仅能挤出痘痘，还不会损害到附近皮肤，更不会留下疤痕。

黑豆虽小，治疗脱发功效大

冯先生今年27岁。大学毕业后，学习酒店管理专业的他，投入到寻找工作的大军中。这本应该是冯先生人生中即将开始的美好时光，然而，他却因为几年前的脱发，而在面试中屡次被用人单位拒绝。工作找不到，专业以外的工作又不懂，冯先生感到十分烦恼。这一烦恼，头发似乎掉得更厉害了，每次用手一抓就会有大把的头发掉下来。一个月后，冯先生察觉自己的头发变得更加稀少了。“尤其是头顶，用手摸上去已经可以直接碰到头皮了”，惊慌失措的冯先生更心烦了。

头发也是需要新陈代谢的。一个人每天掉发在100根以内属于正常，但若超过这个范围就是脱发了。脱发又称早秃，俗称“谢顶”。祖国传统中医学认为脱发的病因主要在肾，若肝肾两虚、气血不足，全身的血液循环就会疲软，无力将营养物质输送到人体的最高处——“头顶”。头上毛囊得不到营养滋养，就会逐渐萎缩，引起脱发。一般来说，脱发与如下几种原因有关。

（1）肾虚　有句话说：“肾藏精，其华在发，肾气衰，发脱落。”肾藏五脏六腑之精华，肾虚使精血不足，精血不足就会导致头发缺少营养，引起头发脱落。

（2）肺损　肺主毛皮，肺败则皮毛先绝。肺是人体最主要的氧气和废物交换器官，肺功能的强弱，会直接影响氧气吸入和废物的排出以及体内的营养供应。而头发是身体的末端器官，肺损则皮毛失养，导致脱发。

（3）毒素积累　人体一旦产生了大量毒素，就会危害到机体各器官、各系统。例如影响机体各器官和头发对养分的吸收，各类滋补食品及药物也无

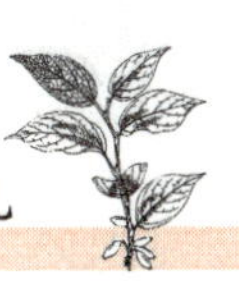

法在人体内发挥作用，就会造成脱发。

(4) 精神压力　现代社会的生活压力越来越大，竞争也越来越激烈。因此，人的焦虑烦恼也日渐增多，忧郁积于心头，毒素瘀积心脾，造成神经系统紊乱等。若突然受到刺激，邪风侵入，易引起继发性脱发或突然脱发。

(5) 不良习惯　经常加班，应酬过多，大量吸烟饮酒，夜生活过频，使身体各类机能遭到破坏。有研究证明，夜间12~2点是头发生长最旺盛的时期。若是熬夜，就打乱了生活节奏，破坏了生物钟，加之睡眠过少，使头发得不到正常的养分和休息，积劳成疾，造成脱发。

(6) 不良饮食　人们生活水平提高了，饮食结构也发生了变化。谷类、青菜类食品减少了，脂肪、蛋白质类食品增加了。使体内营养不均衡，机体的消化吸收系统难以适应，造成脾胃湿热，引起紊乱，造成脱发。另外，有研究证明，铜、钙、镁、锌、硒等微量元素与头发生长有着很密切的关系。一旦体内缺乏这几种微量元素，也会引起脱发。

(7) 养护不当　过度使用洗发、护发用品，或洗发水中的含碱性过强，均容易引起脱发。另外，不当的烫发、染发、洗（吹）发、梳发等也会对头发造成伤害，引起脱发。

症状细说

脱发的主要症状是头发油腻，如同擦油一样。也有焦枯发蓬，缺乏光泽，有淡黄色鳞屑固着难脱，或灰白色鳞屑飞扬，自觉瘙痒。如果是男性脱发者，主要是前头与头顶部，前额的发际与鬓角往上移，前头与顶部的头发稀疏、变黄、变软。

头发脱落是一个困扰很多人的自然生理现象。这里给大家推荐一款天然的“防脱发剂”，让你安全有效地解决脱发问题。

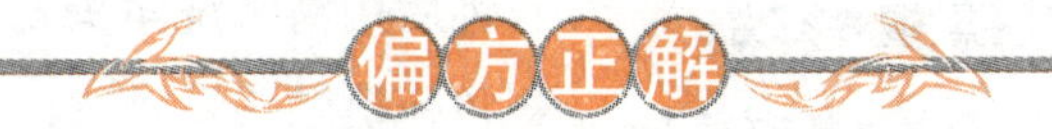

偏方正解

煮黑豆

【材料】黑豆300克，精盐适量。

【做法】将黑豆放入水中浸泡2小时后，沥干水分，备用。将泡发好的黑豆放入锅中，加入适量清水，用大火烧开后，改用小火熬煮至豆粒饱胀。将煮好的黑豆控去水分后，盛入盘中。撒少许精盐，拌匀放凉后，装入瓷瓶中。每次食用10粒，一日2次。饭后食用，用温开水送下。可连续食用。

【功效】黑豆是植物中营养极丰富的保健佳品，黑豆的蛋白质含量相当于牛奶的12倍，富含不饱和脂肪酸且其吸收率达95%。宋代文学家苏东坡曾记述京城汴梁少男少女为美容而服食黑豆的情景。在《本草纲目》中，李时珍也列举了不少古代人服食黑豆养生长寿的例子。经常食用煮黑豆，对脂溢性脱发、产后脱发、病期脱发等均有很好的疗效。

小知识

我们每天都会梳头。那么，也可以借用梳头来防治脱发。具体方法是，每天早上起来时，将双手十指分开，插入头发，自前向后较有力度地梳摩头皮几十下，再用梳子轻梳几十下。可反复2~3次。长期用此法，可有效辅助治疗脱发及斑秃、少白头。

增效小偏方推荐

偏方一：按摩头皮

双手放在头顶，用食指和中指在头皮上划小圆圈按摩头皮。顺序是沿着额、后颈、两颞部次序按摩，每天1~2次，每次10~15分钟。按摩头皮可刺激头部血液循环，进而提高发囊活力。本法具有较好的防治脱发的效果。

偏方二：擦植物油

将橄榄油、芝麻油、薰衣草精油等植物油加热，温度不宜过烫。然后取适量油，轻轻按摩头皮，再用浴帽包好头部，保持1小时，可同时辅助按摩头皮。1个小时后，用洗发水清洗干净即可。

偏方三：啤酒涂搽头发

【材料】啤酒1瓶。

【做法】使用啤酒涂搽头发时，先将头发洗净、擦干。用整瓶啤酒的1/8，均匀地搽在头发上，再做一些手部按摩使啤酒渗透头发根部。15分钟后用清水洗净头发，再用木梳或牛角梳梳顺头发。

【功效】啤酒中的有效营养成分对防止头发干枯、脱落有很好的治疗效果，还可使头发变得光亮。

第五章

儿科——儿童健康，父母放心

现在很多家庭都是一个孩子。因此，小宝宝哪怕有一点头痛发烧，家长都会心疼不已，四处奔走医院，甚至有的家长病急乱投医，结果适得其反。与其在宝宝生病时才紧张不已，不如现在就了解一些常见小儿疾病的治疗偏方。这样才能心中有数，在遇到状况的时候也有了方向。

清热解毒方，手足口病好得快

手足口病是由多种肠道病毒引起的常见传染病，以婴幼儿发病为主。大多数患者症状轻微，以发热和手、足、口腔等部位的皮疹或疱疹为主要特征，所以称其为“手足口病”。少数手足口病患儿可引起心肌炎、肺水肿、无菌性脑膜脑炎等并发症。若感染严重者，病情可快速发展，导致死亡。

其实，成年人也有可能患上手足口病。不过，儿童的发病率较高，因为他们喜欢用嘴咬手或玩具，而肠道病毒中的柯萨奇病毒是手足口病的元凶，病毒直接通过消化道进行传播。具体说来，该病的致病原因如下。

（1）常见幼儿园或公园等有人群密切接触传播的公共场所。病毒通过被污染的毛巾、钱币、玩具等物品传播。

（2）打喷嚏时，病毒由飞沫传播。

（3）饮用或误食被污染过的水和食物，如有病毒或被苍蝇叮爬过的食物。

症状细说

手足口病虽然不算危重疾病，但其传播快、易流行。本病发病有明显季节性，一般4～5月开始，夏季达高峰，所以春夏之交要谨防手足口病。手足口病的症状常表现为：患儿口腔内颊部、舌、软腭、硬腭、口唇内侧、手足心、肘、膝等部位，出现小米粒或绿豆大小、周围发红的灰白色小疱疹或红色丘疹。具体症状表现如下。

（1）发病突然且发高烧，体温多在38℃以上，同时伴有头痛、咳嗽、流涕等症状。体温越高，病程越长，病情也就越重。

（2）患儿口腔黏膜、唇内的疱疹破溃后会形成溃疡，疼痛感较重。患儿情绪上常表现出哭闹、流口水，无食欲等。

（3）口腔疱疹后的1～2天，可在患儿的手心、足心等处看到皮肤斑丘疹。疱疹呈圆形或椭圆形，较硬，肉眼可见内有混浊液体，疹子周围有红晕。

（4）整个病程约在1周左右。只要护理得当，一般不会在皮肤上留下色

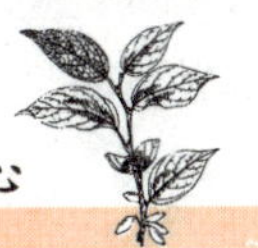

素痕迹或疤痕。

宝宝患了手足口病，妈妈看在眼里，急在心里。这里，就给大家推荐一款偏方，可有效治疗小儿手足口病。

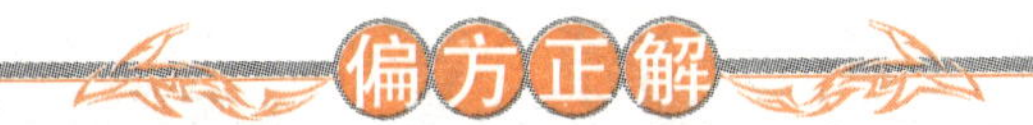

灯芯草鸡骨草汤

【材料】灯芯草 5 扎，蝉蜕 3 克，木棉花 1 朵，鸡骨草 10 克，瘦猪肉 50 克。

【做法】将上述材料煲汤饮用。

【功效】灯心草利尿通淋，清心降火；蝉蜕疏散风热，透疹止痛；木棉花清热，去湿，解暑，利尿；鸡骨草清热解毒。几味药合用可疏风清热，化湿解毒，尤其对手足口病的治疗效果比较好。

小知识

患上手足口病后，还可能因感染其他病毒而再次患上。而手足口病的病毒在室温下可存活数日，当温度高达50℃时，可以迅速灭活。因此，手足口病的预防主要是在疾病流行期，注意饮食卫生，尤其少吃生冷食物。

增效小偏方推荐

偏方一：荷叶粥

【材料】鲜荷叶 2 张，白米 50 克。

【做法】将鲜荷叶切碎后煮白米粥吃。

【功效】鲜荷叶能理脾活血，祛暑解热。适用于预防手足口病。

偏方二：白茅根水

【材料】红萝卜 1 根，白茅根 15 克，竹蔗 1 节，生薏仁 15 克。

【做法】将上述材料煎水代茶饮用。

【功效】红萝卜具有清热解毒、透疹、降气止咳的作用；白茅根凉血止血，清热利尿；竹蔗清热泻火；薏仁健脾利湿。4 味同食可补肺健脾、清热化湿，适用于小儿手足口病。

防治佝偻病，鳝鱼豆腐显神通

晓敏的女儿现在2岁了。最近她发现女儿经常腹泻，而且一般都需要2个星期甚至以上才能痊愈。前段时间，女儿还经常呕吐，晚上睡觉也不老实，总是喜欢翻来翻去，甚至常在梦里哭醒。以往爱吃的饭菜，现在统统不爱吃了，食欲下降了很多。晓敏带着女儿去医院做了一个全面检查，结果被确诊为佝偻病。

佝偻病又称缺钙，在婴儿期较为常见。该病主要由维生素D缺乏引起体内钙、磷代谢紊乱，而使骨骼钙化不良的一种疾病。佝偻病发病缓慢，不易引起重视。但它可降低儿童抵抗力，合并肺炎及腹泻等疾病，长期患病影响儿童生长发育。因此，一定要积极防治。具体说来，佝偻病症状如下。

(1) 日光照射不足　食物供应的维生素D远不能满足人体需要。一般情况下每天接受日光照射的时间要在2小时以上，可明显减少佝偻病的发病率。

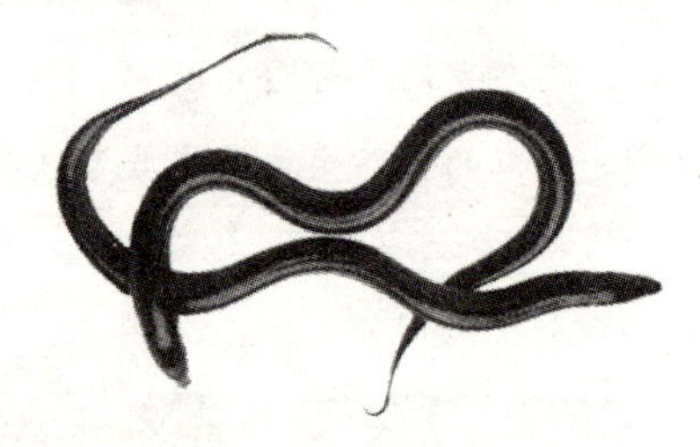

(2) 维生素D及钙、磷摄入不足　尽管蔬果中富含维生素，然而却远不能满足人体正常需要。因此孩童应该在出生后第2个月起补充维生素D，以减少佝偻病发生率。

(3) 维生素D及钙、磷吸收障碍　肝和肾是活化维生素D的主要器官。当肝和肾出现问题时，可直接影响维生素D的正常代谢，进而影响钙的吸收利用。另外，某些蔬菜，如菠菜、咸菜等含有大量的草酸，可在肠道内与钙结合形成难溶的钙盐，降低钙的吸收率。

症状细说

过去，有人说婴儿的后脑勺没有或者只有一圈头发，是将来会聪明、能

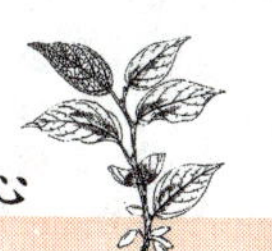

干的象征。如今，仍有不少父母这样认为。其实，这是佝偻病的早期症状之一。下面，就来具体了解下本病的临床表现。

（1）枕秃 患佝偻病的小儿，无论什么季节，哪怕寒冬腊月，头部都容易出汗。由于汗的刺激，头部发痒，特别是与枕头接触的部位汗液不易挥发，造成的奇痒刺激，使小儿的头转来转去，与枕头产生磨擦，以达到“止痒”目的，天长日久便形成枕秃或环形脱发。

（2）其他表现 佝偻病患儿，其抬头、坐、站、行走等都较健康的孩子更晚。另外还包括关节松弛、行为缓慢、语言发育落后、贫血等。

佝偻病如能及时治疗，一般很快就能恢复健康。否则，可能就会遗留如鸡胸、X 或 O 型腿等后遗症。

那么，如何防治佝偻病呢？下面，就推荐一个小偏方。

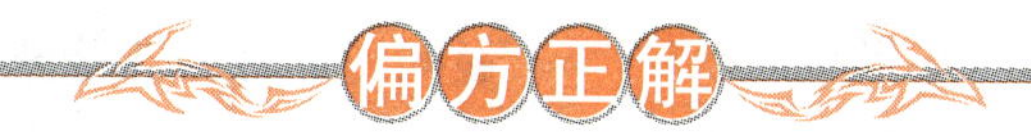

鳝鱼炖豆腐

【材料】鳝鱼肉 250 克，豆腐 1 块，精盐适量。

【做法】将鳝鱼肉和豆腐分别切成小块，再加水一起炖熟，加精盐调味后即可食用。

【功效】鳝鱼中含有丰富的二十二碳六烯酸（DHA）和卵磷脂，它是构成人体各器官组织细胞膜的主要成分，而且是脑细胞不可缺少的营养。尤其适合小儿佝偻病患者。

小知识

说到佝偻病，人们总认为此病好发于婴儿时期。其实并非如此，当孩子还在母体里时，就可能已发生佝偻病，医学上把这种佝偻病称之为先天性佝偻病。据国内某些地区的报告，先天性佝偻病的发病率高达 50% 以上。可见，预防佝偻病应从孩子的胎儿期做起。

增效小偏方推荐

偏方一：红枣核桃肉

【材料】核桃肉15克，白扁豆10克，红枣10枚。

【做法】将核桃肉、白扁豆、红枣洗净，用适量清水浸泡2小时，放入锅内，用文火煮至熟软，即可服用。每日1剂，分2次服用，连服5~7天。

【功效】健脾，益肾，强骨。

偏方二：蛋壳粉

【材料】鸡蛋壳适量。

【做法】将鸡蛋壳洗净，以文火烤干，研为细粉过筛。愈细愈佳，贮瓶备用。6个月~1岁每次服用0.5克，1~2岁每次1克，每日2次。如同时配合服胃蛋白酶、胰酶、淀粉酶等助消化药，佝偻病骨骼畸形明显者加服浓维生素AD或维生素D等，能进一步提高疗效。

【功效】补钙壮骨。适用于小儿佝偻病、小儿营养不良、手足搐搦症。据现代药理分析，鸡蛋壳含有碳酸钙91.96%~95.76%，有机物3.55%~6.45%，还含有碳酸镁、磷酸钙、胶质等营养物质。因此，对治疗小儿佝偻病、小儿营养不良、手足抽搐具有良好疗效。

胡椒配绿豆，轻松驱蛔虫

小张家的孩子聪明活泼，就是身体太瘦。吃饭的时候，这孩子半天也吃不了几口菜，大家都问孩子是不是烧的菜不合口味？小张却说，这孩子最大的毛病就是不好好吃饭，每到吃饭的时候就磨磨蹭蹭的，一碗饭半天都吃不了几口，等到饭凉了，还没吃完。正说着话，孩子突然说肚子疼。小张朋友赶紧问孩子疼的地方是不是在肚脐眼附近？孩子说“是”。接着又问他平时有没有这种情况？小张接话说，老毛病了，疼一会儿就好了。

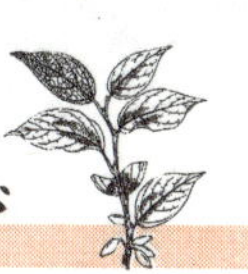

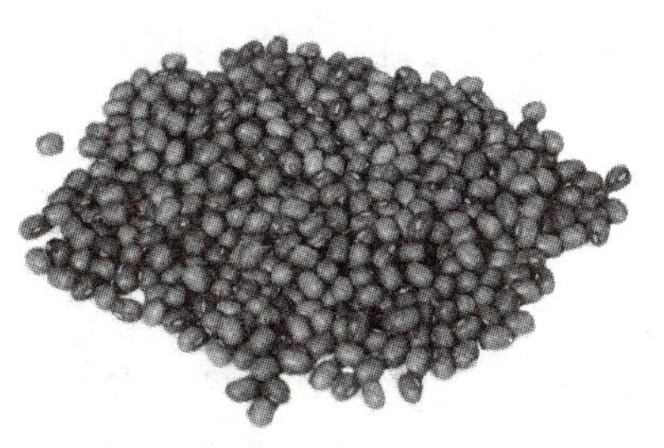

蛔虫症是儿童时期最常见的肠道寄生虫病之一。蛔虫虽然小，却不可小瞧，它有三大恶习：随意游走、扭曲打结、爱“钻孔”。孩子患上蛔虫症后，可影响食欲和肠道消化、吸收功能，妨碍孩子的生长发育，且可引发较多并发症，严重时还可危及生命。那么，为什么小儿最易患上蛔虫病呢？

这主要是因为小孩常喜欢在地上玩，而尘土中难免有蛔虫卵。到吃饭时，不洗手就直接拿着东西往嘴里送，或者是生吃没有洗干净的瓜果、蔬菜，这些做法都会将蛔虫卵带入口中，进入胃肠道引发蛔虫病等感染。

症状细说

除了常见的肚子痛以外，蛔虫病还有哪些症状呢？

（1）常出现不明原因的腹泻、便秘或腹痛（疼痛点多为肚脐周围）。

（2）食欲不好，不想吃饭却想吃零食，或胃口佳但身体消瘦。

（3）时常感觉头痛、兴奋或精神不佳，注意力无法集中，反应迟钝。

（4）睡觉常流口水或磨牙。

（5）脾气急躁，容易发怒。

（6）出现“虫斑”，如舌面出现红斑；下唇黏膜出现颗粒；面部出现白斑；指甲上出现“絮状白云”等。

以上症状不一定会全部同时出现，但当出现其中2~3种或以上时，就需要到医院确诊了。

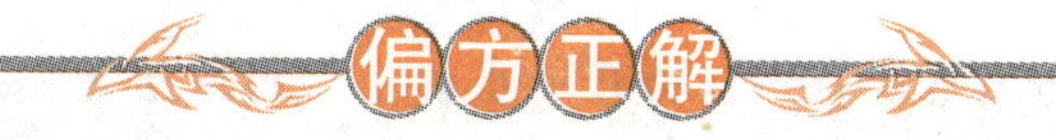

偏方正解

胡椒绿豆

【材料】胡椒、绿豆各5粒，酒适量。

【做法】将其同研成细末，用酒调服。

【功效】安蛔止痛。主要用于突发胃脘及右胁部疼痛，痛引背心及右肩，并常伴蛔虫吐出，平时脐周腹痛时作，鼻孔时痒。

小知识

蛔虫病一般多发于每年4月~10月，其中七八月份是蛔虫感染的高发期。而蛔虫卵进入人体后，一般需要60~75天左右的时间才能孵化成虫。因此，过了九十月份，随着气温降低，不仅人感染蛔虫的几率大幅下降，而且也是驱蛔虫的最佳时节。

增效小偏方推荐

偏方一：南瓜子粉

【材料】南瓜子、蜂蜜各适量。

【做法】南瓜子若干洗净后晾干，去壳取仁，研极细末。5岁以上小儿每次10~15克；5岁以下小儿每次6~9克。均用蜂蜜调服。每日2次，连服2~3天。

【功效】适用于小儿蛔虫。

偏方二：梅椒煎剂

【材料】花椒10克，乌梅15克。

【做法】将花椒和乌梅共同用水煎。每日1剂，分次服用。

【功效】乌梅能起到收缩胆囊的作用，可促使蛔虫从胆道内排出。主要用于安驱蛔虫。

糖冬瓜清肺热，专治小儿百日咳

马先生最近有些烦恼，因为儿子生病了。马先生说儿子最近经常咳嗽，每次都会咳得面色发红，连续咳上十几声或几十声后，还会发出一个吸气的回音，就好像公鸡打鸣后的尾音。尤其是晚上睡觉后，咳嗽更加明显。不仅如此，由于常咳不止，儿子毫无食欲，有时候吃进去的食物也会吐出来。看着儿子痛苦的样子，马先生的心里很不好受。

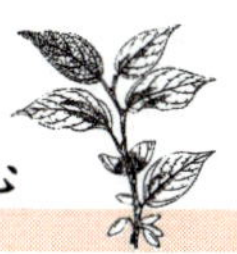

小儿百日咳是由百日咳杆菌引起的呼吸道传染病。百日咳是病毒性疾病，通常发病时间在百日左右。百日咳杆菌在离开人体后，存活时间不长。该病主要经飞沫传染，治愈后会有持久免疫力。具体说来，小儿百日咳到底是由什么原因引起的呢？

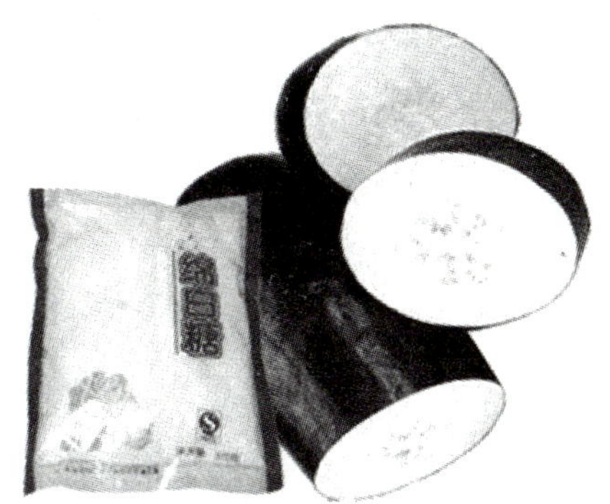

❶ 疫苗接种不及时。

❷ 虽然注射了疫苗，但百日咳杆菌已经“适应”了疫苗，由此产生免疫力，使得疫苗失去效用。

❸ 除了百日咳杆菌外，副百日咳杆菌也会引起百日咳症状。

症状细说

如何判断孩子究竟是一般性咳嗽还是百日咳呢？百日咳的潜伏期为2～20天，一般为7～10天。其典型症状主要分为以下三期。

（1）前驱期　自起病至痉咳出现，大约7～10天，初起类似于一般上呼吸道感染症状，包括低热、咳嗽、流涕、打喷嚏等。3～4日后，其他症状得到好转而咳嗽加重。这一时期尽管传染性最强，但治疗效果也是最好的。

（2）痉咳期　此时，咳嗽由单声咳变为阵咳，通常是连续十余声至数十声的短促咳嗽，每次阵咳发作可持续数分钟，日轻夜重。继而一次深长的吸气，因声门仍然处于收缩状态，故发出鸡鸣样吼声，然后又是一连串阵咳。如此反复，直至咳出黏稠痰液或吐出胃内容物为止。

阵咳时，患儿通常为面红耳赤、涕泪交流、大小便失禁。少数患儿痉咳频繁可出现眼睑浮肿、眼结膜及鼻黏膜出血等。加之，小儿由于声门狭小，痉咳时可发生呼吸暂停，并可因脑缺氧而抽搐，甚至死亡。

（3）恢复期　当阵发性痉咳逐渐减少直到停止，鸡鸣样吼声也消失了，就意味着病症逐渐好转。这一期一般为2～3周，但若有并发症可长达数月。

偏方正解

糖冬瓜茶水

【材料】风粟壳20～40克，糖冬瓜30克。

【做法】煎水代茶饮。

【功效】适用于小儿百日咳的初咳期。糖冬瓜茶水的味道甘甜，小儿喜服。

小知识

若没有风粟壳，也可直接用大蒜头。方法是将大蒜头去皮捣烂加白糖15克，过半小时后用滚开水冲，再去渣服汁。这一方法同样适用于小儿百日咳。

增效小偏方推荐

偏方一：刮痧

刮痧治疗百日咳的步骤如下：

❶ 在背部风门、身柱、肺俞均匀抹上刮痧油（可用红花油代替）。用水牛角刮痧板反复进行刮拭，风门和肺腧用平刮法，身柱用角刮法，以局部出现红紫色为准。

❷ 用拇指揉法点揉上肢部尺泽、合谷，以局部酸胀为度。

❸ 严格消毒后，用小号三棱针在手部少商穴进行点刺放血。

偏方二：葱菇冰糖糊

【材料】鲜葱菇5个，饭汤半碗，冰糖适量。

【做法】将鲜葱菇洗净去皮捣烂，与饭汤、冰糖隔水蒸熟成糊状服食。

【功效】适用于小儿百日咳恢复期。

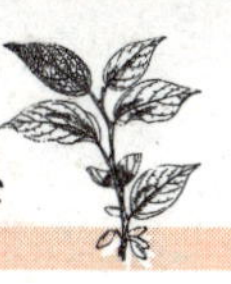

山羊角熬汤，治疗小儿抽搐

宝宝一生病，家长就着急，不知道选择什么药才是最好的，这是很多做父母的第一反应。更何况见到孩子罹患小儿惊风，更让爸爸妈妈吃不下饭、睡不着觉，急于让孩子摆脱病魔纠缠。有妈妈说："当时，我喊宝宝的名字，他不答应，只会翻白眼，嘴里'咔哒'作响，我心疼得要命，怎么才能治好这种病呢？"

抽搐或称"抽风""惊厥"。它可能是全身性，也可能是局部肌肉的不停抽动，是大脑功能出现暂时紊乱的表现。其典型症状为：发作突然，意识丧失，两眼固定，眼球上蹿，凝视或斜视，全身或局部肌肉不停地抽动，患儿常常喉间痰音明显或屏住呼吸，因而面色发青。如此持续数秒钟、数分钟不等，有的反复发作呈持续状态。发作停止后患儿意识转清，但表现为乏力、嗜睡，有的甚至呈昏睡状态。

由于小儿的年龄不同，引起抽搐的原因也不一样。例如新生儿惊厥多是由于颅内出血或是窒息、破伤风等所引起。在婴儿期间最常见的是高热惊厥，它往往发生在扁桃体炎、中耳炎、肺炎等发热的初期，每次抽搐约数分钟，其往往与家庭遗传因素有关，多在小儿发生高热的初期就会引起抽搐。此外，较少见的原因是低血糖症、维生素D缺乏性手足搐搦病（低钙血症）、脑膜炎等。发生在年长儿的惊厥则多见于各种颅内感染（脑膜炎、脑脓肿等）、癫痫、食物或是药物中毒，以及高热惊厥等。

症状细说

小儿抽搐症状一般具有标志性，下面就来说一说小儿抽搐症状具体都有哪些症状。

（1）手足抽搐 这是最特殊的一种症状。发作时手腕弯曲，手指伸直，大拇指贴近手心，脚背弯如弓状，脚趾呈强直状态。

（2）喉痉挛 这是由于喉部肌肉痉挛，气道变窄，小儿在深吸气时可发出特殊的哮吼音。症状严重时，可因呼吸困难导致突然死亡。此外，患儿还伴有睡觉不踏实、容易惊醒、出汗等症状。

(3) 惊厥　该症状可持续数秒至半小时左右，但发作次数频繁，每天发作1~20次左右。惊厥时双眼向上翻，面部肌肉痉挛，手脚有节律地抽动。丧失意识，大小便失禁。

小儿患了抽搐，父母心疼万分，别担心，下面就为你推荐一款小偏方治疗病症。

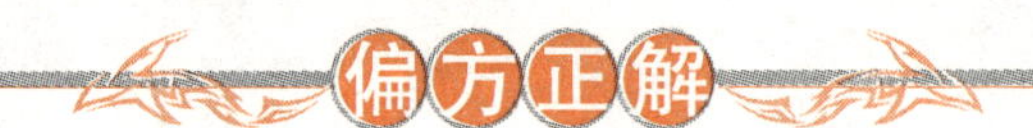

偏方正解

山羊角

【材料】山羊角1副。

【做法】将山羊角砸碎，每10克为1剂，熬汤服用。每日3次，每次1剂，一般1周即愈。

【功效】山羊角为活血药、止痛药和清热药。《吉林中草药》中记载："山羊角镇静，退热，明目，止血。治小儿惊痫，头痛，产后腹痛，经痛。"

小知识

小儿抽搐是因为幼儿大脑神经系统尚未完全发育成熟，对体温的控制能力还不足。因此当体温急剧变化时，身体就会因适应不良而反应过度。例如，成年人在受寒或发高烧时，全身肌肉也会打寒颤。而小儿则会因为颤抖而失去控制，其表现出来的症状即抽搐。

增效小偏方推荐

偏方一：按摩法

❶ 太冲穴：以中指指尖揉小儿太冲穴1~2分钟，再换拇指掐按1分钟。同法也可施用于十宣、合谷、水沟、印堂诸穴。

❷ 风池穴：将双手拇指指腹分别按于双侧风池穴，其余四指附于头部两侧，由轻至重按揉1分钟，再拿

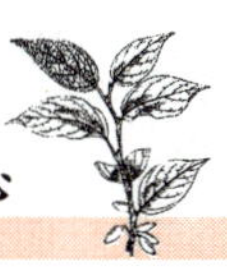

捏风池穴 1 分钟。

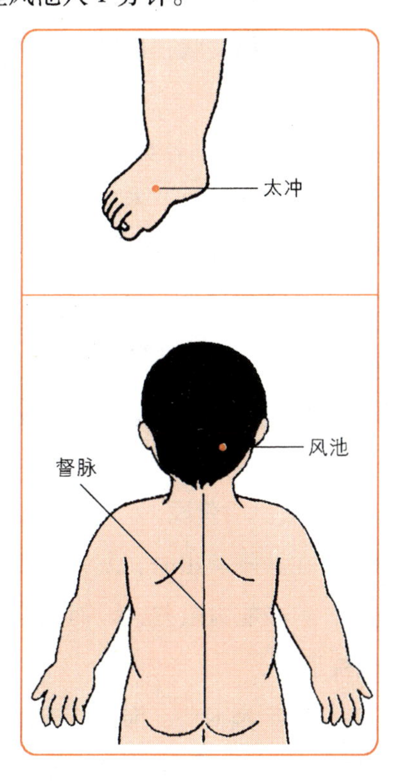

❸ 推按督脉：患儿取俯卧位，将双手从上而下推脊柱及脊柱两侧肌肉隆起处，以发热为准，再用食指按揉尾骨端 50 次，最后由上而下直推 30 次。

【功效】熄风止痉，疏风散邪。适用于小儿惊风，缓解抽搐症状。

偏方二：调羹塞牙

用纱布或者手帕裹在筷子或小调羹上，塞在小儿上下齿之间，防止咬破舌头。如果牙齿咬得很紧，别强行撬开，可用筷子从两旁牙缝中插入。同时保持小儿的呼吸道畅通，解开小儿领口，放松裤带，让小儿平卧，头侧向一侧，以防呕吐物吸入呼吸道而造成窒息。

【功效】适用于小儿惊风，缓解抽搐。

薏仁桔梗粉，缓解龋齿痛

龋齿俗称“虫牙”或“蛀牙”，意思是说牙齿表面有了洞眼或牙齿硬组织受到损害，这是一种口腔最常见的多发病之一，以 10 岁以内的孩子发病率最高。龋齿的起因至今尚未彻底弄清。以前，有的人称龋齿是由牙齿上的虫子造成，甚至故作玄虚地从牙齿上捉

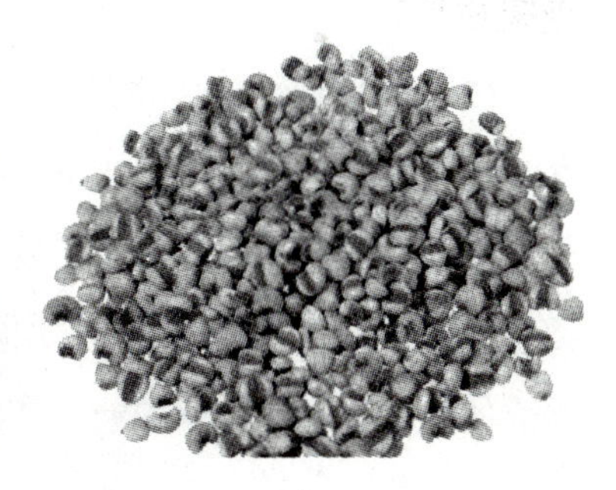

下“虫子”给人们看。其实龋齿并不是因为真正的“虫子”在做怪，而是和口腔中的细菌、食物等有关。这些原因互相作用，互相关联，最终形成了小儿龋齿。具体原因如下。

（1）爱吃甜食　小孩大多喜欢吃带有甜味的食物。例如各类糕点、糖果、果汁、可乐等零食。这些甜食含糖量高，黏性大，粘到牙面上不易清洁，很容易形成细菌繁殖的温床，形成牙菌斑，给龋齿的发生创造了有利条件。

（2）错误的刷牙方式　正确的刷牙方式可有效预防龋齿。但由于婴幼儿不会漱口、刷牙，或年龄稍大一点的孩子刷牙不认真，无法坚持早晚刷牙、进食后没有及时漱口等，都会导致食物残渣存留在齿缝间和沟裂中，导致龋齿的发生。

（3）牙齿发育　幼儿从6个月~2岁半是乳牙萌出的阶段，6~12岁是恒牙萌出替代乳牙的阶段。无论是乳牙还是恒牙，在其刚萌出时，发育还不完善，其硬组织厚度只有2毫米，钙化程度过低，耐酸能力很差，因而更容易被腐蚀。乳牙一旦发生了龋齿，病情进展就很快了。

（4）身体素质　小孩的身体营养状况不好，如营养不良、佝偻病或患有其他各种慢性病，尤其是患维生素D缺乏性佝偻病的小孩，由于牙齿缺乏钙质，牙齿结构疏松，更容易被乳酸侵蚀形成龋齿。

症状细说

那么，小儿龋齿具体有哪些表现呢？

（1）龋齿初期，患儿没有什么感觉，仅在牙面沟窝或齿缝间有褐色、黑色斑或小窝。

（2）随着龋蚀进一步发展，侵蚀了牙本质，患儿进食如冷、热、酸、甜食时就会感觉疼痛。由于乳牙髓腔较大，牙外层的硬组织包括牙釉质和牙本质较薄，龋蚀容易穿过髓腔，发生牙髓炎。

（3）当炎症继续发展到牙根时，就会引起持续性疼痛，牙齿不能咬合，形成牙龈瘘管，甚至成为一个病灶，引起全身性疾病，严重威胁小儿的健康。

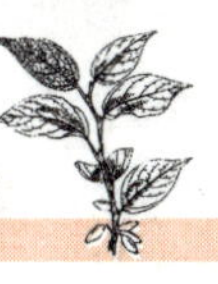

偏方正解

薏仁桔梗粉

【材料】薏苡仁、桔梗各适量。

【做法】薏苡仁、桔梗共研末，点龋齿洞，并可服食。

【功效】适用于龋齿痛。

小知识

千万不能让孩子养成含着奶嘴睡觉的习惯。婴幼儿含着奶嘴时，奶嘴贴附于其上颌乳前牙，也就是门牙。而奶瓶内多为牛奶、砂糖、果汁等易产酸、发酵的食物，门牙将很快被龋坏，且很快发展成大面积龋齿或残根。临床上经常碰到的严重龋齿，如门牙基本全烂光了的孩子，多属于“奶瓶宝宝”。

增效小偏方推荐

偏方一：口含芦荟

【材料】新鲜芦荟1小片。

【做法】将新鲜芦荟割1小片，削去两边的刺，剥去外皮后将内含黏性液体的果肉含在疼痛处，2～3小时后可自行缓解。

【功效】适用于小儿龋齿。

偏方二：生姜片

【材料】生姜适量。

【做法】将生姜切下1小片，贴在痛处。姜味消失后，更换新的姜片。1天即可缓解疼痛。

【功效】缓解龋齿痛。

偏方三：蜜糖贴

【材料】蜂蜜适量。

【做法】将蜂蜜涂在患处，不仅几分钟就好了，还能让你满口生香。

【功效】清新口气，缓解龋齿痛。

山楂开胃糕，孩子从此不厌食

老姚的小孙子圆圆以前是个活泼好动、非常惹人喜欢的小男孩。但老姚说，圆圆最近的食欲似乎很差，以前看到好吃的水果、点心，那高兴劲儿别提了，吵着吵着要吃，如果没有大人监督，每次都会吃多。可最近一个月，看到好吃的，圆圆再也高兴不起来了。就算爸爸妈妈、爷爷奶奶拿在手里“引诱”他，圆圆也是一脸唯恐避之不及的样子。老宋一家可是愁坏了，心想，小小年纪，也不至于厌食吧。后来，一家人带着圆圆去了儿童医院检查，才知道圆圆真的是患上了厌食。

生活中，有的孩子有很好的食欲，能很顺利的用餐。而有的孩子对吃饭没有丝毫兴趣，一桌丰盛可口的美食放在眼前，也激不起食欲。这就是小儿厌食，具体原因主要包括这几点。

（1）某些疾病的影响　肠胃方面如消化性溃疡、慢性肠炎、腹泻或慢性便秘等；维生素缺乏如缺锌；全身性疾病如结核病、贫血、慢性感染等；某些内分泌疾病如甲状腺功能低下等都可表现为厌食。

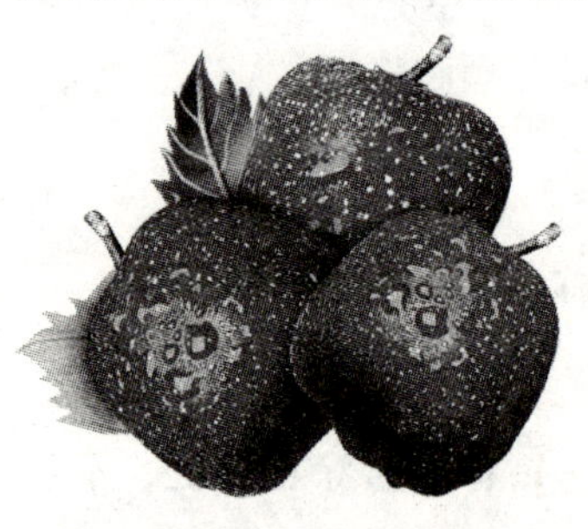

（2）某些药物的副作用　一些药物也会引起消化道变态反应，如引起恶心、呕吐等症状。如红霉素、氯霉素、磺胺类等药物都会导致食欲不振，厌食。

（3）生活习惯　随着生活水平的提高，小孩的零食种类也越来越多。在众多的零食中，一些含有高蛋白、高糖的饮食就会导致食欲下降。另外，小孩在两餐间大量进食零食，或吃饭不定时、生活不规律等都会影响食欲。

（4）其他因素　有的家长对孩子要求过高，除了学习之外不让他与其他孩子玩耍，或限制他想去的地方。长期如此，影响孩子的情绪，导致其不愿意吃饭逐渐形成厌食症。

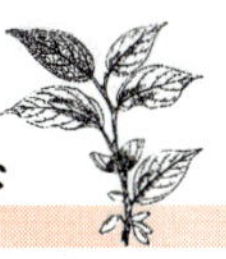

症状细说

那么，家长该如何判断孩子是厌食症还是食欲低下呢？

（1）看年龄　若是1岁以下的婴儿，有明显的食欲低下者，多为疾病所致。如败血症、结核病、佝偻病和各种营养缺乏症等。而年龄稍大的小儿，更要特别养成好的进食习惯，因为喜欢吃零食等，都可能引起厌食症。

（2）看食欲不振的程度　真正意义上的厌食症是指长时期食欲不振，看到食物也不想吃，甚至拒吃。这里的长时间是指连续2个月以上，才符合所谓的“厌食”。

（3）检查微量元素　若小儿有厌食症，又无以上因素，可通过对微量元素的检查，找到是因为哪种微量元素缺乏引起的厌食症，从而对症下药。

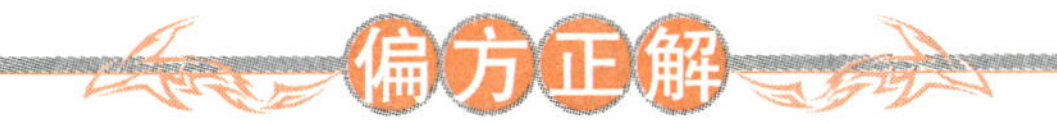

偏方正解

山楂开胃糕

【材料】虾仁250克，山楂糕50克，西芹20克，蛋清1只，油、精盐、鸡精、白糖、淀粉各适量。

【做法】虾仁去泥肠，洗净，用刀一剖为二，放入精盐、鸡精、蛋清和干淀粉，拌匀上浆；山楂糕和西芹分别切成片，待用。锅内放入适量清水烧沸，将虾片和西芹同时入水，氽熟，捞出。待稍凉后，加入山楂糕片，调入白糖、鸡精、精盐和熟油少许，拌匀即可。

【功效】山楂自古以来就是健脾开胃、消食化滞、活血化瘀的良药。而西芹同样具有开胃、通肠的功效。

小知识

每个小孩的食欲不同。例如相同1份营养成分的食物，有的孩子摄入后已能满足自身营养需求，有的孩子则还不够。另外，有的孩子爱吃零食，到正餐时，饭量自然就少了，营养相对来说，也无法够。因此孩子吃多吃少，家长不能互相攀比，更不能打骂。只要孩子的身高、体重呈正常增长，就不能视为厌食症。

增效小偏方推荐

偏方一：淮米健脾粉

【材料】山药、薏米各250克，芡实200克，大米600克，精盐、芝麻油各适量。

【做法】将山药、薏米、芡实分次炒黄。大米洗净晾干，用小火炒成淡黄色，与前3味混合碾细过筛。每日2次，每次1勺，用开水拌成糊状服食，同时加入精盐、芝麻油。

【功效】健脾开胃。适用于小儿厌食、脾胃虚弱。

偏方二：麦冬蜜糖

【材料】鲜麦冬500克，白糖适量。

【做法】将鲜麦冬捣汁，加入白糖后，隔水加热至糖水融合。每服2~3勺，用温开水化服。

【功效】适用于小儿因体虚所致的厌食。

小儿流涎，妙用白术妈妈轻松

小儿流涎俗称“流口水”，是指小儿唾液过多而引起口水外流的一种常见症状。中医认为引起本病的原因是脾胃积热或脾胃虚寒。

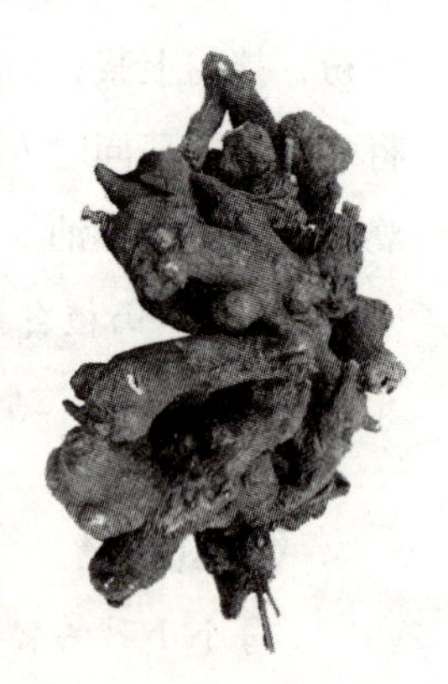

由于1岁以内的婴幼儿口腔容积较小，唾液分泌量大，而长牙又会刺激到牙龈，因此大多都会流口水。而随着生长发育，这种流口水的现象会在1岁左右逐渐消失。如果到了2岁以后，宝宝还是会有流口水现象，就很有可能是异常现象，如脑瘫、先天性痴呆等。

症状细说

小儿流涎是指唾液不断从宝宝口中不自觉地溢出，常打湿衣襟，导致宝宝容易感冒和并发其他疾病，有的不经治疗甚至会数年都不会有所好转。从

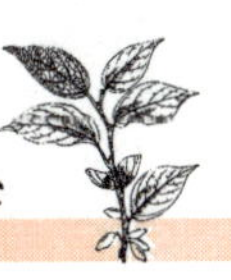

中医方面说来，具体症状如下。

（1）脾胃湿热　主要表现为流涎黏稠，口气臭秽，食欲不振，腹胀，大便秘结或热臭，小便黄赤，舌红，苔黄腻，脉滑数，指纹色紫。

（2）脾气虚弱　主要表现为流涎清稀，口淡无味，面色萎黄，肌肉消瘦，懒言乏力，大便稀薄，舌质淡红，苔薄白，脉虚弱，指纹淡红。

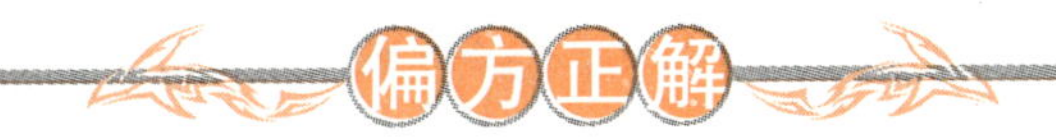

偏方正解

白术糖

【材料】生白术30～60克，绵白糖50～100克。

【做法】将生白术晒干后，研为细粉，过筛；再将白术粉同绵白糖和匀，加水适量，调成糊状，放入碗中，隔水蒸或置饭锅上蒸熟即可。每日服10～15克，分成2～3次，温热时嚼服，连服7～10日。

【功效】白术补脾益胃，温中燥湿；白术糖可健脾摄涎。适用于小儿流涎。

小知识

如果是脾胃虚弱引起的流涎，平时就不要给宝宝穿着过多或过厚。饮食上注意控制，以防体内存食生火加重流涎现象，进而引起呼吸道感染。如果是脾胃积热引起的流涎，妈妈可以用新鲜石榴对适量温开水调匀，取石榴汁涂于口腔。

增效小偏方推荐

偏方一：姜糖神曲茶

【材料】生姜2片，神曲半块，白糖适量。

【做法】将生姜、神曲、白糖同放罐内，加水煮沸即成。代茶随量饮或每日2～3次。

【功效】健脾温中，止涎。适用于小儿流涎。

偏方二：星萸散

【材料】吴茱萸3份，制南星1

份，食醋适量。

【做法】前2味研成细末，装瓶备用。取5克以食醋调成糊状，临睡时敷于涌泉穴（男左女右），再用绷布固定。第二天早上取下，每晚1次，5次为1个疗程。

【功效】食醋消食，破结气，除心中酸水等；星萸散可健脾和胃，燥湿除涎。主治小儿流涎症。

减少磨牙次数，常吃地瓜干

一听到孩子的磨牙声，很多人都会认为这是孩子有心理问题的表现，例如情绪不稳定等。其实，孩子磨牙的原因并不完全如此，还包括其他方面。

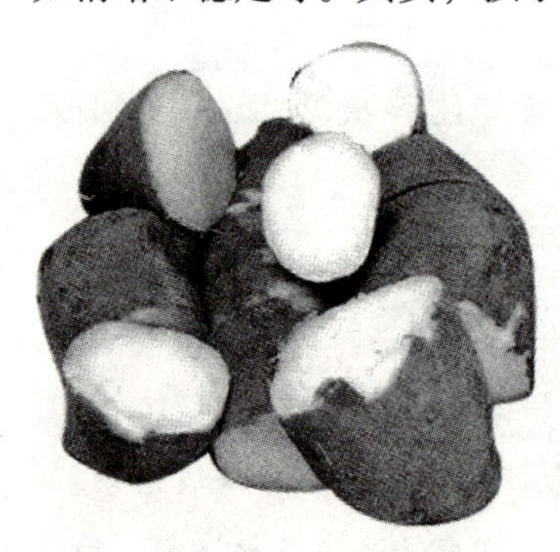

（1）肠内寄生虫病，尤其是肠蛔虫病，在儿童中相当多见。

（2）胃肠道疾病、口腔疾病等。

（3）临睡前进食了不易消化的食物，即便孩子睡觉后，食物消化仍可刺激大脑相应部位，通过神经引起咀嚼肌持续收缩。

（4）神经系统疾病，如精神运动性癫痫、癔病等。

（5）有的孩子白天情绪激动或紧张、疲劳过度等。

（6）有的孩子患有维生素D缺乏性佝偻病，由于体内钙、磷代谢紊乱，会引起骨骼脱钙、肌肉酸痛和植物神经紊乱，同样会引起磨牙。

（7）牙齿排列不齐，长期用一侧牙咀嚼及牙齿咬合关不好等。晚上睡眠时，咀嚼肌常常会无意识地收缩，引起磨牙。

症状细说

每个人在睡眠时，都会有磨牙的现象。白天磨牙的孩子比较少见，大多数都发生在夜间睡眠时，磨牙会产生一定的声音，有时磨牙声特别大，还会

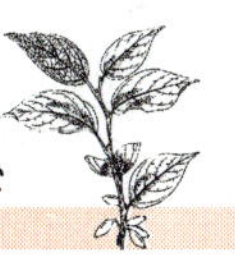

影响到其他人的正常睡眠。因为磨牙声在安静的晚上听起来，使人毛骨悚然。而一般经常磨牙的孩子，其牙齿也都受到一定的损坏，不仅影响了牙齿的正常功能，也同样影响牙齿的美观。

磨牙困扰着很多人。到底该怎么解决磨牙问题呢？这里就为大家介绍一个小偏方。

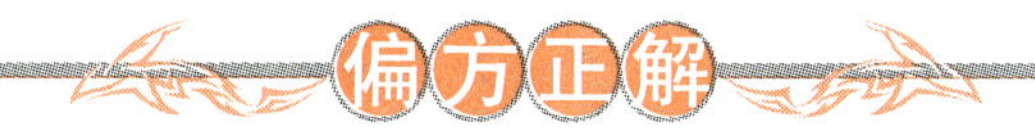

自制薯片

【材料】红薯、精盐、花椒各适量。

【做法】红薯洗净，去皮，切薄片，切得越薄越好。将红薯放在清水里浸泡，去除多余淀粉。泡好后，沥干水分，均匀地摆放在阳光下或通风处，晾晒2天。精盐放入锅内，小火慢慢将盐炒热。再放入花椒，反复翻炒，炒出香味。将晒好的红薯片放锅中用小火干煸。反复翻炒，炒至红薯微微泛黄后关火。在椒盐中焖一会儿，焖的过程中继续不断翻炒，防止水蒸气存积于薯片中，薯片就不脆了。焖完取出，晾凉即可食用。

【功效】可有效改善和减轻小儿磨牙次数。

小知识

想要改善小儿磨牙症状，父母可教孩子在睡觉时练习放松。方法是这样的：让小儿躺在床上，轻轻闭上双眼。先吸一口气，然后慢慢呼出。告诉小儿在呼气时，放松身体某一部位。每呼一次气，就放松一个部位，使全身肌肉放松。放松的顺序一般是从上到下，从外到内。训练时间是睡前进行一次，每次进行半小时左右。

增效小偏方推荐

偏方一：麦芽豆蔻饮

【材料】党参12克，白术、茯苓、炒山楂、炒麦芽、炒神曲、白豆蔻各10克，陈皮8克，黄连3克，甘草5克。

【做法】水煎分3次服，每日

1剂。

【功效】治脾虚夹湿型小儿磨牙。

偏方二：白糖橘皮

【材料】橘皮、白糖各适量。

【做法】橘皮洗净，放入白糖水中浸泡5天；每晚睡前吃1个橘子皮，连续3～4天即可见效；也可每晚睡前吃一块约5厘米见方的生橘皮，用红糖水送下，连吃2～3天即有效。

【功效】适用于各类型小儿磨牙。

小儿吐奶，按摩胃俞穴

小华的妈妈在他满月当天，着急地把孩子送进了医院，说症状是“孩子这几天几乎天天都吐奶，而且每次都很厉害，几乎是喷射状，好像要把所有东西都吐出来一样”。由于不知道孩子出了什么事情，大家都很担心。直到医生告诉他们，才知道这是宝宝在“吐奶”。

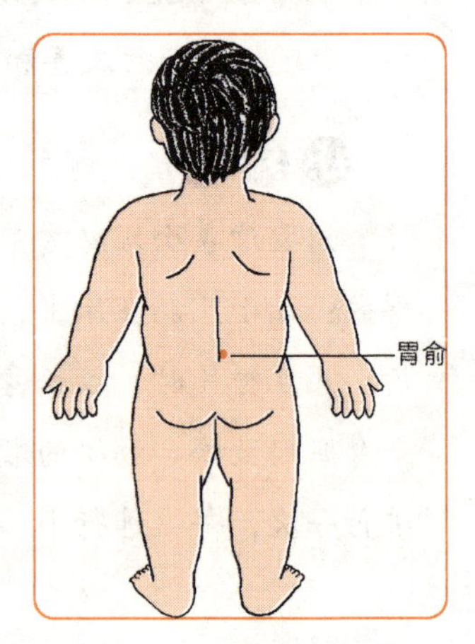

吐奶是小儿常见的现象，指胃中食物被强而有力地排空，且量比较多。有一部分小儿吃奶后，容易出现吐奶现象。那么，是什么原因导致小儿吐奶呢？

（1）小儿的胃不同于成人那样垂向下方，而是呈水平位，胃底平直。这样，胃容量自然就变小了，存放的食物量也减少了，内容物自然容易溢出。另外，小儿的胃壁肌肉和神经发育尚未成熟，肌张力较低，这些都容易造成吐奶。

（2）小儿胃的贲门（近食管处）括约肌发育不如幽门（近十二指肠处）完善，使胃的出口紧而入口松，平卧时胃的内容物容易反流入食管而吐奶。

（3）母亲乳头内陷或吸空奶瓶，奶头内没有充满乳汁等，都会导致小儿吞入大量空气而发生吐奶。

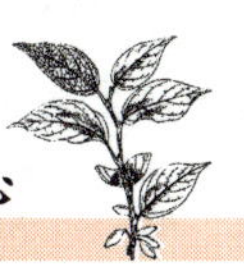

（4）给小儿喂奶后，体位的频繁改变也容易引起吐奶。

症状细说

其实，小儿吐奶是小儿期的正常现象。若没有涉及到其他的症状，则无须过于担忧。

（1）生理性吐奶　多发于4个月前新生儿。吃完奶后吐出少量奶液，或者通过打嗝带出来的奶，一般量少，表现为溢出或轻吐。吐完后无痛苦表情，相反更愉悦。

（2）病理性吐奶　发生于任何月龄、患某种疾病的宝宝身上。吐奶时呈喷射状。一般要把胃里的奶吐光，还会吐出胃液。如果喂奶间隔的时间很长，还会吐出奶块或有酸味的半消化奶液。除了吐奶之外，还伴随其他身体不适。

其实，我们的身体本身就是大药田，父母们可以就地取材，使用经络按摩的方法，使孩子尽快舍弃不适，登上幸福的健康快车。

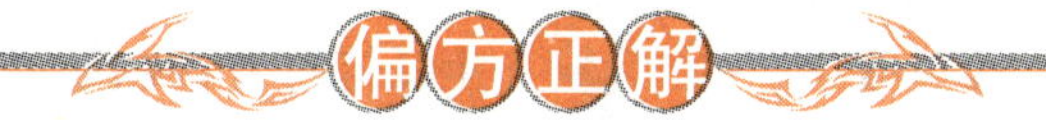

经络按摩

首先，在第12胸椎棘突下，旁开1.5寸处找到胃俞穴，然后对其按揉30~50次；斜刺或平刺0.5~0.8寸；亦可温灸。应当说，很快会出现立竿见影的效果。

小知识

一般来说，生理性吐奶对小儿身体无大碍，父母不用过于担心。不过，一旦父母发现小儿鼻腔阻塞或气管、支气管内有大量痰液，要及时为患儿清除鼻分泌物并吸痰以保持呼吸道通畅，且要防止黏稠痰堵塞及奶汁、药物呛入引起窒息。

增效小偏方推荐

偏方一：增效穴位按摩

❶ 按足三里穴：用拇指指尖轻按揉小儿足三里（位于外膝眼下四横指、胫骨边缘）各100次。

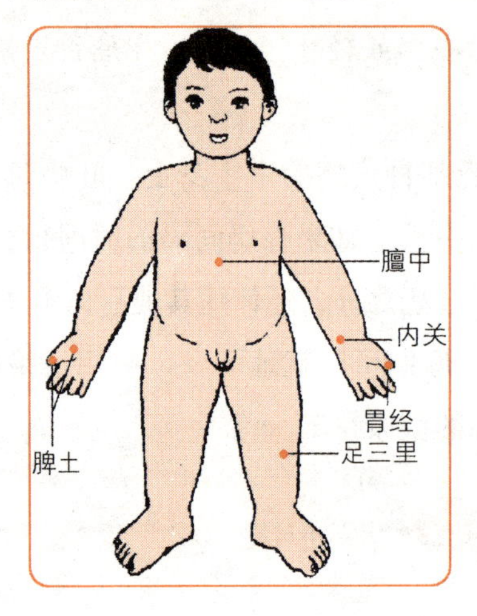

❷ 推膻中：用拇指螺纹面自小儿膻中穴（小儿两乳头连线正中点）向下推至脐部100次。

❸ 推脾土：用拇指螺纹面在小儿两手脾土部位（位于小儿手拇指端骨掌面）轻柔地向指尖轻推各100次。

❹ 推胃经：用拇指螺纹面来回推小儿双手胃经（小儿拇指第一指骨掌面）各200次。

❺ 揉内关穴：用指尖按揉小儿双手内关穴（小儿腕关节掌侧腕横纹上2同身寸，两筋之间）各100次。

【功效】以上方法顺气宽肠，可快速缓解吐奶引起的不适。

枸杞猪肝汤，治疗沙眼很灵验

沙眼在人们的生活中，属于较为常见的疾病，因此常常被人们忽视。其实，沙眼的主要危害是可对视力造成一定的损害。沙眼并非字面意思，由风沙引起，而是一种慢性结膜角膜炎。那么，沙眼是因为什么而引起的呢？其实是感染上了一种沙眼衣原体的病菌。

大家都知道人的眼睛有上、下眼皮，医学上称之为眼睑。眼睑就像两扇大门一样能开能闭，保护着我们的眼球。眼睑里面有一层光滑柔软的膜叫结膜，结膜是沙眼的发源地。因其在睑结膜表面形成了粗糙不平的外观，形似

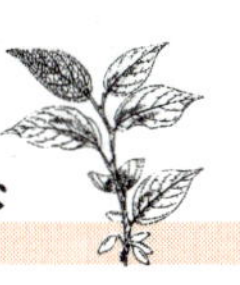

沙粒，因此我们称这种疾病为沙眼。

症状细说

沙眼的潜伏期较短，一般 5 ~ 14 天内就可发病，且会伴随一些明显的症状出现。当以下这些症状出现时，就可能是患上了沙眼，应该引起重视，及时治疗。

（1）急性期的沙眼患者表现为畏光、流泪、异物感、分泌物较多。

（2）慢性期的沙眼患者则无明显不适。偶尔会有眼痒、干燥、异物感或烧灼感。

（3）晚期的沙眼患者会出现各种并发症导致症状加重。例如发生睑内翻与倒睫、睑球粘连、角膜混浊、慢性泪囊炎等并发症，严重影响视力。

因此，沙眼对眼睛健康非常不好，严重者甚至会致盲。那么，对于沙眼患者来说，应该通过怎样的方法来预防和治疗呢？这里给大家介绍一个偏方。

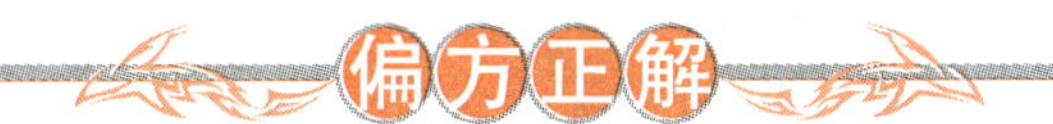

枸杞猪肝汤

【材料】新鲜枸杞子 500 克，新鲜猪肝 100 克，料酒、香油、鸡精、精盐、姜各适量。

【做法】将枸杞子去梗洗净，猪肝洗净切片，姜切片备用。锅内加水 2 升，点火烧水。水开后放入姜片、枸杞和猪肝，滴入少许料酒。加盖煮 15 分钟，放入精盐、鸡精，滴入少许香油即可。

【功效】维生素 A 本来就对眼睛有益。而肝脏中的维生素 A 含量最为丰富，同时还含有丰富的 B 族维生素，食用后能进一步加强人体对维生素 A 的吸收；而枸杞也同样具有明目功效。此菜可作为防治沙眼的食疗。

小知识

沙眼属于传染病。其主要传播途径为接触传染，沙眼衣原体存在于分泌物中。凡是被分泌物污染的手、毛巾、脸盆、手帕等都可以造成传染。平时要注意个人卫生，提倡一人一巾，毛巾不要挂在同一条绳上，每周消毒2次。不要用手揉眼等。

增效小偏方推荐

偏方一：木耳红枣粥

【材料】黑木耳15～30克，红枣20枚（去核），粳米50克，冰糖适量。

【做法】粳米淘洗干净，用冷水浸泡半小时，捞出后沥干水分；黑木耳放冷水中泡发，去蒂，去杂质，撕成瓣状；红枣洗净，去核，备用。锅中加入约1000毫升冷水，倒入粳米用旺火烧沸后，下黑木耳和红枣，再改小火熬煮约45分钟。待黑木耳和红枣熟烂、粳米成粥后，加入适量冰糖，再稍焖片刻即可。早、晚服用。

【功效】黑木耳含有丰富的蛋白质、铁、钙、维生素、粗纤维，还含有一定量的胡萝卜素；红枣营养丰富，含有丰富的维生素A，可有效明目。木耳红枣粥益气养血，凉血止血。适用于沙眼患者。

偏方二：苦瓜霜

【材料】苦瓜1个，芒硝15克。

【做法】将苦瓜去籽留瓤，装入芒硝，悬于通风处。数日后瓜外透霜，刮取备用。每天用少许点眼，早、晚各点1次。

【功效】适用于沙眼。

小儿便秘，推拿天枢穴

婴幼儿便秘是一种常见疾病。有很多原因可导致这一病症的发生。概括起来可分为两大类，一类属于功能性便秘，这一类便秘经过一些调理就可痊

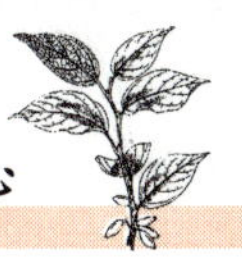

愈；另一类为先天性肠道畸形导致的便秘，这种便秘必须经手术矫治。而绝大多数的小儿便秘都是功能性的。具体原因如下：

（1）长期饮食不足　如果小儿长期饮食太少，消化后的余渣少，自然大便也少。长久便形成顽固性便秘。

（2）食物过于精细　某些精细食物缺乏渣滓，进食后很容易引起便秘。

（3）生活没有规律　有的小儿受到父母的影响，缺少生活规律，无法按时解大便，逐渐形成便秘。

（4）患有某些疾病　例如营养不良、佝偻病等，这些疾病可使肠道功能失调，腹肌软弱或麻痹，也可出现便秘症状。

症状细说

如果妈妈担心自己的孩子患上便秘，可看看其是否有如下特征。

（1）大便又硬又干　如果发现小儿的大便又硬又干，且排便时痛苦难受，无论排便次数多少，都可能属于便秘。

（2）大便次数减少　如果小儿连续 3 天以上都没有大便，且排便时很难受，那也可能属于便秘。

（3）水样大便　如果小儿有水样大便，先不要以为是拉肚子。事实上，这也可能是便秘。因为水样大便可以是从堵塞的肠道下部流出来的。

（4）其他　若父母并未注意到小儿经常便秘。长久如此，小儿会出现腹胀、肚子痛、排便困难或排便时疼痛等情形，有时甚至造成急性的剧烈腹痛。

另外，小儿若长期便秘，症状轻微者会出现食欲不振等症状，而严重者则会出现胃肠、神经系统功能失常的问题，进而导致小儿出现焦虑、情绪不稳定、注意力不集中等问题。若父母继续忽视，则将来很可能会影响到小儿的生长与智力发育。

其实，无论是宝宝还是成年人，都最好不要把灌肠作为解决便秘的一种常用方法。这里介绍一个偏方，可以有效解决宝宝的便秘问题。

偏方正解

按摩天枢穴

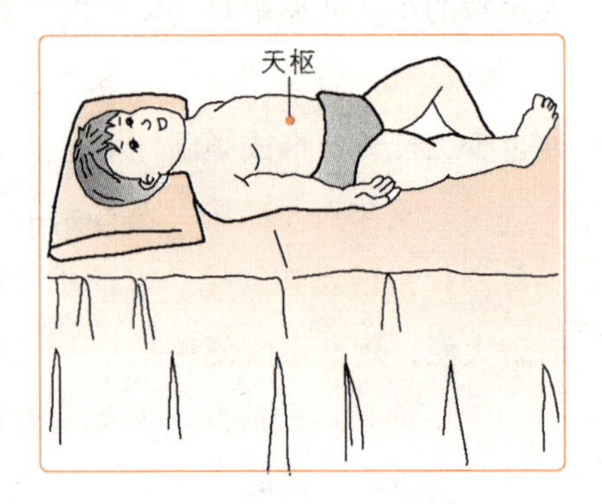

让患儿仰卧在床上，或坐在椅子上，露出肚脐部，全身尽量放松。医者取其肚脐旁的天枢穴，分别用拇指指腹压在两侧穴位上，力度由轻渐重，缓缓下压，持续3~5分钟，将手指慢慢抬起，再在原处揉片刻。

小知识

小儿推拿的对象一般指6岁以下，尤其是3岁以下的婴幼儿。在为小儿进行推拿时，要注意4个手法点，那就是均匀、柔和、轻快和持久。如此才能达到深透，起到调节脏腑、气血之功效。在推拿过程中，配合使用按摩油时，需注意选择。因为小儿肌肤柔弱，可选择如滑石粉、婴幼儿专用按摩油等，以保护小儿皮肤。

增效小偏方推荐

偏方一：蜂蜜胶条

【材料】蜂蜜适量。

【做法】把蜂蜜放在锅里煮，不放其他东西，一直煮到干为止，搓成两头尖的胶囊状。然后将其放入肛门里，不要拿出来。

【功效】蜂蜜性质温和，能起一定的促进肠道蠕动的作用。

偏方二：甘甜汁

【材料】甘蔗汁、蜂蜜各1杯。

【做法】拌匀，每日早、晚空腹服。

【功效】适用于小儿积热便秘，症见大便干结、烦躁、口渴、舌红、苔黄、脉数。

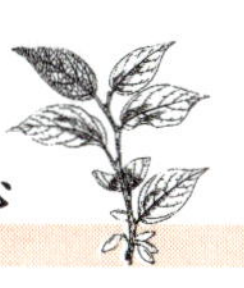

小儿水痘家长愁，竹笋绿豆来解忧

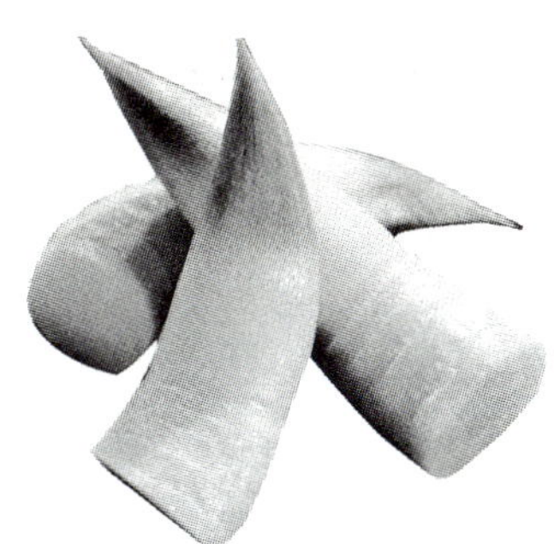

水痘是由水痘带状疱疹病毒初次感染引起的急性传染病，潜伏期约2～3周，主要发生于2～10岁的儿童。水痘是一种发病急、且具有很强传染性的疾病。水痘病毒存在于患者的呼吸道内，主要通过唾液飞沫传播，也可由于接触患者的衣物、玩具、用具等而得病。水痘好发于冬、春两季，常在幼儿园或小学校内引起流行，易感儿发病率可达95%以上。不过这并不是说每个小儿都会出水痘，只有当身体免疫系统下降，才会很容易激活病毒，诱发水痘病毒。

症状细说

水痘一般自出疹前1日、出疹后5天或皮疹全部结痂、干燥前都具有传染性。具体症状如下。

（1）最初患者可能会有微热、全身不适、食欲不振、咳嗽或轻度腹泻等症。发热同时或于发热1～2天后开始出疹，也就是小红点。皮疹可见于躯干、头部、面部、四肢等。

（2）随着病程进展，小红点逐渐变大，可见红点内有液体的水泡。水泡稍呈椭圆形，大小不一，似浮在表面，常伴痒感让患者烦躁不安。一般1～3日内，水泡破裂，结成硬壳或疙瘩，结痂。数日后，痂盖自行脱落，不再留疤痕。

可见，水痘的症状会令小儿痛苦，影响生理和心理。预防的最佳措施就是接种疫苗，疫苗的保护率可达到85%以上，能有效地减少水痘发病率。但每年仍有“漏网”的孩子，他们或因没注射疫苗，或因疫苗没有起到保护作用而“起痘”。

那么，在没有及时预防的情况下，小儿患上了水痘后，疼痛难忍的时候，又该怎么办呢？别急，这里给你介绍一个小偏方，让小儿既能享受美味又能消除病患。

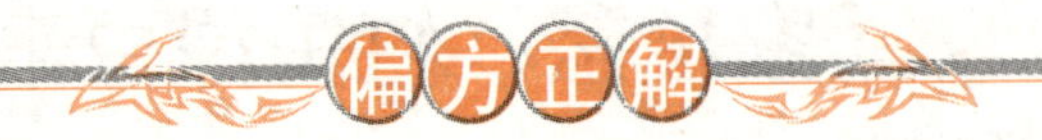

竹笋鲫鱼汤

【材料】鲜竹笋100克，鲫鱼500克。

【做法】将鲫鱼去鳞及内脏，洗净；鲜竹笋洗净切片。将鲫鱼、笋片放入锅内，加入适量清水，旺火烧开，撇净浮沫，改用文火，煮熟即成。

【功效】竹笋含蛋白质、氨基酸、脂肪、糖类、钙、铁等，是天然低脂、低热量食物，其味甘、性寒。有清热消痰、解毒透疹作用；鲫鱼可健脾、温中、利湿。2味合用，可益气、清热。适用于小儿水痘初起。

小知识

水痘患儿是可以洗澡的。尤其是对于发热出汗比较多的患儿，最好用温水洗澡，或者反复擦洗患处，或用金银花、野菊花、夏枯草、苦参等煎水洗患处，这些都有助于促进病症的康复。

增效小偏方推荐

偏方一：板蓝根银花饮

【材料】板蓝根100克，银花50克，甘草15克，冰糖适量。

【做法】将板蓝根、银花和甘草加适量水煎煮，去渣后加入冰糖。每服10～20克，每日数次。

【功效】清热凉血解毒。适用于水痘及一切病毒感染所引起的发热。

偏方二：绿豆薏仁汤

【材料】绿豆100克，生薏仁100克，白糖适量。

【做法】将绿豆、薏仁加水煮汤。服用时加白糖适量，代茶饮用。

【功效】利水消肿，清热解毒，解渴清暑。适用于小儿水痘。

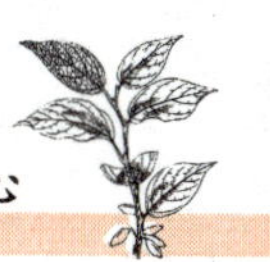

小儿感冒太频繁，妈妈按摩好得快

小孩为什么会经常发烧呢？这是因为小孩的体温调节中枢不如成人，所以经常出现发热症状，且能在短时间内烧得很高。有的家长可能会说，我的孩子经常烧到38℃时还在玩，好像完全不难受，真的是感冒吗？没错，小孩的确是感冒了，但由于小孩发烧时体温耐受能力比成人要强，因此就算烧到38℃，有的小孩还是能像健康孩子一样玩耍。

小孩感冒是一件正常的事情，不过对于经常感冒的小孩来说，家长难免会有“发烧恐惧症”，一发现孩子发热了，就赶紧买来退烧药。其实，对于1岁以下的小孩来说，感冒的唯一表现就是高烧。孩子发热说明机体在防御外部病毒入侵，反而有利于全身免疫系统的调动。假如孩子一年到头都不发烧，那家长才更应该引起重视，检查孩子是否在免疫系统上出了什么问题。

那么，为什么有的小孩会经常感冒呢？原因主要有两个。

（1）身体防御能力　当小孩患有营养不良，或缺乏锻炼，及有过敏体质或免疫功能缺陷或低下时，其身体防御能力也随之降低。很容易发生上呼吸道感染，且表现为较严重的症状。尤其是在气候交替的季节，更易造成流行。

（2）环境因素　空气污染、居住环境拥挤、被动吸烟等，都能降低小孩呼吸道的局部防御能力，促使病原体生长繁殖，造成经常性感冒。

症状细说

小儿感冒后，多表现为流清水样鼻涕、打喷嚏、鼻塞、咳嗽。更小的孩子因为鼻子不通气而张嘴呼吸，或情绪不稳定，不停哭闹。小儿常伴有发热，体温可在38℃以上。具体症状，家长可参考以下几点。

（1）小孩感冒后，如在家观察两三天，高烧依然没有退，反而越烧越高，要及时进行检查。因为此时可能会继发细菌感染。

（2）若孩子体温超过40℃，那就不止是高烧，可能还伴有单纯的病毒感染，若不及时采取措施，烧很难退下来。

(3) 小孩喉咙肿痛。若小孩不停流口水，且哭闹不止，又不肯进食，很可能是化脓性扁桃体炎。

(4) 若小孩出现精神差、呕吐、嗜睡等症状，则可能是脑炎的早期表现，家长应提高警惕。

每个孩子都是妈妈的“心头肉”，小孩感冒了，最着急的也是妈妈。妈妈们千万别着急，这里为你推荐一个不用吃药的小偏方，让你的孩子及早脱离病痛的折磨。

偏方正解

推坎宫

❶ 妈妈先让孩子躺卧，并在额头上一边涂小儿按摩用品一边加以轻揉。

❷ 用两只大拇指从小孩的眉心处向左右两边推。

缓解小孩因感冒带来的头痛及其他症状。

揉迎香

❶ 妈妈先让孩子躺卧，并在额头上涂上小儿按摩用品。

❷ 用左右两只食指指腹，在宝宝的鼻翼两边轻轻揉动。每次20下。

缓解小孩因感冒导致的鼻塞不通。

揉丰隆

❶ 先让小孩平躺，并在其小腿上涂上小儿按摩用品。

❷ 双手在小孩小腿中间偏外侧的位置轻揉50～100次。

揉丰隆可清肺热，祛痰。

揉膻中

❶ 让小孩躺卧，在心口位置一边涂小儿按摩用品一边加以轻揉。

❷ 以中指在小儿心口位置轻揉50～100次，或以双手拇指在相同位置向左右两边推50～100次。

适用于小儿止咳。在做上述按摩动作时，妈妈应该注意这些问题：

❶ 妈妈应先修剪指甲，以免不小心伤到小孩柔嫩的肌肤。

❷ 按摩时，力度要适中，不可过重，以免伤着小孩；也不可太轻，否则达不到效果。

❸ 按摩油一定要选择小儿专用

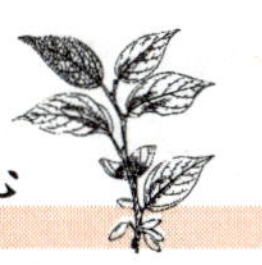

按摩油，若没有，可用婴儿润肤露代替。

❹ 按摩的同时，可播放一些轻柔的音乐，帮助小儿放松。

❺ 按摩次数不一定完全参照上述规定，而是根据每个孩子的情况来决定。

小知识

一般来说，若发烧不超过38.5℃，家长就不要给孩子吃退烧药。因为退烧药只能退烧，且只能管4~6个小时。药效过后，孩子又会继续发烧。而且吃了退烧药，孩子通常会大量地发汗，对于一些本来发烧温度就不高的孩子来说，不仅没有效果，还会降低身体免疫力。因此，如果孩子烧得不高，且能吃能玩，完全可以在家观察2~3天。

增效小偏方推荐

偏方一：鲜梨贝母

【材料】鲜梨500克，贝母末6克，白糖30克。

【做法】将梨去皮剖开，去核，把贝母末及白糖填入，合起放在碗内蒸熟。早、晚分食。

【功效】清热化痰，散结解表。适用于治咳嗽或肺痈，症见胸痛、寒战、咳嗽、发热、口干、咽燥、痰黄腥臭或脓血痰等。

偏方二：白萝卜蜂蜜

【材料】大白萝卜1个，蜂蜜30克，白胡椒5粒，麻黄2克。

【做法】将萝卜洗净，切片，放入碗内，倒入蜂蜜及白胡椒、麻黄等共蒸半小时趁热顿服。

【功效】发汗散寒，止咳化痰。适用于小儿风寒咳嗽。

多食“苦”味，痱子不再身上捂

很多人总忍不住埋怨自己的皮肤为什么如此娇嫩，才刚到夏季，额头、脸上还有脖子上就已经长了不少痱子，一出汗就特别难受。花露水试过，痱子粉也用过，可都不见效。这究竟是为什么呢？

痱子属于一种皮肤急性炎症。在炎热潮湿的季节，人体要排出大量的汗液。当汗液不能迅速蒸发时，就会堵塞汗孔或汗腺导管，而堵塞的下方仍不断分泌的汗液便潴留于皮内，于是形成了痱子。导致人体出现汗液堵塞，有两种情况：一是生活环境湿度太大，即便出了汗也不能很好地蒸发掉，大量汗液无法及时排出去；二是出汗太多，身体来不及排汗。以上两种情况都能导致人体的汗管阻塞，日久形成痱子。其实痱子还并非皮肤娇嫩的问题，因为无论男女老幼，如果不加防范，都会在夏季长出痱子。而对于新生儿来说，皮肤更加娇嫩，汗腺发育和通过汗液蒸发调解体温的功能都不如成年人，若长了痱子，又不加以细心呵护，症状相对成人而言就更严重了。

症状细说

除了手心、脚底外，人体其他部位都可发生痱子，常发生在颈、胸背、肘窝、腘窝等部位，小孩可发生在头部、前额等处。从种类上说，痱子分为红痱、白痱、脓痱3种。不同的痱子，其症状也有所不同。

（1）红痱　表现为红色粟粒疹。初起时皮肤发红，不久就出现针头大小的红色丘疹或丘疱疹，密集成片，其中有些丘疹呈脓性。内含透明浆液，周围有轻度红晕，多发于肘窝、颈部、躯干及小儿面部。常感觉剧痒、疼痛，有时还会有一阵阵热辣的灼痛等表现。

（2）白痱　表现为晶形粟粒疹。白痱子为针尖大小的表浅水泡，易发生在长期卧床的患者身上。常于高温、暴晒后出现。在颈、躯干部发生多个针尖至针头大浅表性小水泡，轻擦之后易破，多于1～2天内变干，干后有极薄的细小鳞屑。

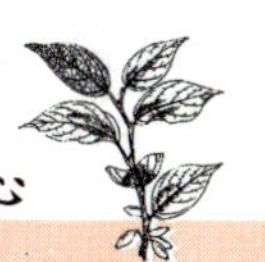

（3）脓痱　表现为脓疱性粟粒疹。脓痱也叫痱毒，是长痱子后又继发感染引起的。痱子顶端有针头大、浅表性的小脓疱。常发生于皱褶部位，如四肢屈侧和阴部，小儿头颈部也常见。若溃破后可继发感染。

尽管痱子算不上大毛病，但常会使皮肤灼痛、发痒，不仅令人难以忍受，也影响了生活和工作。尤其是婴幼儿，长了痱子后，由于痛痒难受，经常吵闹不停，甚至白天晚上都不得安宁。父母常常是看在眼里，疼在心里，却又找不到有效的治疗方法。这里给大家介绍一款苦味小偏方，让痱子不再身上捂。

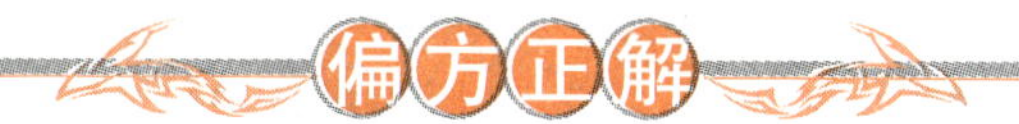

吃苦瓜、涂苦瓜汁

【材料】熟透的苦瓜适量，硼砂50克。

【做法】洗净苦瓜后，将瓜瓤掏出。然后灌入硼砂，待硼砂溶化后会流出水来，就用这种水涂抹患处。

【功效】苦瓜具有消暑明目解毒的功效，搭配硼砂又具有清热解毒、消肿防腐的作用。如果硼砂不好找，也可以用清热解毒的金银花、抑菌消炎的马齿苋等熬水外涂。

小知识

炎炎夏日，宝宝酷暑难忍。妈妈还可以用绿豆、红豆、黑豆各10克，加水600毫升，用小火煎熬成300毫升，给宝宝连豆带汤喝下，可有效预防和治疗轻度痱子。三豆汤具有清热解毒、健脾利湿的功效，既能给宝宝补充蛋白质，又能补充水分，很适合夏季小孩饮用。如果再加入20克除湿健脾的薏米，效果会更好。如果宝宝不愿喝，可加入适量蜂蜜。

增效小偏方推荐

偏方一：艾草浴

【材料】艾叶适量。

【做法】将艾叶叶片上的尘垢冲洗干净后加入薄荷煮，加大量的水熬煮半小时后，用熬出来的药水给宝宝洗澡。

【功效】不仅能预防和治疗痱子，还能防止其他夏季皮肤病的发生，并起到润肤美容的作用。这是因为艾叶和薄荷都有挥发油成分，有抑菌作用，像艾叶能抑制金黄色葡萄球菌繁殖，生痱子后，皮肤的保护作用就已经丧失了，用艾叶水洗澡，能防止病菌感染，而薄荷也能帮助人体挥发散热。

偏方二：桃叶浴

【材料】桃叶适量。

【做法】将桃叶阴干后盛于袋中装好。使用时取 50 克，泡在热水里给宝宝洗澡。桃叶浴可预防痱子发生。如果长痱子的症状较为严重，用桃叶熬成汁掺到洗澡水中，或者直接用来搽抹患处，效果更佳。熬桃叶汁时，其比例是：桃叶 100 克，水 1000 毫升。将其煎熬到只剩一半水量即可。

【功效】治疗小儿痱子。本方也可适用于大人出痱。

第六章

妇科——健康的女人最美丽

无论你是妙龄少女，还是职业女性，或者已经步入中年，无论你平时的化妆品多么高级，都难免会遇上妇科疾病。妇科疾病总让女性“花容失色”。本章就为你介绍一些防治妇科疾病的小偏方，让你不仅能学会为自己的美丽“把脉”，又能将难言的疾病从身边赶走。

中药炒盐，缓解痛经

谢女士在一家外企做市场经理，工作一忙起来就不分昼夜。俗话说："身体是革命的本钱"。这不，有好几次，她都因为突然痛经，忍不住恶心、呕吐而不得不暂停工作。有时候还会腹泻、头晕、头痛等，全身无力，肚子像刀割一样疼，直冒冷汗，甚至有一次疼得晕了过去。这一切，都使谢女士的工作受到严重影响。

痛经，又称为经期疼痛，是妇科中的常见病和多发病。其发病原因多，病症也反反复复。那么，痛经到底是由于什么原因引起的呢？

（1）盆腔炎　所谓盆腔感染，是指女性内生殖器及周边结缔组织、盆腔腹膜等发生的炎症。盆腔感染是导致女性痛经的重要因素之一，属于妇科常见病。症状轻者，反复发作，给患者造成长期、不间断的痛苦。症状重者，可能会引起弥漫性腹膜炎、感染性休克等严重后果。

（2）子宫内膜异位症　器官病变也会引发痛经，例如子宫内膜异位症，一般表现为渐进性痛经。疼痛部位多位于下腹部及腰骶部，可牵连阴道、会阴或大腿部等。

（3）子宫肌瘤　子宫肌瘤是朝向子宫腔内生长的一类子宫瘤体。子宫肌瘤表面覆盖着子宫内膜，且在宫腔内占位，会影响经血的排出，引起子宫异常收缩，产生痛经症状。另外，还同时伴有月经量过多及月经周期紊乱。

（4）子宫腺肌症　当异位的子宫内膜在子宫肌层内呈弥漫性或局限性生长，刺激周围平滑肌与纤维结缔组织增生，就会干扰子宫的正常收缩。而随着局部压力增高的刺激，四周肌肉就会发生痉挛性收缩，进而引起痛经。

症状细说

随着人们生活水平的提高，不少疾病反而成为了高发病。例如痛经，它的出现不仅影响了不少女性的生活质量，也严重危害其身心健康。那么，女

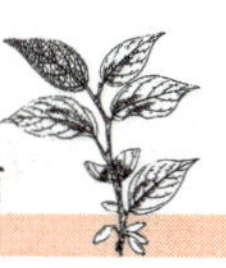

性的痛经症状到底有哪些呢？

（1）轻度痛经　主要表现为经期或经期前后小腹出现明显的疼痛症状，同时伴有腰部酸痛。但无其他全身症状，能继续工作，偶尔需要服用止痛药。

（2）中度痛经　主要表现为经期或经期前后小腹出现明显的疼痛难忍，同时伴有腰部酸痛，恶心呕吐，四肢冰凉，无法正常工作，服用止痛药后，疼痛可得到暂缓。

（3）重度痛经　主要表现为经期或经期前后小腹出现明显的疼痛难忍，无论坐还是卧都无法缓解疼痛。同时伴腰部酸痛，面色苍白，冷汗淋漓，呕吐腹泻，严重影响日常生活和工作学习。患者必须卧床休息，且服用止痛药后也不能让症状得到明显缓解。

人们都说“女人如花”，一是指女人的美丽如花，二是说女人的娇贵如花。女人，更应该像呵护花儿一样呵护自己。有时并不需要“护花使者”，只要自己以花养“花”，以花爱“花”，自然就能为健康“锦上添花”。这里，为大家介绍一款偏方，只要敷一敷，痛经就消失了。

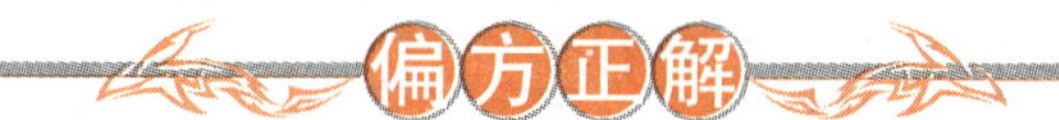

中药炒盐熨敷

【材料】粗盐粒500克左右（若有条件，可用粗海盐），红花15～30克，莪术15～30克。

【做法】将粗盐放入锅内干炒约10分钟，待其发黄、发热后，将其铲起放入厚棉布口袋中，并用绳子系好。将布袋放于腹部正中的神厥穴及腹部两边的子宫穴，热敷。一天2次，分别是上午1次，晚上睡前1次。

【功效】疏通经络，活血化瘀，温经散寒。有效缓解痛经。

小知识

中药炒盐熨敷疗法可以在经期来临前约一周施行。每次熨敷30分钟左右，每天2～3次。盐可反复炒或用微波炉加热，但最好用铁锅干炒。在重复加热时，如果中药的味道已明显减少或消失时，就要重新加入新药物，如粗盐在使用多次后，颗粒变细时就应该更换新的盐。

增效小偏方推荐

偏方一：山楂红花酒

【材料】山楂30克，红花15克，白酒250克。

【做法】将上述药入白酒中浸泡1周。每日2次，根据自身酒量大小，以不醉为度。

【功效】红花是不可多得的药材。中医认为，红花有“活血化瘀、散郁开结”之功效。《本草纲目》称其可“活血、润燥、止痛、散肿、通经”。山楂又称“红果”“山里红”。中医认为山楂同样具有明显的活血化瘀作用。山楂配红花，可治疗月经不调，缓解痛经症。

偏方二：苹果酒

【材料】苹果400克（去皮），红酒适量。

【做法】将苹果用刀切成月牙状，放入奶锅，倒入红酒直到没过苹果。用中火炖煮15分钟后关火。将苹果在红酒中浸泡2个小时后，即可食用苹果，喝红酒。如果喜欢甜味，可适当添加红糖或蜂蜜，当甜点来吃。

【功效】活血化瘀。有效缓解女性经期带来的肚子痛。

按摩治疗经期头痛，让你不再花容失色

每到特殊期快要来的时候，吕小姐总是多多少少出现一些反常症状。如乳房及胸胁胀痛，食欲低下，最要命的是头痛欲裂，好像有人在用力扯自己的脑神经。无论是使劲揉太阳穴还是拼命甩头，都无法缓解疼痛，只有吃止痛片才能得到缓解。这让吕小姐痛苦不堪。

引发女性头痛的因素除了感冒、发烧之外，还有一个非常常见的因素就是月经期头痛。回想一下，你是否也有过这样的经历：每当到了经期就会头痛不已，尤其是经期头一天？然而随着经期的结束，头痛也就消失了。这正是由经期带来的头痛，它属于经前综合征的一种，且发病率没有痛经发病率

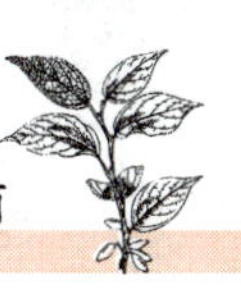

高。很多女性都会多少患有经期头痛，对女性的生理和心理影响都很大。从中医角度来看，经期头痛又被称为经行头痛，是由于长期生活习惯不良或者情绪不稳定引起的，它会导致体内毒素长期瘀积，毒素进入血管，引起血管扩张，从而造成头痛。那么，具体是什么原因引发的经期头痛呢？

（1）肝气郁结、气血亏虚引发经期头痛 中医学认为，经期（前）头痛多是由于人体肝气郁结和气血亏虚引起。头为诸阳之会，惟厥阴肝络，能上达巅顶。而女人以血为本，以气为用，肝藏血，主疏泄气机。若是气血顺畅，月经就能准时来潮。如肝气不舒，气郁血滞，血瘀内停，就会导致月经量过少甚至经期紊乱、闭经、头痛。

（2）血管性头痛 有的女性在来月经前头痛，属于血管性头痛。女性激素中有一种原始卵泡素，它主要调节血管的紧张程度，若是在女性来月经时，原始卵泡素的分泌急剧减少，则会导致女性的血管处于不稳定状态，引发头痛。

（3）雌、孕激素比例失调而引起的头痛 当女性血液中的雌性激素水平降低到一定程度，同样会引发头痛。且雌性激素水平会随着月经周期的改变而上下波动，这也就能导致不少女性出现周期性头痛。

症状细说

月经造成的头痛让人疼痛难忍。需要注意的是，经期头痛与感冒头痛是有区别的。感冒头痛常伴有发热、恶寒、鼻塞等全身症状，没有周期性；而经期头痛则为周期性头痛。具体说来，经期头痛症状如下。

（1）月经来临前，常出现搏动性头痛 症状为一开始在左眼或右眼上方，然后延及头的一整侧，患者的描述多为感觉像是脑袋快要爆炸一样。

（2）症状可持续数分钟到半小时 剧烈头痛，可为搏动性钻痛、钝痛或刺痛。

（3）恶心、倦怠 疼痛发作时，常伴恶心、呕吐、倦怠乏力或面色苍白。也有患者出现眼结膜和鼻黏膜充血或分泌物增多等症状。

要想缓解经期头痛，刺激子宫穴是最有效的方法，经常经期头痛的女性可试试。

偏方正解

按摩子宫穴

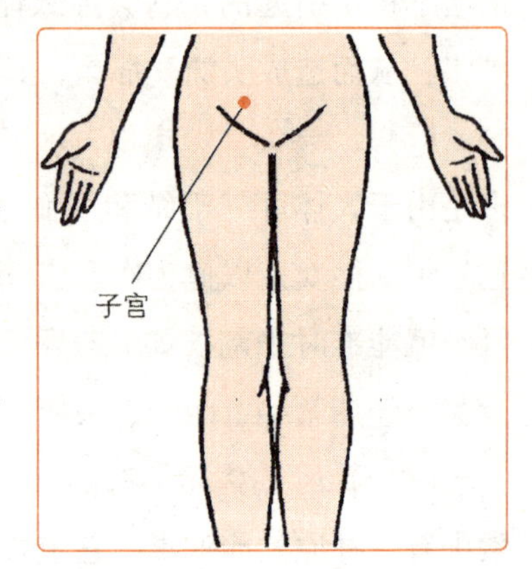

找到子宫穴，该穴位位于下腹部，脐下一横掌处（脐下 4 寸）正中。找的时候左、右旁开四横指（旁开正中线 3 寸）的距离各有一点即是。用双手食指、中指按压住两旁子宫穴，稍加压力，缓缓点揉，以酸胀为度，操作 5 分钟，以腹腔内有热感为最佳。此法疗效显著，具有活血化瘀、理气止痛的作用。

小知识

在月经前后，血清中的雌二醇浓度有所降低，从而引起血管张力的变化，使不少女性发生头痛。月经后，血清中雌二醇浓度也恢复到正常，因此，经期头痛得到缓解或消失。另外，若经期头痛实在难忍，可用双手中指在太阳穴上反复转圈揉动。具体方法是先顺时针揉动 7～8 圈，再逆时针揉动 7～8 圈，反复几次后，同样可起到缓解疼痛的作用。

增效小偏方推荐

偏方一：天麻排骨汤

【材料】天麻 50 克，排骨 1000 克，花椒、老姜片各适量。

【做法】将天麻敲碎，用热水泡上一天一夜。将泡天麻的水和天麻一起，倒入锅中用小火炖 2 小时，然后加入处理好的排骨再一起炖 1 小时，之后加入少许花椒和老姜片（不放盐）即可。

【功效】天麻主治高血压、眩晕、头疼、口眼歪斜、肢体麻木、小儿惊厥等症状。天麻排骨汤可有效缓解经期头痛。

偏方二：冰袋冷敷

将冰块放在冰袋里或用毛巾包好，敷在头疼部位并躺下闭目休息。等冷却的头部血管收缩后，症状自然得到减轻。有条件的话，还可以在头

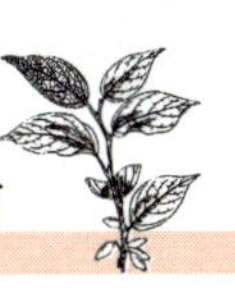

痛发作时，在光线较暗、四周安静的房间里敷上冰袋睡上半小时，头痛就会有所减缓。

月经不调，来一杯木耳红枣茶

莉莉是一家著名外企的管理人员，有着令人羡慕的职位和薪水。但好几次和朋友聚会玩时，她总是一脸不开心的样子。朋友一再询问，才知道了原因。原来，她的月经周期一般都是30～33天，以往每次月经都会晚2～4天。可最近的这3个月，都会提前到来，每次都让她措手不及，有一次差点在客户的面前出丑，害得她尴尬不已。不但例假提前到来，还量多，颜色很暗很深，以往乳房和小腹都没有反应，现在也开始隐隐作痛。工作中老是走神，她感到非常难受。

月经不调，是妇科常见症状之一。中医认为，凡月经量及间隔与正常月经周期不同者都属于此范畴，同时还包括初潮年龄的提前、延后或周期、经期与经量的变化。月经失调主要是由于内分泌功能障碍引起，但也可由全身疾病或生殖器官局部疾病所致。那么，月经不调的具体原因包括什么呢？

（1）不良情绪　长期的精神压抑，如压力过大、生闷气或遭受过重大精神刺激和心理创伤，都可以导致月经失调或痛经、闭经等月经不调的症状出现。

（2）不良生活习惯　有调查显示，嗜好烟酒的女性更容易出现月经不调的症状。有关数据表明，每天吸烟1包以上或饮高度白酒100毫克以上的女性，其月经不调的概率是不吸烟喝酒女性的3倍。而在夏季，女性若过于贪凉，经期受寒，或者长期大量使用抗生素等也会引起月经量过少，甚至闭经等月经不调的症状出现。

（3）饮食结构不合理　饮食结构不合理，是指人体摄入的营养达不到身体所需的量。有些女性为了减肥，而采取过度节食的方法，结果不但没有减肥成功，反而造成月经量少和月经延迟的情况。另外，过度节食，还会造成体内大量脂肪和蛋白质被耗用，致使雌激素无法正常合成，导致月经不调的症状出现。

（4）荷尔蒙失调　由于荷尔蒙失调造成无排卵性的出血，因此造成月经或快停经时，月经呈现混乱的情形。荷尔蒙失调还造成子宫内膜无限制的生长，以致于生长到子宫本身无法负荷的内膜厚度，造成突破性的出血。具体表现经血量在月经初期为少量、深褐色，随着经期时间的增加而逐渐变成经期血量增多。

症状细说

女性或多或少都有月经不调的现象出现，但女性对月经不调的症状并不是非常了解。月经不调的常见类型主要包括经血量过多、过少、月经过频、月经稀少等。那么，月经不调具体有哪些症状呢？

（1）月经期提前　月经期提前是指月经周期提前7天以上，甚至10天左右才来1次。而这种情况要持续2次以上才可称为月经不调。

（2）月经期推后　如果不是妊娠，那么月经周期延后7天以上，大于35天或小于3个月者，且连续2次以上都是月经不调。

（3）月经期延长　月经周期基本正常，但每次月经时间超过7天以上，甚至经血半月才净者属月经不调。

（4）月经过多或过少　月经周期基本正常，但月经量较以往明显增多或减少，也属月经不调的范畴。

（5）月经周期不规律　月经提前或错后超过7天，且这种症状持续2次以上就为月经不调。

对于月经不调者，可以用木耳红枣做茶，既美味又能调节内分泌，对月经不调很有帮助。

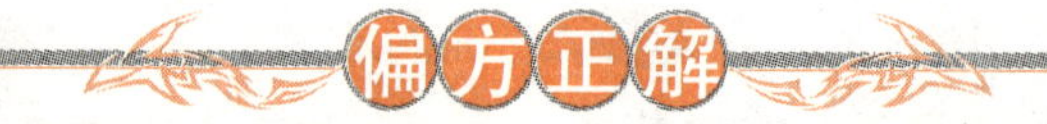

木耳红枣茶

【材料】黑木耳30克，红枣10枚。

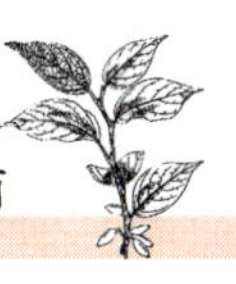

【做法】上2味共煮汤，代茶服，1日2次，频频服之。

【功效】补中益气，养血，止血。

小知识

月经是周期性子宫出血的生理反应。那么，如何才能知道自己的月经量是否正常呢？一般而言，月经量并不存在个体差异。每次经期的卫生巾使用量正常不超过2包，如果每次用3包卫生巾还不够，且每片卫生巾都是湿透的，就属于经量过多；相反，每次经期1包都用不完，则属经量过少。而月经周期则存在个体差异，有人的周期相差20天，有的人多达36天，这期间，只要每次月经的间隔周期都相同，或相差几天都属于正常。

增效小偏方推荐

偏方一：牡丹蛋奶糕

【材料】牡丹花2朵，鸡蛋5个，牛奶250克，白面200克，白糖、小苏打各适量。

【做法】牡丹花洗净，将花瓣摘下切成丝。鸡蛋去壳打花，同牛奶、白糖、小苏打混拌在一起，搅匀。倒一半在开了锅的湿屉布上，摊平，上面撒匀牡丹花丝，然后再倒入余下的一半混合料，摊平。盖好盖蒸20分钟，取出，扣在案板上，再撒上牡丹花丝即成。

【功效】益气养血，清三焦虚火，调经活血止痛。适用于各种虚弱、月经不调、行经腹痛。

偏方二：月季花茶

【材料】月季花15～20克。

【做法】将月季花放入保温杯内，倒入沸水，加盖浸泡15分钟，代茶饮服。每日1剂，多次冲泡服，连服3～5剂。

【功效】中医认为，月季花的活血祛瘀、调经止痛作用明显，故治疗月经不调、血虚型月经过少、痛经等病症有良好的疗效。活血，通经，活络。适用于血虚型月经过少患者，症见面色萎黄，头昏心慌，经量由正常逐渐减少，甚至点滴即净，颜色淡红，常伴周期延后等。

葵花盘还能止崩漏

崩漏是指女性非经期，但阴道发生出血的总称。多见于青春期和更年期女性。西医中的功能性子宫出血、女性生殖器炎症、肿瘤等所出现的阴道出血，皆属崩漏范畴。崩漏是女性月经病中较为严重复杂的一个症状。那么，崩漏的原因包括些什么呢？中医认为，女性崩漏多由情志抑郁、操劳过度、产后或流产后起居饮食不慎、房事不节等引起冲任二脉功能失调而致。具体原因如下。

（1）先天因素　若先天禀赋不足，肾气虚弱，封藏失职，开阖失司，冲任不固，胞宫藏泻功能失调；肾精亏虚，阴虚内热，热扰冲任，迫血妄行；均发为崩漏。

（2）后天因素　脾为后天之本，气血生化之源。若素体虚弱，过食生冷，损伤脾胃，脾气不足，中气下陷，血失统摄，冲任不固而致崩漏。

（3）体质因素　素体阳盛或久病伤阴或素体虚弱，或饮食失节，劳逸过度，产多乳众，或过食辛辣，或感受热邪，导致机体气血阴阳偏盛，冲任失调而发生崩漏。《陈素庵妇科补解》补按云："血崩症，有老、少、强、弱、肥人、瘦人之迥别。"

（4）情志因素　素性忧郁，情志不畅或易怒伤肝，肝失疏泄，可导致脏腑、气血及冲任功能失调，肝郁化热，热伤冲任，血海不宁；《女科撮要·经漏不止》认为"或因怒动肝火，血得热而沸腾……或因悲哀太过，胞络伤而下崩"。

症状细说

崩漏的具体症状如下：

来势急、出血量多的称"崩"，出血量少或淋漓不断的称"漏"。崩与漏虽然根据出血情况不同而不同，但在发病过程中两者常互相转化，如崩血量

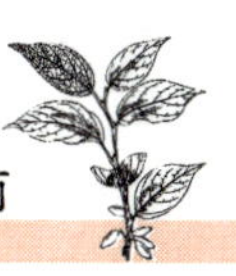

渐少，就可能会转化为漏，漏又可能会转发为崩。

对于崩漏症状，可以用日常生活中的黄酒和葵花盘来治疗。

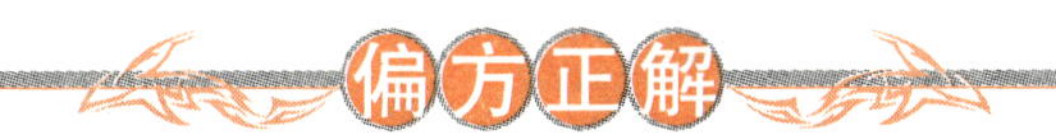

偏方正解

黄酒葵花盘

【材料】葵花盘1个（去子），黄酒适量。

【做法】将葵花盘晒干，用砂锅焙成炭，研为细面，过箩备用。每次3克，黄酒送服，1日3次。

【功效】适用于崩漏。葵花盘有清热化痰、凉血止血之功效，对头痛、头晕等有效。

小知识

崩漏失血过多，就会出现面色苍白、唇色淡白、头晕目眩、精神倦怠、失眠多梦等一系列贫血征象。另外，发生崩漏时，若不及时抢救，很容易发生生命危险。长期崩漏还会引起邪毒感染。具体表现为下腹疼痛，用手按压更加疼痛，腰痛，带下黏稠，伴有烦躁口渴，小便黄，大便干燥，舌苔黄腻，脉象细滑等。

增效小偏方推荐

偏方一：麦麸草霜饼

【材料】麦麸1000克，百草霜30克，红糖250克。

【做法】将麦麸、百草霜、红糖加开水后，揉和成每个重100克的饼。将饼放笼屉上蒸熟即可。每日早、晚空腹取饼1个，用白开水送服。

【功效】适用于脾虚之崩漏。

偏方二：红糖乌梅

【材料】乌梅肉15克，红糖适量。

【做法】将上2味加水500毫升，开火煎至300毫升，去渣。一天中，分2次服用。

【功效】适用于虚热之崩漏。

偏方三：醋豆腐

【材料】豆腐 250 克，醋 120 毫升。

【做法】将豆腐与醋同煮，煮熟即可。一次服完，可连服数剂，血止后停服。服用期间，忌食辛辣等刺激性食物。

【功效】适用于血热崩漏。

缓解产后多汗，山药汤很有效

田女士已经是产后 3 个月了。自从生完孩子后，特别爱出汗，经常都是大汗淋漓，又很容易感冒。刚开始，她以为自己是产后体虚的原因，可在进补营养后，却没有丝毫好转，她开始担心自己是否患上了某些疾病。

中医认为，产后多汗的发生，都是因为体虚所致。产妇素体虚弱，产时耗去太多气血，气虚卫阳不固，腠理不密，以致阳不敛阴，阴津妄泄而自汗出。若产妇素体阴虚，复因产时失血伤阴，阴血益虚，阴虚生内热，睡时阳乘阴分，热迫津液外泄，而致产后盗汗。具体原因如下。

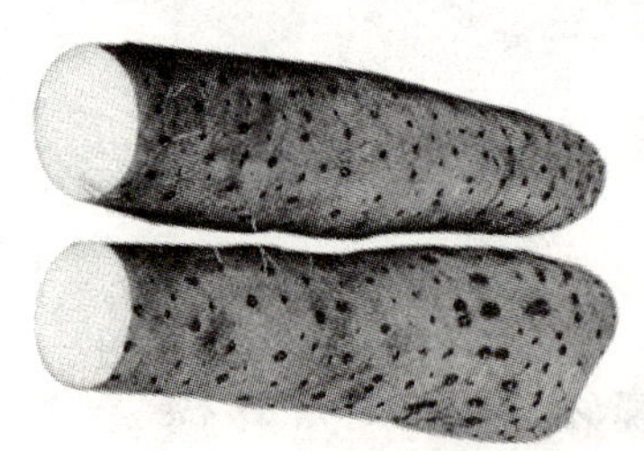

（1）产妇在妊娠期间，体内水分积蓄，仅是血液就比孕前增加很多。未妊娠女性的血液量约占体重的 1/10，为 4000 ~ 5000 毫升，妊娠期则要增加 1000 毫升之多。分娩之后，这些体液成为体内多余的东西，若不及时排出，则会增加心脏负担。因此，这些多余的体液可引发大量出汗。

（2）产妇甲状腺机能亢盛，尚未完全恢复，脂肪、糖类、蛋白质代谢也很旺盛，故多出汗。

（3）产后，有的产妇进补过多高能量食物，又喝了太多汤水，自然引起产后多汗。

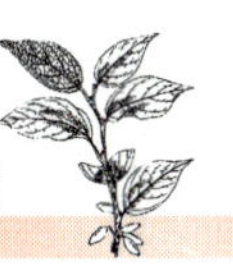

症状细说

介于上述原因，产后头几天，新妈咪几乎都会排出大量的汗液，尤其是在睡眠和初醒时最多，称为“褥汗”。这是生理过渡期的正常现象，一般产后1周内就会自行好转。但若超过1周，则为产后多汗的现象，产后多汗又分为气虚和阴虚两型，其具体症状表现也各有不同。

（1）气虚型出汗　主要表现为白天出汗多，怕风更怕冷。且经常感冒，感觉头晕，浑身倦怠无力，气短，舌质淡胖。

（2）阴虚型出汗　主要表现为夜晚睡着后出汗多，怕风也更怕热。总是自我感觉身上发热，手脚心发热，口干咽燥，心烦易怒，舌面有裂纹。

对于新妈咪产后多汗的现象，这里推荐一款小偏方，既能帮助新妈咪恢复体力，又能有效缓解产后多汗。

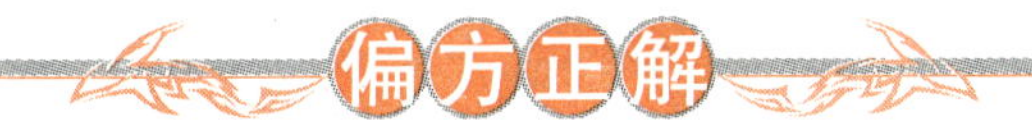

山药汤

【材料】山药180克。

【做法】将山药洗净，煎汤。连服3日，每日2次。

【功效】益阴，止渴，敛汗。用治产后因虚热引起的大喘大汗，身热劳嗽。

小知识

异常排汗是一种外在表现的症状，绝大多数新妈咪出现产后多汗都是由于产后虚损所致，但也不排除由其他内在疾病引起。例如甲状腺功能亢进、结核病、风湿病及多种慢性消耗性疾病等。若经过适当调理，产后多汗的情况依然没有得到明显改善，就要请医生帮助找原因，以免耽误诊治时机和身体健康。

增效小偏方推荐

偏方一：泥鳅止汗汤

【材料】泥鳅 90 克，糯稻须根（药店有售）30 克。

【做法】将泥鳅宰杀洗净，用油煎至金黄色。加清水两碗与糯稻根共煮，待水煮至 1 碗时，放入泥鳅煮汤至熟即可。连汤带鱼同吃。隔日吃 1 次，7 次为 1 个疗程。

【功效】泥鳅性味甘平，有补益脾肾、利水、解毒之功。

偏方二：浮小麦饮

【材料】浮小麦 15 克，红糖适量。

【做法】熬浮小麦汁 100 毫升，加红糖调味即可。

【功效】浮小麦味甘，性凉，入心经，可益气固表止汗。适用于产后多汗。

产后缺乳怎么补，章鱼配上猪蹄汤

小朱做了新妈妈，照顾起宝宝来，每天都手忙脚乱。这一切都是因为小朱产后乳汁不足造成的。宝宝饿了，却吸不到奶水，就会哇哇大哭，宝宝哭，小朱急，大人小孩都遭罪。看着眼泪未干、哭累了才睡过去的宝宝，小朱的心顿时一阵一阵发疼。

产后乳汁过少或全无，称为缺乳，又叫做乳汁不足或乳汁不行。中医认为，妇人的乳汁，由血所化生，赖气之运行，而气血的化生又来源于水谷精微，有赖于脾胃的受纳、运化。具体原因如下。

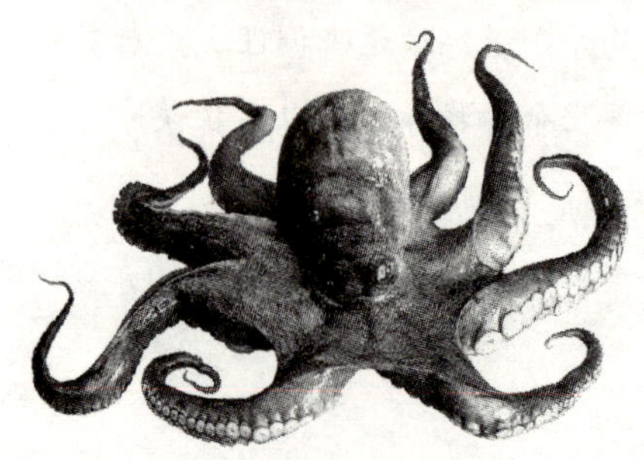

(1) 体质因素 产妇因素体脾胃虚弱或产时失血过多，导致气血亏虚，乳汁化源不足，无乳可下而导致缺乳；或因产

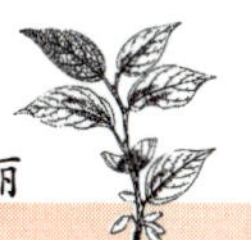

后情志不畅，肝郁气滞，乳脉阻滞，乳汁壅闭不行而导致缺乳。而临床上，一般虚多实少。

（2）行为因素　有的女性在孕前误认为母乳喂养会加快自身衰老，导致本来窈窕的身材变得臃肿难看，因此可能采用“特殊”手段阻止乳汁分泌。如产前大量食用回乳食品，过于控制营养成分的摄入，使用胸带紧缠胸部或产后拒给宝宝哺乳，人为地阻断乳汁分泌等。事实上，人的衰老与哺乳并无多大关系。相反，若采用哺乳，会使母亲充满母爱，更深切地感受母子情深，提高心绪，从而由内而外散发着健康的女性魅力。

（3）药物因素　不少女性由于缺乏相关知识，服用避孕药物毫无节制，渐渐就会造成内分泌机能的紊乱，影响乳房的正常发育。

症状细说

正常的产妇在分娩后24小时开始有乳汁分泌，一般5~7天后能分泌足量乳汁，足以满足婴儿的生理需要。若分娩后历时1周以上，或产褥期里，乃至哺乳期中，发生乳汁分泌不足或乳汁排出受阻，致使乳汁甚少或全无，都属于缺乳范畴。具体症状如下。

（1）气血虚弱型　产后乳少，甚至全无。乳汁清稀，乳房柔软，无胀感，无痛感。面色少华，神疲食少，舌淡少苔。

（2）肝郁气滞型　产后乳汁分泌少，甚至全无，胸胁胀闷。情志抑郁不乐，或有微热，食欲不振。苔薄黄。

对于产后缺乳的新妈咪来说，必定是痛苦的。若心情不愉快，则更会影响产后排乳。这里，为新妈咪介绍一个偏方，可有效改善产后缺乳现象。

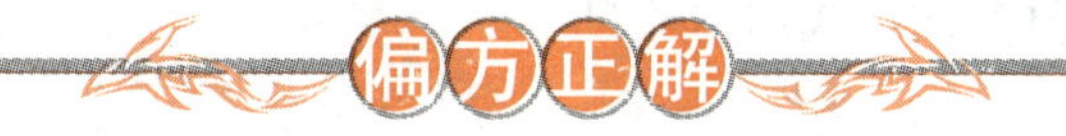

章鱼猪蹄汤

【材料】猪脚1对，章鱼干、瑶柱、花生、黄豆、陈皮、生姜各适量。

【做法】章鱼干、瑶柱浸泡后洗净；花生、黄豆洗净；猪脚洗净，斩为块状。将其一同放入瓦煲内，再放入陈皮、生姜，加清水用武火煲沸后改文火煲约3小时，调味即可。

【功效】章鱼不仅美味，还可作为食疗佳品。《泉州本草》说章鱼能“益气养血，收敛，生肌，主治气血虚弱”等。章鱼肉配上补中益气的花生，健筋骨、滋胃液的猪脚，再加上化气去滞的陈皮、祛寒辟腥的生姜，其熬制而成的汤品可辅助治疗女性产后体虚、缺乳等症。

小知识

有资料表明，母亲的初乳不但不脏，而且最富含营养，其中所含的免疫球蛋白是以后母乳所无法比拟的，故民间有“滴滴初乳值千金”之说。世界卫生组织和联合国儿童基金会曾明确指出：“要帮助母亲产后半小时开奶”，不仅能增加婴儿营养，还可促进和增加产后乳汁分泌。

增效小偏方推荐

偏方一：日光浴法

日光温和的刺激，能增加乳房的韧性和弹性，对乳腺的发育有益。日光浴时间长短要因人而定，选择阳光好的时间进行，每日1次或隔日1次。注意保暖、防风。

偏方二：木梳法

将木梳烤热，平放乳房，上下左右轻轻揉按，反复数次。或用木梳自乳根至乳头方向梳理，力量由轻到重，以能忍耐为度，连续梳理5分钟，有通络散结的作用。

偏方三：红豆汤

【材料】红豆500克。

【做法】用时每日早、晚各用红豆250克，煮汤。去豆饮汤，连续3～5日。

【功效】可补血通乳。

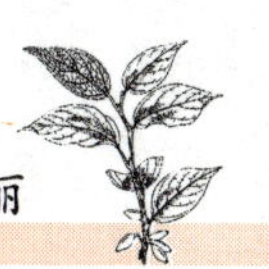

产后腰痛，简单按摩就能好

萧女士怀孕时，总是感觉腰部隐隐作痛。大家都认为是宝宝的重量增加了腰部的负担，所以腰才会痛，等到生完宝宝后，腰痛的症状自然就会减轻。没多久，可爱的女儿降临人世。萧女士和其他新妈妈一样，快乐而忘情地投入到了初为人母的忙碌中，将孕期产生的腰痛及医生嘱咐的一些产后要求忘得一干二净。没多久，萧女士就再次感觉到腰部疼痛厉害，甚至比孕期还难受，就连腿脚都会感觉麻痛，一弯腰抱宝宝，更是疼痛难忍，甚至无法再抱着宝宝了。

中医常说，“女卫阴体，易受寒湿”。一般情况下，孕妈妈们大多会担心自己生产后，身材可能会走样的问题，而极少关注产后腰背疼痛。其实，腰背才是一个不可忽视的部分。因为女人的腰部生来就比男性脆弱，再加上经历了怀孕生产，腰部更应该作为一个重点保护对象。那么，新妈妈出现腰背酸痛的主要原因是什么呢？

（1）孕期特殊生理变化所引起　随着孕期天数的增加，孕妈妈的肚子也会变得越来越大。因此，重心会发生改变，且腰椎变得较紧，向前弯，下背弧度增加，胸椎显得有些驼。此时肚皮上的肌肉也渐渐变弱，支撑力不如以往，以致整个脊椎形状都因怀孕而发生明显变化。

（2）卵巢分泌松弛素　怀孕4个月后，孕妈妈的卵巢会分泌一种被称为松弛素的荷尔蒙。它的作用是使韧带与关节变松，方便孕妈妈生产时，胎儿更好地通过骨盆顺利娩出。但也因为松弛素的影响，使脊椎和骨盆的形状改变得更加明显。

（3）不当姿势、习惯性动作加深症状　产后妈妈有些姿势、动作和习惯，都会加重腰酸背痛的程度。最常见就是抱宝宝时的姿势不当。尤其是在哺乳时，大多数孕妈妈会将宝宝抱在肚子上，弯腰喂宝宝。这样虽然方便了宝宝，却让自己的脊柱更加受伤，因此也更加容易感觉到腰酸背痛。

（4）其他原因 孕期体重增加太多、孕前就很胖、双胞胎妊娠等。一些产妇在“坐月子”期间，几乎是躺在床上的，很少有机会活动，这也会造成腰肌疲劳而加重腰部酸痛。

症状细说

女性由于月经、孕育、分娩、哺乳等特殊生理特点，同时又有月经病、妊娠病、妇科杂病等病理特点，所以腰痛属于常见病症。腰痛是指腰部的一侧或两侧发生的疼痛。女性在生产后，几乎都会出现腰痛症状。这是一种正常的生理反应，无须太多顾虑。不过需要让腰背肌肉得到适当的休息，因为肌肉在疼痛时会释放出一种疼痛物质继续刺激四周的组织，引发血管及肌肉的收缩，造成新一轮的疼痛。若是没有得到良好的治疗，就会产生恶性循环，一直疼痛下去。

产后出现腰部、背部等肌肉酸痛时，可以用热敷、按摩或浸泡热水澡的方式来缓解。这些方法可以促进血液循环，使肌肉松弛并减轻疼痛和疲劳。这里给大家推荐一款按摩小偏方。

偏方正解

按摩膀胱经

膀胱经起于内膜角的睛明穴，止于足小趾尖的至阴穴，循行经过头、颈、背部、腿足部，左右对称，是十二经脉中穴位最多的一条经络。

按摩时两手四指握大拇指成拳，以拳背有节奏地叩击腰部脊柱两侧到骶部，左右皆叩击36次。

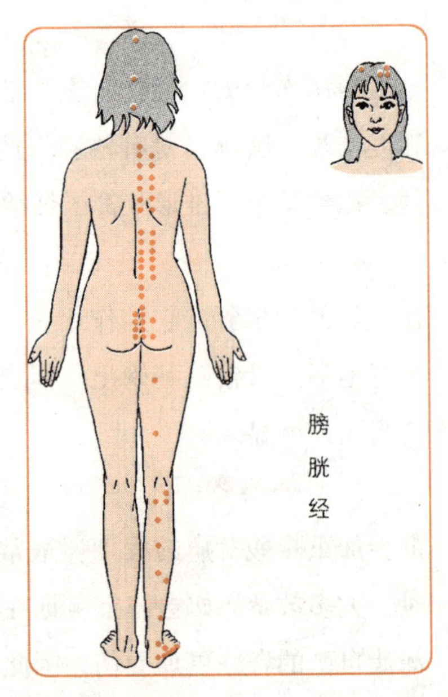
膀胱经

也可以采取以下方法：两手相互摩擦至热，用两手叉腰，大拇指在前，四指按在两侧肾俞穴处，先顺时针方向旋转腰臀部9次，

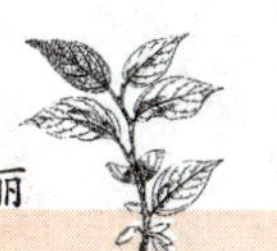

再逆时针方向旋转腰臀部9次，连做36次。做这些运动时，要意守腰骶部，想象着正在无限放松。这样既可缓解疲劳，又能使肌肉韧度增强，达到舒筋活血、滑利关节、强健腰肌的功效。

小知识

要想避免产后腰痛，最好从孕期就开始预防腰痛。首先，进食要均衡合理，避免体重增长过重，增加腰部负担，造成腰肌和韧带的损伤。其次，平时坐时可将靠枕一类柔软物垫在腘窝下，以减轻腰部的负荷。还要注意适当休息，避免大量劳动。另外，可以在医生指导下，适当地做一些预防腰痛的体操。

增效小偏方推荐

偏方一：奶酪蛋汤

【材料】奶酪30克，鸡蛋1个，西芹末10克，番茄末20克，骨汤1大碗，淀粉、精盐、胡椒、香油各适量。

【做法】打散奶酪；调匀鸡蛋清。用大火将骨汤烧开，加入少许淀粉溶液。再次烧开后，将打散的奶酪放入锅中，淋入调好的蛋液，加入少许精盐、胡椒和香油调味。最后洒上西芹末、番茄末即可。

【功效】奶酪中含有非常丰富的钙质。这款汤口味香甜浓郁，不仅是产后及哺乳妈妈补钙的好食疗，同时也能有效防止产后腰酸背疼的症状。

偏方二：缓解腰痛体操

具体方法是采取仰卧平躺的方法，弯曲双膝。用双手抱住双膝，慢慢用力，尽量贴近胸部，保持1～2秒，再回复平躺。如平躺做此动作较为困难，也可正坐在座椅上，双腿分开，双手放松置于两膝间，身体向前弯曲并摸到地板，然后立即回复端坐姿式。回复坐姿时要快，往下弯腰动作要慢慢来。

以上两种体操可轮流交替进行，一次做5～10分钟，一天2次，坚持2周，可使产后腰痛得到一定程度的缓解。

阴道炎还需外洗法

小叶本来和老公计划要一个宝宝。为了让宝宝降生的通道更加健康，她从3个月前，就认真地每天用洗液为宝宝清洗“跑道”了。然而，出乎意料的是，小叶在做检查的时候，被查出了好几种阴道炎病菌。她感觉很意外。为什么每天都清洗阴道，还是被查出问题来了呢？

每个人都有爱美的一面，女孩子更是如此。很多女孩子会发现自己每天清洗内裤和阴道，一段时间后，私处却会痒痒的，有时候甚至都会红肿。到医院检查，才发现是患了阴道炎。女孩儿们一定很好奇，为什么每天都很爱干净，还是患上了阴道炎呢？造成阴道炎的原因有哪些呢？

（1）每周冲洗内阴3次以上，包括使用各种药物和非药物冲洗。

（2）夫妻生活时，男性没有彻底清洗私处，且男性外生殖器中含有大量包皮垢，导致细菌随之进入阴道引发感染。

（3）内裤常与其他衣物混洗，尤其是袜子，导致内裤上沾染细菌，如脚气等其他病菌。

（4）喜欢辛辣刺激、油炸等刺激性食物。

（5）内衣、内裤过多，常年放置于阴暗、不透风处。

（6）有过人流或其他妇科手术及怀孕期感染霉菌等。

症状细说

阴道炎是指阴道黏膜以及黏膜下结缔组织的炎症，属于妇科常见疾病。常见的阴道炎包括滴虫性阴道炎、霉菌性阴道炎、宫颈糜烂、非特异性阴道炎等。具体症状如下。

（1）滴虫性阴道炎　主要表现为白带增多，呈乳白色或黄色。有时为脓性白带，常呈泡沫状，有臭味，严重者有血性白带，尿痛、尿频、血尿等。

（2）霉菌性阴道炎　主要表现为外阴瘙痒，外阴及阴道灼痛，白带增多

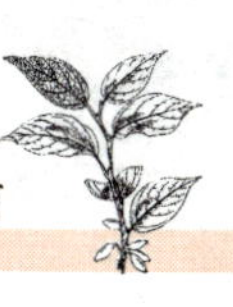

呈豆腐渣样。有时伴有尿频、尿痛。

（3）宫颈糜烂　宫颈糜烂主要由慢性宫颈炎引起，主要表现为白带量多，色黄脓样或黄色，腰腹坠胀或阴痒。

（4）非特异性阴道炎　主要表现为阴道有下坠感，灼热，伴有盆腔不适及全身乏力。阴道分泌物增多，呈脓性、浆液性，有臭味。由于分泌物刺激尿道口，可引起尿频、尿急、尿痛。

（5）老年性阴道炎　主要表现为白带增多，色黄，呈水状。严重时呈脓性，有臭味，有时可有血性或伴点滴出血。外阴有瘙痒或灼热感，干痛，下腹部坠胀，同样有尿频、尿急、尿痛等。

（6）细菌性阴道炎　主要表现为白带增多，灰白色，稀薄，呈泡沫状。阴道黏膜充血，散见出血点，外阴瘙痒并有灼痛感，阴部恶臭。

患上阴道炎，对女性的身心健康都带来了极大影响。这里，为大家介绍一个简单小偏方，用于辅助治疗阴道炎。

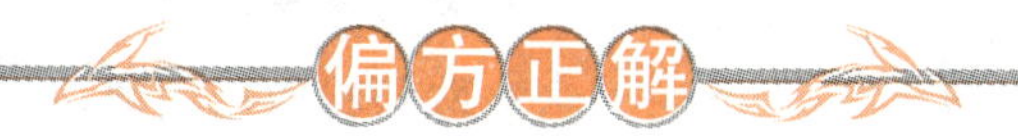

藿香薄荷液

【材料】丁香12克，藿香、大黄各30克，龙胆草20克，枯矾15克，黄连、薄荷各15克，冰片1克。

【做法】水煎，取汁外洗、浸泡外阴1～2次，每天1剂，每次30分钟。已婚女性可配合每天用药液冲洗阴道1次。连续用药12天为1个疗程。

【功效】本方清热燥湿，杀虫止痒，对白色念珠菌和其他浅部皮肤真菌以及淋病双球菌均有很强的抑杀作用。

小知识

女性的阴道本来就是一个存在细菌的地方。一般而言，这个菌群是平衡的，相互抑制。如果每天都采用含有醋、水、抗菌剂等成分的洗液冲刷，不仅杀灭了有害细菌，也将保护人体的有益细菌冲刷得一干二净。当酸性环境遭到如此“毁灭性破坏”，阴道自然也无法实现自我保护了。

增效小偏方推荐

偏方一：增效穴位按摩

按摩隐白穴。隐白穴位于大脚趾内侧趾甲角旁1毫米的地方，它是足太阴脾经的起点，脾经失调，必然会有失运化，所以，平时可以多按按隐白穴，每次以出现酸重感为宜。如果同时加按神阙穴、三阴交穴、关元穴、气海穴、太冲穴等效果更佳。

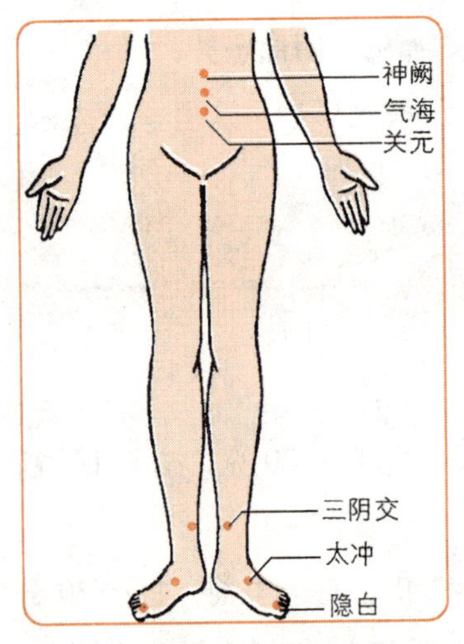

【功效】滋阴益肾，清热止带。辅助治疗阴道炎。

偏方二：三黄粉洗液

【材料】黄连、黄芩、黄柏、紫草根各60克，枯矾、去水硼砂各120克，冰片2克。

【做法】先将黄连、黄芩、黄柏、紫草根烘干研粉，过120目筛，再将枯矾、冰片研末过筛，再将硼砂置于铁锅内烤干去水后过筛，装瓶密封备用。用时先排空小便，用窥阴器扩开阴道，以0.1%高锰酸钾液冲洗阴道、外阴。擦干阴道、外阴，用药匙取三黄粉2克，撒于阴道内，再用棉签蘸取药粉撒在阴道口、小阴唇皱褶及大小阴唇沟。每日治疗1次，5~7日为1个疗程。

【功效】适用于霉菌性、滴虫性阴道炎。

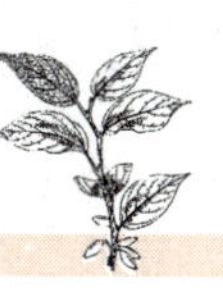

学会按摩，盆腔炎不再扰

小娟最近总觉得自己腰酸、小腹坠痛且小便频繁，经常是不到2小时就想上厕所。因此，她去了医院检查。化验结果显示，白细胞在正常值范围内偏高，有妇科感染，白带清洁度为“+++”，这个结果让小娟吓了一跳。本以为只是轻微的阴道炎，却不料是慢性盆腔炎。

盆腔炎是女性常见的妇科疾病之一，但一些患者在治疗的过程中，没有对疾病予以充分的关注，造成疾病久治不愈，最后对患者的身心造成了极大伤害。

那么，引起盆腔炎的原因有哪些呢？

（1）月经期间不注意卫生　有的女性朋友没有处理好自己的下身卫生，使用不够清洁的月经垫，或在月经期间进行性生活，这样都有可能会使病原菌侵入人体，并引起炎症。

（2）宫腔内手术　如果是有进行过刮宫手术、输卵管通液手术、子宫输卵管造影手术、宫腔镜检查等，可能会由于手术的消毒不严格而引起感染。或者是手术之前适应证选择不当的，比如说是生殖器原因慢性炎症、经手术干扰而引起的急性发作是会扩散的。

（3）产后、流产　分娩以后的产妇身体是很虚弱的，宫口没完全关闭，假如分娩造成的产道损伤或者就是胎盘、胎膜的残留，使病原体侵入宫腔，这样就很容易引起感染。另外，流产过程中阴道流血的时间比较长，或者还有组织残留子宫腔内，或者没有严格进行无菌操作等都可能引发盆腔炎。

症状细说

不少女性都在承受着盆腔炎对身体的影响，这对大家来说是身体健康的一大隐患，因此大家都想尽快地了解盆腔炎的症状。

（1）盆腔痛感　由于炎症形成的瘢痕粘连以及盆腔充血，导致患者下腹部坠胀、疼痛及腰骶部酸痛。一般来说患者劳累、长时间站立、性交后及月经前后加剧。

(2) 月经异常 盆腔炎患者常有白带增多、月经紊乱、经血量多，痛经，性感不快的症状出现。卵巢功能损害时也可致月经失调。

(3) 全身症状 盆腔炎患者的全身症状一般不会十分地明显，有时仅有低热，易感疲倦。由于病程时间较长，部分患者可出现神经衰弱症状，如精神不振、周身不适、失眠等。当患者抵抗力差时，易有急性或亚急性发作。

患上盆腔炎后，不仅影响女性的身体，也给其心理带来一定影响。

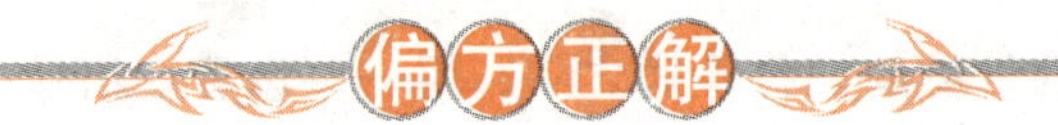

特效按摩

❶ 拳揉臀肌：以手握成虚拳或实拳置于一侧臀部，做顺时针及逆时针旋转，拳揉各 20 ~30 次。能够宣通气血，解痉止痛。

❷ 拿提股内：以一手拇指及其余四指分开，置于股内侧阴廉、五里穴处前后拿定，然后向上垂直拿提肌肉 3 ~5 次。能够通经活络，活血祛瘀。

❸ 掌搓股外：以一手掌心置于髂前上棘处，由上向下沿大腿外侧呈直线摩动 20 ~50 次。

❹ 横摩腰骶：使手指平伸，掌及手指置于对侧腰骶部，自左向右呈横形摩动 20 ~30 次。

以上方法能够补肾元、镇静止痛。对慢性盆腔炎、腰椎间盘脱出、腰肌劳损等症有防治的作用。同时对失眠、头晕头痛有镇静安神之效。

小知识

中医认为盆腔炎大多因湿、热、毒内蕴，肝脾气血瘀滞，或因寒凝胞宫，痰湿内结所致。盆腔炎可通过食疗来调理，如选择清淡饮食，少吃腌腊、油腻食品，生冷、辛辣也应控制，选择菜肴及药膳的组合宜以清热、解毒、温通、散结的中药，配以富含维生素、蛋白质及铁、钙等微量元素的食品。

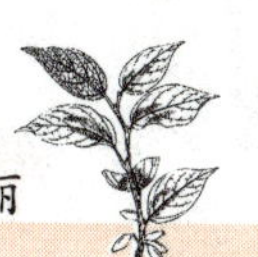

增效小偏方推荐

偏方一：金银萝卜

【材料】苦菜100克，金银花20克，蒲公英25克，青萝卜200克切片。

【做法】上4味共煎煮，去药后吃萝卜喝汤。每日1剂。

【功效】金银花对多种细菌如葡萄球菌、链球菌、肺炎双球菌、大肠杆菌、绿脓杆菌以及皮肤真菌均有不同程度的抑制作用。金银萝卜可清热解毒，治疗盆腔炎，属湿热瘀毒型，发热，下腹胀痛，小腹两侧疼痛，拒按，带下色黄量多。

偏方二：桃仁饼

【材料】桃仁20克，面粉200克，麻油30克。

【做法】桃仁研成极细粉与面粉充分拌匀，加沸水100毫升揉透后冷却，擀成长方形薄皮，涂上麻油，卷成圆筒形。用刀切成每段30克，擀成圆饼，在平底锅上烤熟即可。早、晚餐随意服食。每日数次，每次2块，温开水送服。

【功效】理气活血，散瘀止痛。适用于盆腔炎，属气滞血瘀型，下腹部及小腹两侧疼痛如针刺，腰骶疼痛。

宫颈糜烂，简单草药就能治

半年前，小许经常感觉自己外阴瘙痒，灼热，白带也不对劲。但工作让她无暇进行检查治疗。不久前，她发现自己白带发黄、黏稠，还有一股臭味，赶紧去了一家诊所检查，原来炎症已经变成了宫颈糜烂。医生让小许挂几天点滴。可输液结束后，症状没有得到缓解。医生又让她继续打点滴，可好几天过去了，症状依然没有太大好转。从此，小许总是一副闷闷不乐的样子，严重地影响了她的工作状态。

宫颈糜烂是女性的常见病，尤其是育龄女性。宫颈炎分为急性和慢性两种，急性宫颈炎常与急性子宫内膜炎或急性阴道炎同时存在。慢性宫颈炎则一般表现为宫颈糜烂。那么，哪些原因会引发宫颈糜烂呢?

（1）病原体感染　最常见的有葡萄球菌、大肠杆菌、链球菌等可引起宫颈糜烂的病菌。此外，若经常使用酸性或碱性溶液冲洗阴道也可能会引起宫颈糜烂。

（2）性生活不洁　不洁性生活将会在很大程度上增加宫颈糜烂的发生率。

（3）流产和分娩　流产和分娩必然会涉及到宫腔和宫颈。不少女性在流产、分娩及刮宫等妇科手术后，都会让宫颈黏膜遭受不同程度的损伤。若处理不及时，就极容易导致细菌或病毒感染而导致宫颈炎和宫颈糜烂。

（4）阴道内异物　当纱布、棉球或其他异物放置阴道内的时间过长时，则较容易诱发感染，引起急性子宫颈炎。

症状细说

宫颈炎一般分为急性和慢性两种，慢性宫颈炎一般是由于急性宫颈炎治疗不及时，拖延成了宫颈糜烂。相对急性来说，慢性宫颈炎对女性健康的伤害更大。一般来说，宫颈糜烂的症状分为以下几类：

（1）疼痛　具体表现为下腹或腰骶部经常会出现疼痛感，有时疼痛可出现在上腹部、大腿部及髋关节，每当月经期、排便时则加重。

（2）膀胱及肠道症状　具体表现为尿频或排尿自觉困难，也有不少患者感觉大便时疼痛。

（3）白带增多　通常增多的白带为黏稠的黏液或脓性黏液，有时分泌物中可见到血丝。另外，外阴还可因白带的刺激引发瘙痒。

（4）其他症状　如月经不调、痛经、不孕等。

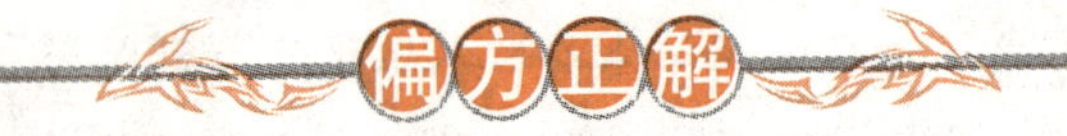

蒲公英瘦肉汤

【材料】瘦猪肉 250 克，蒲公英、薏苡仁各 30 克，红枣 5 枚，姜 5 克，葱 10 克，精盐 5 克，调和油适量。

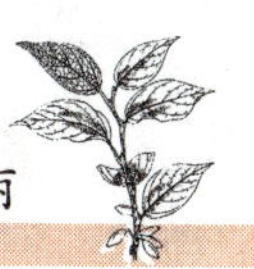

【做法】将猪瘦肉洗净切块；蒲公英、薏苡仁洗净；红枣去核洗净；姜拍碎；葱切段。将上述材料一同放入锅内，加入上汤，用武火烧沸，再改用文火煲40分钟。即将煲好时，加精盐和调和油调味即可。

【功效】蒲公英含有丰富的营养价值，如蛋白质、脂肪、糖类、微量元素及维生素等。有清热解毒、消肿散结及催乳作用，对治疗乳腺炎十分有效。无论煎汁口服，还是捣泥外敷，皆有效验。此外，蒲公英还有利尿、缓泻、退黄疸、利胆等功效，被广泛应用于临床。

小知识

宫颈炎属于女性常见疾病。一般而言，单纯的宫颈炎，只要治疗积极、及时，就不会对健康造成太大威胁。但由于子宫上连输卵管和卵巢，下通阴道及外界，如果不及时治疗，会导致细菌加重感染，引发其他部位的疾病，甚至是引起不孕。并且从防癌角度来看，宫颈炎与宫颈癌关系密切。

增效小偏方推荐

偏方一：猪苦胆外洗

【材料】猪苦胆5个，石榴皮30克，桉树叶20克。

【做法】先将苦胆晾干，再将石榴皮与猪苦胆共研为末，放入碗中，加香油适量调成糊状。取适量药汁放入锅中，加入桉树叶，水煎取液，用该溶液清洗阴道，再用带线棉球蘸药糊后塞入宫颈处，每日换药1次。轻、中度患者用药2～5次，病情即可得到缓解；重度患者需用药10～20次，病情方得到缓解。

【功效】清热利湿，解毒化瘀。适用于宫颈糜烂。

偏方二：按摩法

按摩法的具体方法是先用力搓热双手，用手掌向下推摩小腹数次，再用手掌按摩大腿内侧数次，有疼痛感的部位多按摩几次，以有热感为度。最后用手掌揉腰骶部数次之后，改用搓法2～3分钟，让热感传至小腹。

乳腺增生不用怕，自我按摩好得快

小云在4个月前被诊断为乳腺增生症。从此，她每天都变得失魂落魄，时刻在担心中度过。更让她痛苦不堪的是，她总觉得老公和她说话的口气中多了一些客气和疏远。加上老公经常会加班，每次她都会忍不住冲他大吼大闹，刚开始，老公还能耐心安慰她，时间一久，干脆就和小云冷战了。小云变得更加疑神疑鬼，每天都唉声叹气。

从本质上来讲，“乳腺增生”是一种生理增生与复旧不全造成的乳腺正常结构的紊乱，属于一种生理现象，而非疾病。其原因大概与体内雌激素周期性变化或代谢障碍，例如雌、孕激素比例失调有关。另外，以下这些因素也可能会导致乳腺增生的发生。

（1）饮食结构不合理　如长期摄入高脂、高能量，饮酒和吸烟等，这些都可能导致乳腺增生。

（2）激素　若长期服用含雌激素的保健品、避孕药等，将导致内分泌平衡失调，患上乳腺增生。

（3）内分泌失调　当人体的黄体素分泌物减少，雌激素相对增多，如卵巢发育不健全、月经不调及肝功能障碍等也是诱发乳腺增生的重要病因。

（4）其他因素　精神紧张、情绪激动、睡眠不足等不良精神因素很容易诱发乳腺增生。

从以上4个导致乳腺增生的原因中，不难看出诱发因素几乎都是日常生活中常见却不太容易引起重视的。因此，预防才是治疗的关键。

症状细说

说到乳管疾病，很多女性朋友可能只能想到乳腺癌。对乳腺增生却缺乏了解，那么，乳腺增生具体会有哪些症状呢？

（1）乳房疼痛　疼痛常表现为乳房胀痛或刺痛，多见于一侧，有时也是

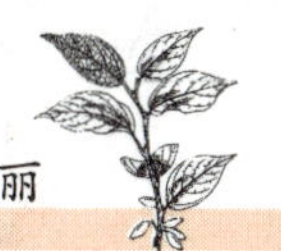

两侧乳房。严重者疼痛时不可触碰，影响日常生活及工作。疼痛以乳房肿块处为主，也可向周边，如腋窝、胸胁或肩背部放射。另一种疼痛则表现为乳头疼痛或痒。

乳房疼痛常于月经前数天出现或加重，月经期后疼痛明显减轻或消失。

（2）乳房肿块　肿块可发于单、双侧乳房，好发于乳房外上象限。肿块形状有片块状、结节状、颗粒状等，其中以片块状为多见。肿块边界不明显，质地中等或稍硬韧，可活动，常有触痛。肿块大小不一，小的如粟粒般大，大的可达 3 ~4 厘米。乳房肿块也会随着月经周期的改变而变化。月经前肿块增大变硬，月经后肿块缩小变软。

（3）乳头溢液　有些患者可出现乳头溢液，颜色多为草黄色或棕色。

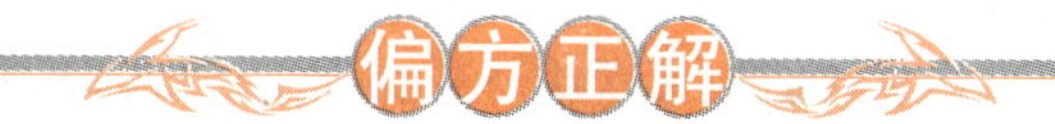

穴位刮痧法

刮拭与乳房同水平段的脊柱和两侧的背肌，也就是通常所说的肩胛部位。

先刮肩部肩井穴、背部天宗穴，由于肩背部肌肉丰富，用力宜重，刮拭出痧为度。然后刮拭胸部正中线膻中穴，用刮板角部，不宜重刮，刮 30 次，出痧

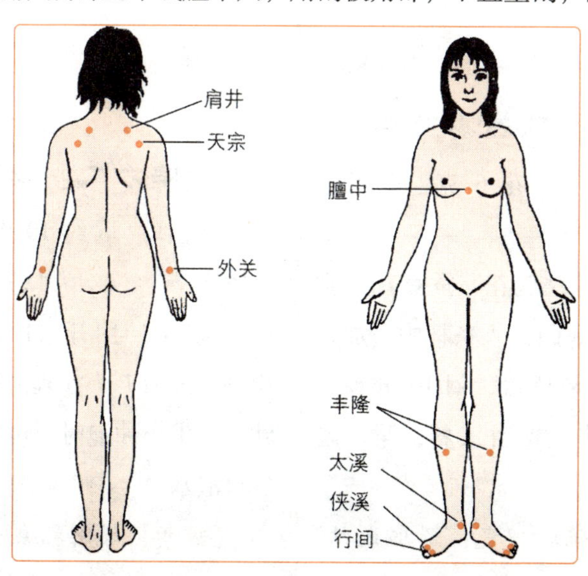

为度。再重刮上肢外侧外关穴 30 次，出痧为度。之后刮下肢外侧丰隆穴和足部

太溪穴，各30次，可不出痧。最后重刮足背部行间、侠溪穴，出痧为度。

刮拭前，先注意寻找压痛点，对它们进行重点刮拭。一旦疼痛区域出痧，或者疼痛减轻，结节变软缩小后，乳腺增生便可望缩小，乳房胀痛的症状也会随之减轻或消失。

刮痧治疗时应注意室内保暖，必须注意避免风口，只要刮至毛孔张开即可，不一定强求出痧。刮拭结束后，最好饮1杯温开水（最好为淡盐水），并休息15~20分钟，30分钟内不宜洗凉水澡。

小知识

自我检查乳腺增生，将有助于预防乳腺癌。那么，女性该如何进行自我检查呢？方法是左手上举或叉腰，用右手检查左乳，以指腹轻压乳房，触摸是否有硬块。由乳头开始做环状顺时针方向检查，触摸时手掌平伸，四指并拢，用食指、中指、无名指的末端指腹按顺序轻按乳房的外上、外下、内下、内上区域，最后是乳房中间的乳头及乳晕区。检查时，不能抓捏乳腺组织，否则会将抓捏到的乳腺组织误认为肿块。

增效小偏方推荐

偏方一：玫瑰蚕豆茶

【材料】玫瑰花6克，蚕豆花10克。

【做法】将玫瑰花、蚕豆花分别洗净，沥干，一同放入茶杯中，加开水冲泡，盖上茶杯盖，闷10分钟即成。可代茶饮，或当饮料，早、晚饮用。

【功效】疏肝理气，解郁散结。适用于乳腺小叶增生，证属肝郁气滞。

偏方二：橘络饮

【材料】取约10个橘核，2~3个橘络。

【做法】用开水冲泡当茶饮，平均每7天为1个疗程。可缓解或消除乳腺增生。冲泡时，也可将橘核压碎后再泡水。

【功效】缓解乳腺增生。

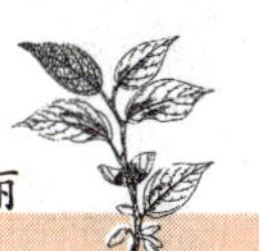

推迟更年期综合征，常按三阴交

小毛在单位已经工作了快10年。相对公司那些80后新人，她真的算得上是老员工了。而公司也越来越提倡创新。和新员工相比，小毛的创新有些力不从心。新员工们邀请她节假日一同去跳舞、打球或者游山玩水的时候，她也总是以自己年纪大了而拒绝。渐渐地，小毛出现了忧虑、记忆力减退、失眠、情绪经常忽悲忽喜等症状。小毛的家人都说，这还没到更年期综合征的年龄，难道是患上什么病了吗？后来，去医院一检查，才知道原来小毛真的是患上了更年期综合征。

女性到了40~60岁这个年龄段，体内气血开始衰弱，并逐渐失去月经和生育功能，易出现更年期综合征。但也有的女性，更年期会提前到来，比如小毛。其实在现代社会，越来越多的女性都经历着更年期综合征的提前到来，这究竟是为什么呢？

(1) 环境因素　随着生活节奏的加快，人们的神经总是处于一种紧张的状态，加上各种营养缺乏，体力活动减少等原因，降低了原始卵泡对垂体激素的敏感性，闭锁卵泡的数量增加，成熟卵泡的数量减少，因此，更年期提前到来。

(2) 月经初潮年龄提前　现代女性月经初潮的年龄提前了，平均为12.5岁，而原始社会女性月经初潮的年龄平均为19岁。

(3) 生育减少　怀孕、哺乳的时候，卵巢不能排卵，导致体内代谢功能的紊乱。

症状细说

更年期除了有精神烦躁、月经紊乱等，还有哪些具体症状呢？

(1) 月经紊乱　如月经周期的延长、闭经等。

（2）血管舒缩综合征　主要表现为潮红、潮热、出汗、心悸、眩晕等。

（3）精神变化　主要表现为忧虑、记忆力减退、注意力不集中、失眠、忽悲忽喜等。

（4）生殖器变化　如阴道萎缩、子宫积脓、子宫脱垂、尿频、尿失禁等。

（5）皮肤与毛发　皮肤出现皱纹，手背、面部可见明显褐色老年斑，毛发脱落并逐渐变白。

（6）心血管病变　更年期可能伴随更年期高血压，尤其是当收缩压升高、波动大，还会出现“假性心绞痛现象”。

（7）骨质疏松症　当人体缺乏雌激素，骨钙量就会快速丢失，容易导致骨质疏松症的发生。

更年期是女性较为明显的一个衰老过程，也是女性一生中生理、心理变化比较剧烈的时期。更年期提前不是病，但要学会正确面对，并保持愉悦的精神，有规律的生活。这里，给大家介绍一个小偏方，帮助女性一起度过更年期。

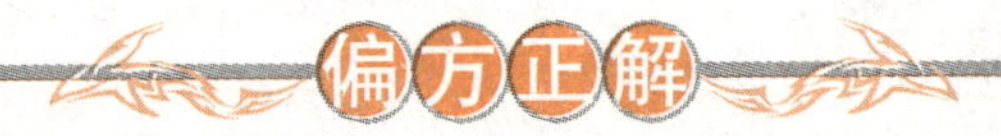

按摩三阴交

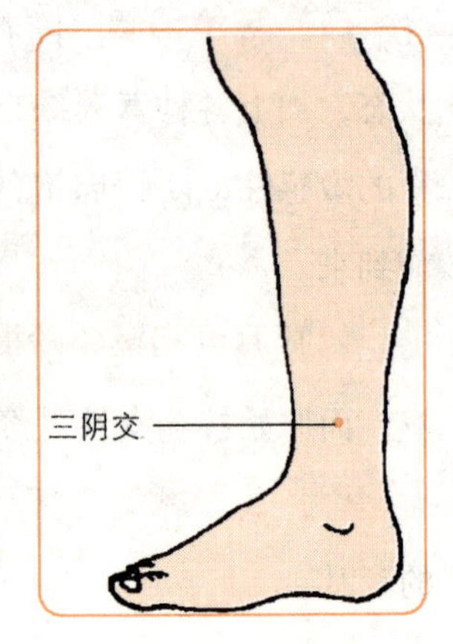

三阴交，又称“女三里”“妇科三阴交”。该穴位于小腿内侧，足内踝尖上 3 寸，胫骨内侧缘后方。平时轻轻用拇指揉按该穴，左、右各压 3 分钟，或将从药店买回的艾条点燃，放在靠近三阴交穴处，以局部皮肤温热而不烫伤为度，灸 10 分钟，对治疗更年期综合征甚有疗效。要注意的是，月经来潮后不要过多刺激该穴，否则可能引起经血增多。

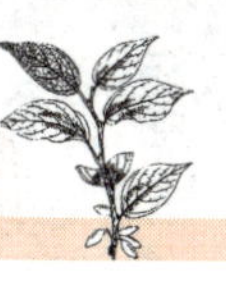

小知识

其实，不仅女性有更年期，男性一样也有更年期。可以说这是人类从青春焕发到垂垂老矣的自然规律，随着年龄的增长，体内性激素的下降是无法抗拒的。当男人到了四五十岁后，出现莫名其妙的心理和生理上的改变，就属于“男性更年期综合征”的前兆。

增效小偏方推荐

偏方一：甘枣麦茶

【材料】甘草10克，浮小麦20克，红茶10克，红枣10枚。

【做法】将甘麦、大枣茶进行混合后，加入足量的水放入锅中煎煮。待煎煮完全时，滤去其中渣滓，取其汁当茶饮用。

【功效】适用于更年期伴有情绪暴躁者。有理气解忧、改善情绪之功效。

偏方二：杞枣汤

【材料】枸杞子、桑葚子、红枣各适量。

【做法】将上3味用水煎服，早、晚各1次。

【功效】适用于更年期有头晕目眩、饮食不香、困倦乏力及面色苍白者。

偏方三：红豆薏米粥

【材料】红豆、薏苡仁、粳米各30克，红枣10枚。

【做法】将上3味用水熬粥服食，1日3次。

【功效】适用于更年期有肢体水肿、皮肤松弛、关节酸痛者。

有了扁豆和山药，白带异常一扫光

白带是指女性阴道分泌出的一种液体。在正常情况下，它起着润滑和保护阴道的作用。当白带的颜色、质量和数量出现异常时，则表示身体某处出现了某种疾病。例如阴道炎、宫颈炎、子宫肌瘤等疾病。白带异常，中医又称为“带下”“赤白带”。白带素来被称为女人健康的“晴雨表”，它能反映出女人隐私处的健康问题。甚至从其异常情况中，还能发现一些妇科恶性肿瘤的信号。那么，白带异常究竟是有哪些原因呢?

(1) 非感染因素　当女性患有子宫肌瘤，特别是黏膜下肌瘤时，由于宫腔面积变大，宫腔排出物增多，这些分泌物就会随着白带一起排出，使白带看上去增多。

(2) 感染性因素　当女性患上细菌、淋球菌、真菌或螺旋体等感染时，都会使白带增多。临床上常见的疾病有白色念珠菌性阴道炎、滴虫性阴道炎、淋病、细菌性阴道炎、梅毒、宫颈糜烂、宫颈息肉等。

(3) 雌激素增多　过量的雌激素可以直接引起白带增多。另外，一些促进排卵的药物也可使白带增多。

症状细说

女性的白带，若是健康的，则为白色半透明鸡蛋清样，无味。当白带的分泌发生了数量、色泽、性状、气味等变化时，身体也会相应地伴有腰痛、腹痛、外阴瘙痒等症状。

那么，白带异常具有哪些表现呢?

(1) 白带如浆糊　当白带像浆糊一样浓稠，且量多（常浸染内裤），则可能是患有慢性子宫炎。

(2) 白带量多，如豆腐渣　白带量很多，形状如豆腐渣，并伴有阴道奇痒，很可能是霉菌性阴道炎或患有糖尿病。

(3) 白带清透，有臭味　当白带清澈如水，常湿透内裤，并伴有一股臭味，大多是输卵管肿瘤的征兆。

(4) 白带多且呈泡沫状　当白带呈大量泡沫状，并伴有外阴和阴道瘙痒时，则可能为滴虫性阴道炎。

(5) 白带有颜色　当白带为黄色或绿色，并伴有周身无力、低热等症状，则很可能是患有急性阴道炎或宫颈炎。

当发现白带有异常表现时，尤其是处于更年期或绝经期好发肿瘤的年龄，

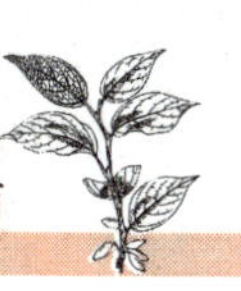

就要尽快治疗。

那么，日常生活中，有没有治疗白带的小偏方呢？答案是肯定的。

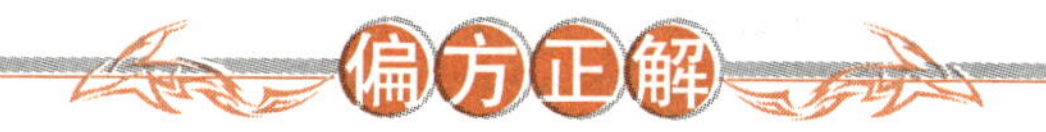

扁豆山药汤

【材料】白扁豆、山药各60克，大米50克。

【做法】将白扁豆、山药、大米淘洗干净，然后熬煮成汤。可经常服食。

【功效】健脾益胃，清暑止泻。

小知识

白带清洁度检查是指将阴道分泌物加生理盐水做涂片，用高倍镜做检查。主要依靠白细胞、上皮细胞、阴道杆菌与杂菌的多少划分清洁度。一般情况下，Ⅰ度和Ⅱ度都属于正常，Ⅲ度、Ⅳ度则表示有一定的炎症。

增效小偏方推荐

偏方一：胡椒鸡蛋

【材料】胡椒7粒，鸡蛋1个。

【做法】先将胡椒炒焦，研成末。将鸡蛋捅一小孔，把胡椒末填入蛋内，用厚纸将孔封好，置于火上煮熟，去壳吃。每日2次。

【功效】适用于脾虚型白带异常。

偏方二：白果豆腐煎

【材料】白果10个（去心），豆腐100克。

【做法】炖熟服食。

【功效】适用于白带异常。

多晒太阳，远离手脚冰凉

一到寒冷天，有的女性特别容易手脚冰凉。可有时候，已经是春夏季节了，还是有不少女性容易出现手脚冰凉的症状。这是因为身体内部的血液循环差。一旦气候交替或者气温下降，血管便会迅速收缩，使更多血液流向心脏等主要脏器，“冷落”了位于肢体末端的手脚，所以就会感觉手脚冰凉，有的人甚至怎么保暖，依然是手脚冰凉。

那么，手脚冰凉的具体原因包括哪些呢？

（1）循环障碍　如心脏衰弱，导致血液供应无法到达身体末梢部位；贫血，使循环血量不足或血红素和红血球偏低；末梢循环不良，当人体血管收缩、血液回流能力减弱，手脚尤其是指尖部分的血液就会循环不畅。

（2）阳气不足　中医认为，手脚冰凉是一种“闭症”，所谓“闭”就是不通。由于受天气转凉或身体受凉等因素影响，致使肝脉受寒，影响肝脏造血功能，导致肾脏阳气不足，肢体冰凉。

（3）月经和生育引起的激素变化　手脚冰凉的人群中，女性占了绝大多数。这是由于人体激素变化会通过影响神经系统导致皮下血管收缩和血液流量减少，从而引发寒症。手脚冰凉会导致女性月经少、月经不调，甚至不孕。而女性在经期、孕期等特殊生理期，由于体虚的缘故，更易引发手脚冰凉。

（4）疾病和精神因素　某些疾病，如雷诺病、多发性大动脉炎等都容易导致手脚冰凉的症状。精神因素也可作为其中的影响之一，如精神压力过大、心理过分敏感等的人也是手足寒症的高发人群。

症状细说

手脚冰凉的主要表现如下：

（1）天气冷时，全身发冷，尤其手脚发凉。

（2）有些人在气温正常的情况下，身体也会瑟瑟发抖，手脚没有温度。

（3）很多人除了手脚冰凉外，还同时伴有手脚麻木的症状。

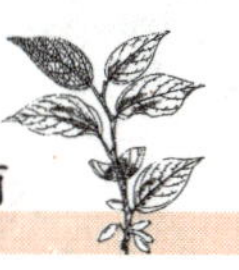

手脚冰凉的情况若不及时改善，长期如此，则会导致精神不佳、身体畏寒，严重者还可引起下肢静脉曲张。那么，如何改善手脚冰凉呢？除了饮食调理，还可以借用大自然的阳光来调理。这也是今天要给大家推荐的小偏方。

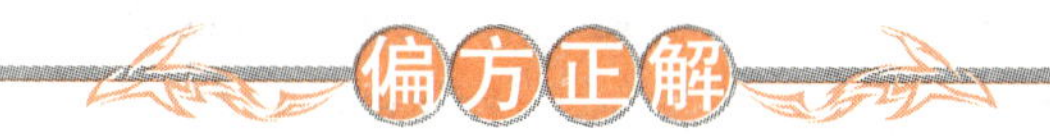

晒太阳

针对手脚冰凉，调理方法很简单。日常生活中，多晒晒太阳就能达到驱寒保暖的目的。中医认为人体的前为阴，后为阳。因此晒后背，能起到补阳气的作用。同时在寒冷的天气里，晒晒后背，还能驱除脾胃寒气，有助改善消化功能。此外清代医家曹庭栋在其老年养生专著中指出，“背为阳，心肺主之”，晒后背还能疏通背部经络，对心肺也很有好处。

小知识

晒太阳驱寒虽好，但也是有方法的。春季，上午 10 ~ 11 点，是晒太阳的最好时间。因为这一时段，阳光中的紫外线偏低，能使人感到温暖柔和。另外，年龄不同，对日光承受能力也不同，晒太阳的时间长短也各异。一般婴幼儿每次 15 ~ 30 分钟左右，中青年人每次 1 ~ 2 小时，老年人每次 20 ~ 30 分钟即可。需注意的是，隔着玻璃晒太阳，丝毫起不到效果。

增效小偏方推荐

偏方一：当归羊肉汤

【材料】羊肉块 600 克，姜适量，当归 10 克，枸杞子 15 克，去核红枣 10 枚，精盐少许，酱油、白糖各 1 大茶匙，酒 1 杯。

【做法】首先将羊肉块用沸水烫滚，换清水后入锅。把姜、当归、枸杞子、红枣及调味料一起放入，小火慢炖 1.5 ~ 2 个小时即可。

【功效】羊肉能御风寒、补身体。对虚体，如风寒咳嗽、慢性气管炎、体虚怕冷、气血两亏等症状均有治疗和补益效果，最宜于冬季食用。当归可补血活血、调经止痛。羊肉加当归可益气补虚，特别适合气血循环差且手脚冰冷的女性。但注意，食羊肉可加重胃肠的消化负担，因此胃肠功能不好的人不宜食用。

偏方二：按摩阳池穴

阳池穴在人的手背和手腕上，位置正好在手背间骨的集合部位。寻找的方法是，先将手背往上翘，在手腕上会出现几道皱褶，在靠近手背那一侧的皱褶上按压，在中心处找到一个压痛点，这个点就是阳池穴了。阳池穴是支配全身血液循环及荷尔蒙分泌的重要穴位。只要刺激这一穴位，便可迅速畅通血液循环，温和身体。

刺激阳池穴的时候，要慢慢进行。用时要长，力度要缓。最好两手齐用，先以一只手的中指按压另一手的阳池穴，再换过来用另一只手的中指按压这只手上的阳池穴。这种姿势可以自然地使力量由中指传到阳池穴内。手脚发冷的女性，一般只要坚持刺激阳池穴，便可不为手脚冰凉而发愁。

第七章

日常生活——偏方妙招应对万变

居家生活，衣食住行，难免遇到各种各样的问题。一些小病，竟然成为了“难题”，给生活带来不便。其实，只要掌握了一些小偏方，也能轻松解决这些生活中常见的难题，让生活更舒心，身体更健康。

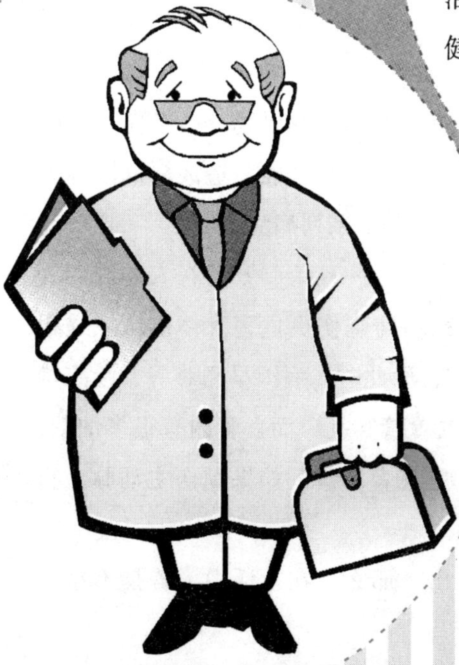

鱼刺卡喉　柑橘解愁

一次，安先生和朋友们外出聚会。兴致高涨之时，他一边挥手划拳，一边大口吃鱼。朋友劝他小心点，安先生毫无惧色地说："我从小就摸鱼、吃鱼，从来都没有被鱼刺卡过。"谁知话音刚落，他就说嗓子很难受，吞咽好像有一种针刺感。朋友大惊："你是被鱼刺卡了！"他们赶紧让安先生用"土办法"，如大口吞饭团、用筷子刺激喉部等，谁知折腾了整整半小时，卡在喉咙的鱼刺不但没有取出来，安先生反而觉得越来越难受。朋友赶紧将痛苦难耐的安先生送去门诊。经过一番检查，原来鱼刺已经深深刺入咽喉壁，卡在咽部与食道交界处。经过医生救治，安先生才终于脱离了危险。

很多人都爱吃鱼，鱼肉鲜美，富有营养。可是在吃鱼的时候，人们总是一不小心就被鱼刺卡到喉咙。别看这只是一根小小的鱼刺，稍有不慎，它可能就会给人体带来很大的伤害。

症状细说

当我们不小心吞下鱼刺时，会感觉喉咙中有明显的异物感，且在吞咽时感觉到针刺般的疼痛。若鱼刺卡喉后不及时取出，很可能会造成局部因异物感染而导致颈深部的脓肿，进而引发脓毒血症等一系列病症。

有人这样形容鱼刺卡喉不及时取出的危害：一旦鱼刺开始在人体内四处"游走"，甚至躲到脏器内玩"潜伏"，将比单纯刺伤更危害人体健康。这根"潜伏刺"可能在几个月甚至几年后才发作，而此时，病因早已难寻，治疗难度更大。如果鱼刺一直扎在食管上，会导致食管穿孔。而食管内有很多细菌，极易造成感染，出现败血症等严重后果。更甚者，鱼刺如果刺伤主动脉，将会引发大出血，带来致命危险。

因此，当鱼刺卡喉时，一定要及时取出。那么，在生活中，若是不小心

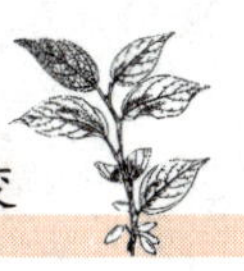

遇上鱼刺卡喉的情况，又该用什么方法急救呢？这里，给大家推荐一款小偏方，可迅速缓解鱼刺卡喉的痛苦。

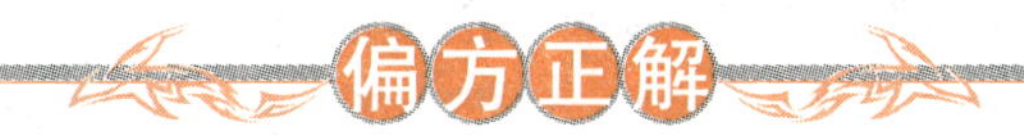

偏方正解

柑橘醋

被鱼刺卡到喉咙后，第一时间可以喝些醋或牛奶，可以起到软化鱼刺的作用，如果鱼刺个头比较小，还可以把鱼刺带下去。如果没有带下去，可以取出柑橘1个，剥去果皮，掰1～2瓣放于口中，咬成几小块后吞下，可反复吞咽几次。其治疗原理是利用橘瓣表面的网状丝络和团块状结构，将鱼刺带下裹走。用此方法治疗时应注意橘瓣不要嚼碎。

小知识

很多人被鱼刺卡到后，习惯用大口吞咽饭菜的方法，企图将骨刺压到胃里。这种方法也有适得其反的时候，因为它很容易把鱼刺压得更深，直接造成体内的创伤和感染。另外，用手指伸入咽喉部乱捣乱抠的方法也是不正确的，轻则加重局部组织损伤，重则造成食管穿孔或损伤大血管，引起流血不止。

增效小偏方推荐

偏方一：镊子取骨刺

鱼刺卡喉后，把嘴张开。用汤匙、牙刷柄或压舌板、筷子轻轻压住舌头，暴露舌根和扁桃体，并用手电筒照射，要仔细察看舌根部、扁桃体、咽后壁等处。看清异物的位置后，再用小镊子或筷子将骨刺取出。如果患者出现咽部难受、恶心、呕吐而难以配合，则可让其不断做吸气动作，以减轻不适，尽快取出骨刺。

偏方二：含服维生素C

如果卡进喉咙的鱼刺比较细小，可用一片维生素C。含服后，慢慢咽下，数分钟后，鱼刺就会软化消除。

偏方三：白糖蒜瓣

【材料】大蒜1瓣，白糖适量。

【做法】将大蒜去皮后切断成两瓣，分别塞入两边鼻孔，并吞咽一勺白糖，不饮水。若依然感觉鱼刺卡喉，则再吞咽一匙白糖。

【功效】此法对于鱼刺卡喉非常有效。

晕车晕船，内关穴贴生姜

游走名山大川，饱览人文风光，成为了很多人的梦想。可就有这么一群人，只要一坐车或坐船就头晕目眩，如果没有晕车药，一路上总是吐得七晕八素，让人颇为难堪的同时，更是毫无观赏美景的心情。小青就属于这一类人，她非常热爱旅游，可每次外出都会服用晕车药，渐渐地，她对药物也有了抗药性，随行的朋友都说她是：一路风景，一路吐。后来，小青也懒得外出了。可是，人不能不外出，或者说人总会有一些坐车的机会。

每逢节假日，人们都会拜访亲朋好友或外出旅游，这自然免不了乘坐交通工具，如乘车、乘船等。有人在乘车过程中可能会出现恶心呕吐、头晕目眩、面色苍白等症状，这就是人们常说的晕车。晕车给原本轻松、愉悦的旅途生活带来诸多不便。那么，晕车的原因是什么呢？

原来，在人的内耳中有一种被称为外淋巴的液体，这种液体中还有一些极细的感觉细胞，称为纤毛。当人在静止时，液体的外淋巴也是静止的，纤毛呈笔直竖立的状态。当人在旋转时，液体的外淋巴也随之旋转，带动纤毛顺着旋转方向弯曲，纤毛弯曲会让人产生一种“晕乎乎”的感觉。当人停止旋转后，外淋巴仍在惯性作用下继续旋转。因此，人会感觉到晕车，出现呕吐等症状。

对于晕车，除了服用晕车药外，还有一些简单的小偏方来帮助解决。

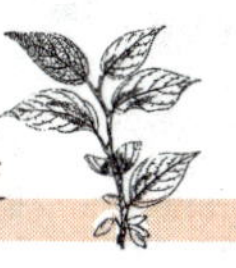

症状细说

晕车、晕船、晕机等又称晕动病，它是指乘坐交通工具时，人体内耳前庭平衡感受器受到过度运动刺激，前庭器官产生过量生物电，影响神经中枢而出现冒冷汗、恶心、呕吐、头晕等症状。

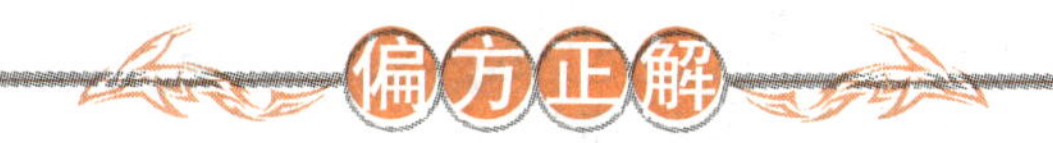

生姜贴片

【材料】生姜1片。

【做法】取新鲜生姜1片，将其贴在肚脐上。用医用纱布固定即可。

【功效】肚脐是人体非常重要的一个穴位，中医将其称之为“神阙”穴。神阙穴和诸经百脉相通，起着调节各脏腑生理活动的作用。肚脐部的表皮角质层非常薄弱，药物的有效成分可轻易到达病所，从而可更好地发挥疗效。而生姜有发汗解表、温胃止呕、解毒等作用，将生姜贴在肚脐上可调节胃气，起到防止晕车的功效。

小知识

肚脐上贴生姜，可预防晕车，但这并非适合所有的晕车患者。因为中医认为生姜性味辛温，对于素体脾胃虚寒者有着很好的预防效果。但对于经常牙龈肿痛、口臭等有上火症状者，则需要换个穴位，那就是内关穴。在手和手腕之间有一个界限，叫做腕横纹，将右手三个手指头并拢，把三个手指头中的无名指，放在左手腕横纹上，这时右手食指和左手手腕交叉点的中点，就是内关穴。将新鲜生姜贴于此，同样可以起到预防晕车的功效。

增效小偏方推荐

偏方一：清香橘皮

在乘车前的1个小时左右，将新鲜橘皮表面朝外，向内对折，然后对准两个鼻孔，用两手指挤压，皮中便会喷射带有芳香味的油雾。可多吸入几次。在乘车的过程中，若感觉不舒服，也按照此法，随时吸闻。

偏方二：足、手、耳按摩法

❶ 足部按摩疗法。在乘车前的半小时，用拇指和食指搓揉大拇趾和小趾，力度要适中，同时配合深呼吸，持续5分钟即可防止晕车。

❷ 手部按摩疗法。在乘车前，揉搓两手大拇指3~5分钟即可防止晕车。

❸ 耳部按摩疗法。用双手拇指和食指夹捏耳廓尖端，向上提、揪、揉、捏、摩擦，进行这些动作时力度不要太大，以双耳廓充血发红为准。

薄荷泡茶，赶走疲劳乏力

小王是一家设计公司的总监。工作起来很是卖力，经常主动加班到很晚才回家。可能是长时间的睡眠不足，最近他总是感觉很累，很困。总是很想躺下睡一觉。一开始，小王以为自己是劳累过度，请了几天假在家里休息，同时还开了一些药物来吃，却依然疲乏犯困。一天，他竟然在公交车上睡着了，结果不仅坐过了站，醒来发现背包被划开了一个口子，里面钱包、手机都不见了。后来，为了赶走困意，小王只好每天借喝咖啡来提神，但他很苦恼，因为这终究不是长计。

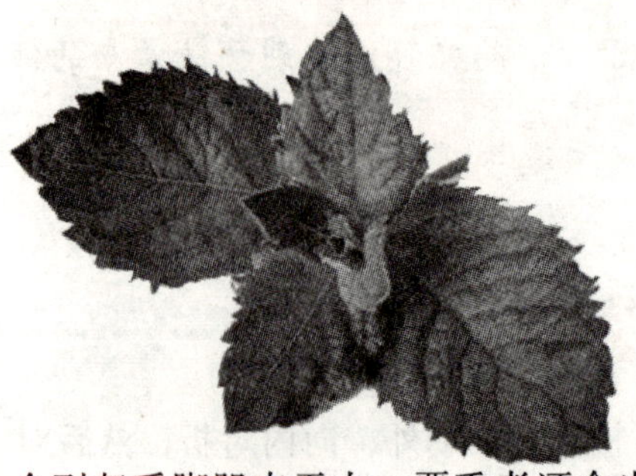

随着社会生活节奏的加快，很多人都患上了疲乏无力的症状。这究竟是为什么呢？现代医学研究认为，疲劳易困其实预示着体内缺钾。钾是一种微量元素，能维持人体神经兴奋性。人体缺钾就容易出现精神不振，疲倦犯困，甚至会引起手脚肌肉无力，严重者还会出现心律失常、停跳等现象。

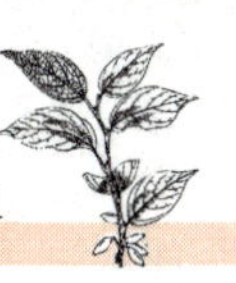

症状细说

当人体感觉到疲乏无力时，就会伴随着全身无力、无精打采，总感觉睡不醒的症状。如果出现了疲乏无力的症状，不妨多吃些富含钾的食物。比如橘子，它不仅富含钾元素，而且味酸，有助于提神、开胃。除了橘子，这里再给大家推荐一款小偏方，同样可以达到提神醒脑的效果。

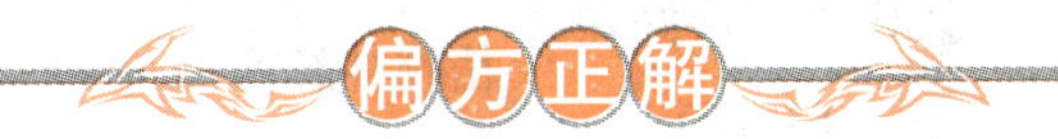

偏方正解

玫瑰薄荷茶

【材料】玫瑰花2~3朵，薄荷叶1~2片。

【做法】将玫瑰花放入1杯热水中冲泡，10分钟后，加入薄荷叶。可热饮，也可冷饮。若喜欢甜味，可适当添加蜂蜜。

【功效】玫瑰花，气味清香，味道甘甜，富含维C，有促进血液循环和新陈代谢、利尿、收敛等功效，历来就有养颜美容之说。薄荷味辛性凉，有疏风散热、提神之功效。玫瑰薄荷茶可缓解上班族的压力，并提神醒脑。

小知识

当你感觉自己疲倦乏力，无法集中精神工作时，该怎么办呢？一些小动作也能帮助你缓解疲劳。方法是，用你的中指尖正中反复揉摸中冲穴，可左右手交替按揉。当出现痛感时，说明起到了效果。或者也可用叩打左右眉毛中间处，连叩2~3分钟，同样能帮助你逐渐脱离困顿。

增效小偏方推荐

偏方一：自制小香袋

【材料】冰片、樟脑各3克，良姜15克，桂皮30克，布块适量。

【做法】将上述中药混合捣碎，用布缝制成为小香袋，装入即可。

【功效】这个小香袋能起到提神作用的原理，就在于所选材料：冰片、樟脑、良姜、桂皮都具有提神的作用。混合后又具有了独特的中药香气，可直接作用于大脑或鼻黏膜，以达到调节神经系统、振奋精神的作用。

偏方二：按摩涌泉穴

涌泉穴，位于足心。在足底部，第二跖骨间隙的中点凹陷处。相当于足掌心的前1/3与中1/3交界处。按摩的方法包括指压、揉搓等。最好在每晚睡觉前按摩，每次50～100次，以足心发热为主。

涌泉穴系足少阴肾经的起始穴。肾主藏精，有摄纳、贮存、封藏精气的生理功能，主管着人体的生长、发育和生殖。在涌泉穴处按摩，通过经络的传递作用，能有效调节内分泌与植物神经系统，提神醒脑。

打嗝止不住，立即按少商

前几天，一位患者从走进诊所就不停地打嗝。“大夫（嗝儿），我今天（嗝儿）中午吃了点凉面（嗝儿），然后就这样（嗝儿）打个不停，现在（嗝儿）整个胸部都疼（嗝儿），可难受了！（嗝儿）”他一边打嗝一边说，旁人忍不住笑了。给他倒杯热水，看着他喝了点，这才稍微好了些。

打嗝多由三方面原因引起：

（1）外感风寒，寒热之气逆而不顺，俗话说是“吃了冷风”而诱发打嗝。

（2）饮食不当，如饮食不节制、食积不化或过食生冷、过服寒凉药物，引起气滞不行，脾胃功能减弱，气机升降失常使胃上逆而诱发打嗝。

（3）由于进食过急或惊哭之后进食，一时哽噎也可诱发打嗝。

症状细说

打嗝，是日常生活中再常见不过的事情。相信每个人都经历过。打嗝的主要症状就是每次吃完饭后频繁发出嗝声，特别在吃干食后，打嗝更严重。一般说来，打嗝是一件很正常的事情，但如果打嗝声持续不断，连自己都无法控制，就有点让人头疼了。试想，如果你正在和别人交流，却打嗝不止，

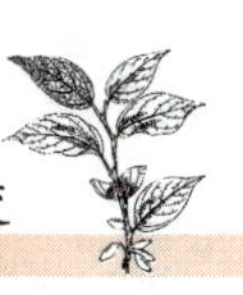

那这将是一件多么尴尬的事情。不过，当出现打嗝的情况时，千万别着急。有时，越急越打嗝。这里给大家推荐一个应急小偏方。

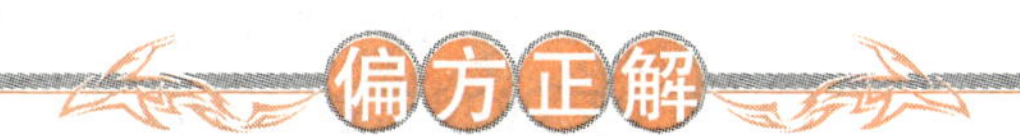

偏方正解

按压少商穴

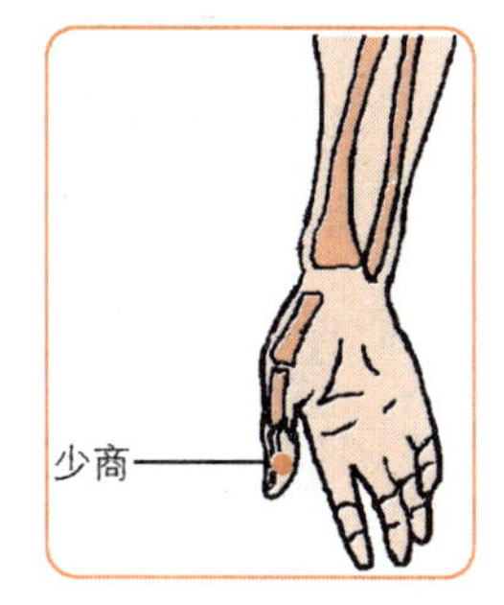

少商穴位于大拇指甲根部桡侧面，距指甲缘约 0.6 公分。按压时，一定要用点力度，最好以能感觉到酸痛为准。具体方法是在打嗝发作时，用拇指按压少商穴（可用左右手交替进行），让酸痛感的时间持续半分钟，即可止住打嗝。

小知识

打嗝时，若是有异味散发出来，则往往预示着身体有了某些疾病征兆。如果打嗝时为酸味，则表明胃酸过强；若为苦味，表明胆汁剧增；若为腐烂（臭鸡蛋）味，则和硫化氢有关。硫化氢是由于食物糊状物长时间阻留在胃里而形成的。因此，若打嗝出现了异味，一定要尽快寻求医生的帮助。

增效小偏方推荐

偏方一：百合麦冬汤

【材料】百合 30 克，麦冬 15 克，猪瘦肉 50 克，其他调味品适量。

【做法】将百合、麦冬和猪瘦肉分别洗净。将上述材料分别加入锅中，加入适量水煲汤，加调味品即成。

【功效】百合可润肺降气，麦冬滋阴养胃，两药都可滋燥敛火。猪瘦肉养血厚胃，用于胃阴不足，胃气上逆所致的呃逆。此汤可在小儿将要打嗝之前饮用，缓解打嗝。也可佐餐食用，防治打嗝。

偏方二：塑料袋套口鼻法

准备一个干净的小塑料袋，罩住自己的口鼻，进行 3 ~ 5 次的深呼吸。

将呼出的二氧化碳重复吸入，以增加血液中二氧化碳的浓度来调节神经系统，可抑制打嗝。

偏方三：吞水法

此法要求准备一杯温开水，然后一口气连续吞下数口水。若感觉困难，可先在嘴中含上一口水，等到“嗝”要发出时，身体微微前倾然后迅速将水吞下，也可迅速止嗝。

体虚多汗，喝一碗乌梅黑豆汤

韩小姐一到夏季就容易出汗。你可能会说，夏天到了，谁都容易出汗。可韩小姐的出汗和别人不一样。比如，大家在公司开着空调，所有同事都觉得空调温度适宜，凉爽舒适，韩小姐偏偏汗流不止；有时外出和朋友一起吃饭，别人都不怎么出汗，可韩小姐却汗如雨下，弄得自己尴尬无比。也有同事、朋友建议韩小姐去检查身体，为了让自己不再尴尬，韩小姐只好去了医院，医生诊断后，说她是属于体虚多汗。

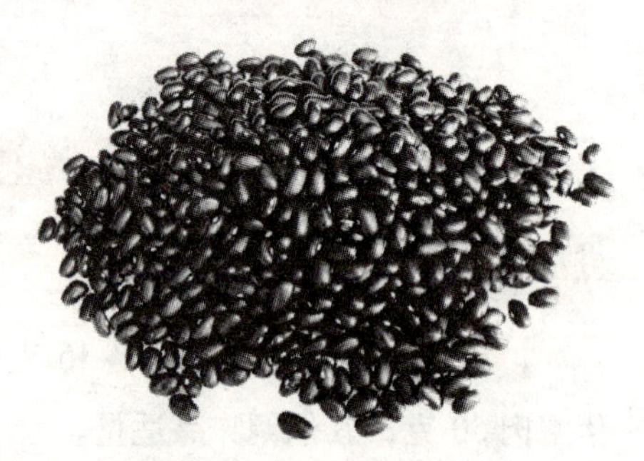

体虚多汗，顾名思义是指身体虚弱多汗。有的人入睡后出汗不止，或身体冰凉；有的人在安静环境下，毫无原因地全身或局部出汗，甚至大汗淋漓等，这些都属于医学上所说的“出虚汗”。其实，成年人的身体有平均 300 ~ 400 条汗腺，一天能产生 15 升液体，汗液中将近 99% 都是水。出汗对于人体本身就是一种调节体温、散热的方法。正常的出汗不仅能排毒、美容，还能降低血压，甚至减肥。但如果出汗过多，不仅起不到身体的保健作用，还会有汗臭的烦恼。

体虚多汗既可以单独出现，也能因为多种疾病而出现。例如身体虚弱、

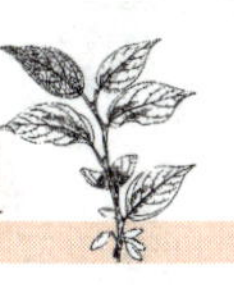

感冒发烧或患肝炎等炎症而大量使用抗生素或其他药物后，导致出虚汗；有的患有急慢性疾病者或产后女性体质特别虚弱，也常常大量出虚汗。

症状细说

体虚多汗，多汗是体虚的症状之一。具体还包括了全身无力困倦，肌肉松弛，冬天怕冷，夏天怕热，常感头晕、疲乏。

针对体虚多汗的症状，这里给大家推荐一款饮食小偏方，常喝可有效治疗体虚多汗。

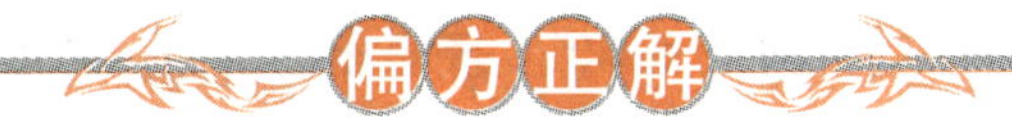

偏方正解

乌梅黑豆汤

【材料】乌梅15克，黑豆30克，淮小麦50克。

【做法】上述3味加入清水适量，水煎成浓汤，去渣取汁，加蜂蜜适量即可。每天早晚各1次，连续饮用1周即可。

【功效】乌梅味酸收敛，有滋阴敛汗之功；黑豆有养血补肾、除热、止汗之效；淮小麦有固卫敛汗之用。诸味合而煎汤服之，治疗体虚多汗效果良好。

小知识

出汗后，尤其是大汗淋漓后很容易感外邪，发生感冒，应该及时擦干汗水，更换衣物，避免受风着凉。血液中离子渗透压和胶体渗透压偏低都会导致多汗现象。因此，多汗的人，饮食不能太淡，应及时摄入蛋白，补充肉、蛋、奶。调料类如花椒、大料、辣椒、桂皮、姜等辛温之物多能发汗，也不能过多食用。

增效小偏方推荐

偏方一：蘑菇猪腰

【材料】鲜蘑菇100克，猪腰50克，姜、葱、油、精盐、生粉各适量。

【做法】鲜蘑菇洗净，下沸水锅煮至全开，捞出过凉水，猪腰切薄片，用调料腌制。用油炒香姜、葱后加入蘑菇、猪腰炒熟，调味，勾芡。

【功效】蘑菇含17种氨基酸、多种维生素和微量元素，化痰理气；猪腰含丰富的蛋白质、矿物质，有补肾、治盗汗的作用。蘑菇炒猪腰适合体虚多汗者。

偏方二：百合杞苓粥

【材料】百合60克，枸杞子40克，茯苓粉15克，莲子肉20克，糯米250克，白糖适量。

【做法】将糯米洗净放入锅中，放入适量的清水。水开后，放入洗净的百合片、莲子肉和枸杞子。粥快好的时候放入茯苓粉，用适量的白糖调味即可。

【功效】适用于脾胃虚弱、体虚多汗者。

偏方三：按摩强体法

具体方法是将拇指指尖立起，用力点按合谷2～3分钟，穴位局部出现明显酸痛感；再用拇指指腹顺时针轻揉3～5分钟，穴位局部出现轻微的酸胀感；复溜穴在足内踝尖与跟腱后缘之间中点向上约三横指处。注意合谷穴是重点，复溜穴要轻揉。

视力不好坏处多，快用玉米解忧愁

为什么人会患上近视呢？通俗地说，就是眼部肌肉神经在望向远处时会松弛，在看近时会绷紧。用眼过度的人，会让长时间紧绷的眼部神经无法松弛到原状，这样视力就会逐渐变得模糊。而当人闭目休息时，眼部神经则处于自然放松的状态，也能逐渐恢复原状。

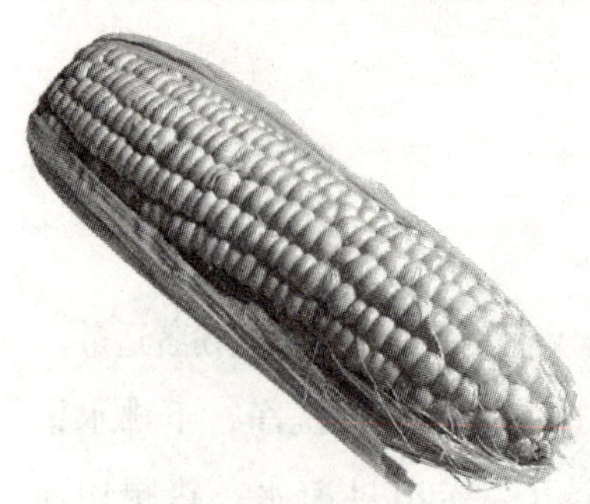

可能刚开始的时候，你并没有觉察到视力有什么变化，这是因为你的眼部肌肉神经张弛有度。可时间一长，经常用眼疲劳就会导致眼部神经的“弹性”衰退，甚至要休息很长时间才能恢复原状。如果继续让眼部神经持续紧绷，将导致其失去弹性，哪怕是休

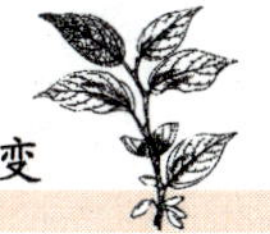

息也无法恢复原状。如此，就形成了近视。这就像一个弹簧，压一下，它会立即还原。但若将其长时间放置于压缩状态，弹簧就会变形。再松开时，就很难甚至无法恢复原状了。

症状细说

近年来，近视眼的发病率居高不下。近视眼的出现是一个渐进的过程，因此，如果了解了近视眼在发病初期的一些症状，及时对症做出调整，就能减少近视眼的发生。那么，近视眼具体有哪些症状呢？

（1）眼睛疲劳　多表现为在看书的时候，感觉字迹重影、浮动不稳。有的人在长时间望向远方后，再移向近处物体，或长时间望近处，又移向远处物体时，眼前就会出现短暂的模糊不清现象。这正是眼睫状肌调节失灵的表现，即眼疲劳。以后随着眼疲劳程度的加重，发生近视的几率也越来越大。

（2）知觉过敏　不少人会伴随眼睛干涩、灼热、发痒及眼部胀痛等情形。有的胀痛可扩散至眼眶深部，严重者可引起偏头痛，甚至颈项、肩背等部位的酸痛。

（3）全身神经失调　有的人会突然对工作或者学习产生厌烦情绪，注意力无法集中，反应较为迟钝，急躁易怒，甚至原本喜欢的事物也逐渐失去了兴趣，出现夜间睡眠时多梦、多汗，身体易疲倦等症状。这些症状是因为眼疲劳而导致中枢神经和植物神经失调，到了这一步也就是即将近视的信息。

患有以上症状或已有近视眼了，平时就要多看看远处及绿色植物。让眼睛多休息，并不断从食物中摄取对眼睛有益的营养物质。要知道，能“吃”出好智力，也能“吃”出好视力。这里给大家推荐一个偏方。

偏方正解

早餐加入玉米

每天早上吃早餐时，不如搭配一根玉米。它能让我们的视力得到有效提高，尤其是玉米中所含的叶黄素。人体内存在一副“天然墨镜”，时刻过滤着外界强光，保护眼睛。而玉米中的叶黄素和玉米黄质构成的黄斑色素，就是这副“天然墨镜”的组成。

小知识

玉米作为强大的抗氧化剂，能保护眼睛中叫做黄斑的感光区域，预防各种近视（眼病）的发生。值得注意的是，只有黄色的玉米才有叶黄素和玉米黄质，而白玉米中则没有。所以，长时间用眼的人，如长期盯着电脑的人、出租司机、编辑、作家等，应该常吃黄色玉米。

增效小偏方推荐

偏方一：家常视宝汤

【材料】鸭肝150克，芹菜50克，水发木耳20克，鲜蘑菇50克，蒜头、葱、姜、麻油、精盐、米酒各适量。

【做法】芹菜切小段，磨菇、木耳切丁；鸭肝切成泥状拌入米酒、盐。油烧至5分热，下入葱、姜、蒜爆香，加入蘑菇、木耳，加适量水，煮沸，再加入肝泥并搅匀，加精盐调味，投入芹菜煮沸，起锅滴入少许麻油。

【功效】补益肝肾，养血明目，增强免疫力。适合肝虚目暗、视物模糊、夜盲贫血等症，是护眼的最佳食疗方。

偏方二：五味蜜茶

【材料】北五味4克，蜜蒙花6克，绿茶粉1克，蜂蜜10克。

【做法】北五味子入锅略炒稍焦。加入蜜蒙花与水约450毫升，煮沸3分钟，过滤并加入蜂蜜拌匀。稍冷适度时再入绿茶粉搅和均匀即可饮用。

【功效】适用于视力功能减退。

醉酒不怕，喝杯蜂蜜也解酒

石先生一个人在外面喝多了。出了小店，不知不觉中，他就走到了公司大门口，并不断地敲门。门卫听到后，赶紧出来看，发现是一个醉汉，

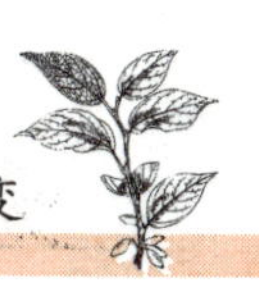

并没有开门。谁知道石先生急了，大喊着："你连家都不让我回了，哼，没门我就砸玻璃，谁说我进不来。"话音刚落，门卫就听到外面有玻璃哗啦啦往下掉的声音。门卫没有办法，赶紧报案。警察赶到后，发现石先生早已呼呼大睡了，手上还有些血印。无奈，只好用手铐铐了他，带回了派出所。等到石先生醒过来，竟懵懂地问："谁给我带的镯子？"

酒，可谓是形态万千，色泽纷呈，品种之多，产量之丰，堪称世界之冠。中国是酒文化的极盛地，饮酒的意义远不止口腹之乐。在很多场合，它甚至已经成为了一个文化符号，一种文化消费。人们的生活、交际，几乎都离不开酒。逢年过节，亲朋好友相聚难免推杯换盏，一不小心就喝多了的大有人在。这喝醉了是什么感觉呢？就像"看起来像水，尝起来辣嘴，喝下去闹鬼，走起来绊腿，夜里面找水，清醒了后悔"的感受。那么，为什么有的人千杯不醉，有的人几杯就"晕乎乎"了呢？

醉酒，又叫酒精中毒。当人一次饮用大量的酒类饮料时，酒精（乙醇）就会对中枢神经系统产生先兴奋后抑制的作用。酒精中毒一般是由于遗传、身体状况、心理、环境和社会等诸多因素造成，但就个体而言差异较大。目前，遗传被认为是起关键作用的因素。

症状细说

无论是平时还是逢年过节，喝酒都是一件在所难免的事情，醉酒现象也时有发生。那么，醉酒后具体会有哪些症状呢？

（1）微醉　轻微醉酒者，酒精只会麻醉小脑，导致平衡感出现问题，表现为走路不稳。

（2）严重醉酒　重度醉酒者，酒精会麻醉整个大脑，导致意志不受控制变为胡言乱语等。

社会中，需要应酬的场合越来越多了，应酬自然是少不了酒。然而，酒喝多了就会难受不已，对胃、肝脏的伤害也比较大，且有时候会伴随或轻或重的头疼。因此，很多人都想要一个解酒的方法。这里就介绍一款简单好喝的蜂蜜解酒法。

偏方正解

蜂蜜解酒法

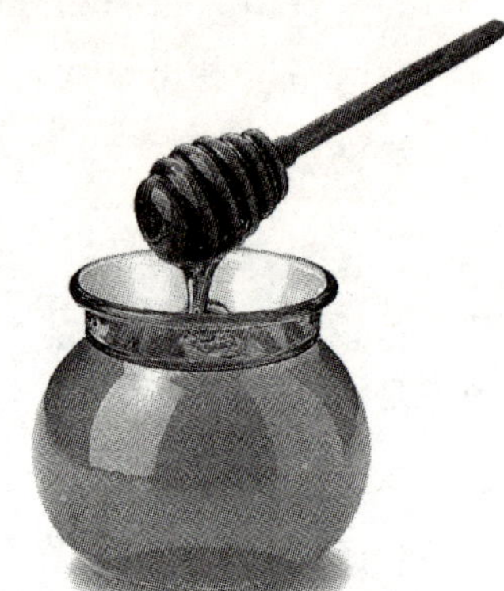

喝酒时，准备一杯蜂蜜水。喝酒不喝水会对胃造成很大的伤害，因此，喝酒的同时搭配蜂蜜水，既能增加人的酒量，又能减少酒对人体的危害，同时减少一些喝酒带来的痛苦。而对于喝醉了的人，也可以给予一杯蜂蜜水，可快速缓解症状。

为什么蜂蜜能快速缓解醉酒呢？我们知道不少喝得烂醉的患者被送去医院后都会被吊上一瓶果糖液，因为大量饮酒后可能导致酒精性低血糖症，人体需要补充大量的糖分。而蜂蜜中就含有大量果糖，能加速乙醇代谢，迅速分解代谢体内的酒精，更好的是，蜂蜜中的果糖能不经消化系统，就直接被人体吸收循环，比医院里的输液更快达到解酒功效。

小知识

人的血管只有保持了一定弹性，才能收扩顺畅，保证血液流速。饮酒过量后，人的血液流速就加快了，但血管处于麻痹状态，难以收扩自如，造成局部压力增大，尤其是头部的毛细血管更易出此症状。所以，有的人饮酒过量后出现头痛，重者出现脑血栓或脑出血。

增效小偏方推荐

偏方一：水果解酒法

水果解酒法可选择柠檬汁、西瓜、苹果、雪梨、甘蔗等。如果不方便榨汁，则可直接食用果肉。若没有水果，还可用蔬菜代替，生芹菜汁、生萝卜汁、生梨汁、生藕汁都是很好

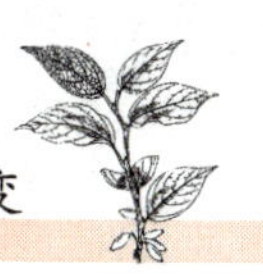

的解酒小食物。

偏方二：酸甜白菜帮

【材料】大白菜适量。

【做法】大白菜帮洗净，切成细丝，加入食醋、白糖，搅拌腌制10分钟后就可食用。

【功效】酸酸甜甜的白菜帮不仅能解酒，还有助于开胃。

偏方三：按摩穴位

轻度醉酒后，可以按揉一下手腕处，这里的内关穴可以很好地帮助解酒。

将我们的右手三个手指头并拢，把三个手指头中的无名指，放在左手腕横纹上，这时右手指和左手腕交叉点的中点，就是内关穴。

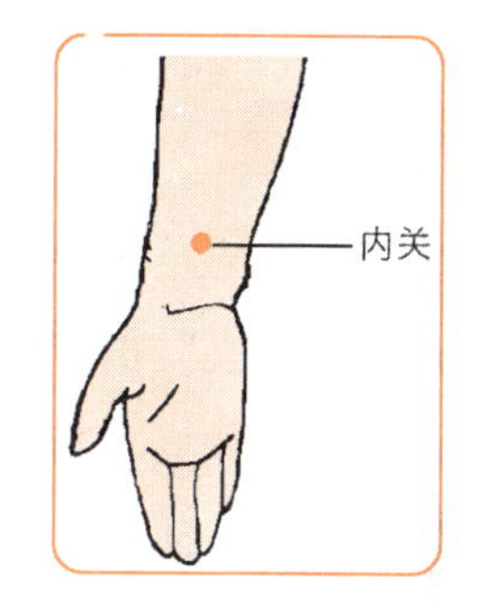

由于该穴位简便易取，且不受时间、季节及周围环境的限制，因此，在轻度醉酒的时候不妨可以试一试。

金枪鱼黄豆，远离嗜睡身体健

嗜睡是一种神经性疾病，它能引起不可抑制性睡眠的发生。嗜睡是一种过度的白天睡眠或睡眠发作。这些睡眠阶段会经常发生，且易发生的时间不合适宜，例如当说话、吃饭或驾车时。尽管睡眠可以发生在任何时间，但最常发生的时候还是在一个人或不断重复一件事情的时候。那么，嗜睡是由什么原因引起的呢？

（1）睡眠质量差　夜间睡眠差，或睡眠时间过短，睡觉时打呼噜等影响了睡眠质量。时间长了就会造成生物钟紊乱。

（2）环境因素　如果生活较为孤独、单调，环境比较寂寞，加之体力欠佳等容易出现嗜睡。

（3）身体因素　体力衰弱，尤其是身患某些全身疾病，如甲状腺功能低下或肺部感染等，早期症状往往是精神萎靡和嗜睡。

（4）药物因素　药物因素主要是受到安眠药的副作用影响。因为有些安眠药作用时间较长，表现为精神不佳，倦乏嗜睡。

（5）脑部因素　当出现嗜睡状态，又与上述原因无关时，应考虑是否有脑部病变。如脑萎缩、脑动脉硬化症、脑血管疾病等，都会出现嗜睡状态。

症状细说

嗜睡症是一种神经功能疾病，常影响到人们的日常生活。导致人们在任何时候都有“睡过去”的可能。那么，嗜睡症具体有哪些表现呢?

（1）原发性嗜睡症　患者通常感觉自己每天的睡眠时间都在延长，白天也禁不住想睡觉。而且，这种情况并非头天晚上没睡好，或睡眠不足所造成，也并非使用药物或身体状况不佳所导致。

（2）发作性嗜睡　发生这种嗜睡，是由于患者脑干中的睡眠觉醒中枢出了问题，而产生过度嗜睡、猝倒、睡眠瘫痪及入眠期幻觉等症状。具体说来是指人在白天的活动中，如吃饭、开车或工作中突然睡着，夜间睡眠却出现失眠。这可能是由于白天频繁的入眠期幻觉或睡眠瘫痪，而导致晚上睡眠断断续续。虽然此类患者总是处于迷迷糊糊的睡眠状态，但一整天加起来的总睡眠时数，和正常人的睡眠时间相差不多。

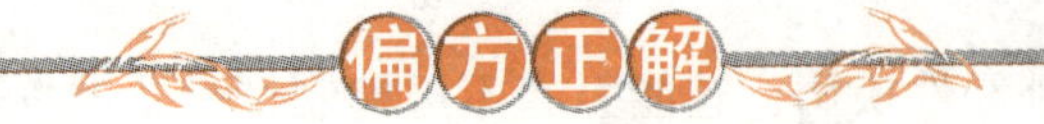

偏方正解

金枪鱼炒饭

【材料】米饭、黄油、洋葱、胡萝卜、青椒各适量，金枪鱼罐头 1 盒。

【做法】将洋葱、胡萝卜、青椒均切丁备用。取 1 块黄油，下洋葱爆香后，倒入胡萝卜丁继续爆炒，然后放青椒，炒出香味后放入米饭中，用中火翻炒，放少量食盐。待米饭炒散后，放入金枪鱼拌匀。

【功效】在高蛋白质的鱼类中，金枪鱼含有丰富的酪胺酸。酪胺酸能促进人的注意力集中，活跃思维。本方适宜嗜睡症患者。

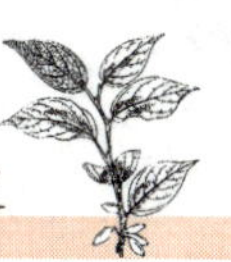

小知识

现代医学研究认为，嗜睡与人体蛋白质缺少、机体处于偏酸环境和维生素摄入不足有很大关系。因此自感嗜睡症来袭，不妨注意饮食调理。例如注意蛋白质的增加，适当增加鱼类、鸡蛋、牛奶、豆制品、猪肝、鸡肉、花生等食物。

增效小偏方推荐

偏方一：情志调养法

❶ 味觉刺激：困意袭来，可吃点苦酸麻辣的食物，或泡杯浓茶或咖啡。

❷ 嗅觉刺激：困倦时，可闻闻风油精、清凉油及花露水等。也可在居室、阳台中种养些带有芳香味又可提神的花草，如百合、薄荷草等，对缓解乏意很有益处。

❸ 听觉刺激：当感到困倦时，可听些曲调优美明快、有激励振奋人心作用的音乐，以愉悦身心，或欣赏一些小品、喜剧影视，在欢笑中兴奋神经，驱除困意。

偏方二：解除困意按摩法

困意袭来，可适时按摩手部穴位，有助于提振精神。具体方法有两种：

❶ 按摩脑部反射区，减轻疲劳引起的头痛不舒服，有助于醒脑提神。

具体方法是：先用右手大拇指与食指轻轻夹住左手大拇指指甲两侧的凹陷处，以垂直方式轻轻揉捏此穴位，主要按摩点在食指；再慢慢出力揉捏，不要用蛮力，按完左手，再按右手。

❷ 按摩脾反射区，增强脾胃功能，避免昏沉欲睡。

具体方法是：以右手大拇指按压左手大拇指骨下掌面，隆起像鸡腿肉的这块区域，称做大鱼际，也是脾反射区。先按左手再按右手；拇指按下去后，轻揉每个地方，感觉痛的地方可多揉。

健忘困扰多，来碗香甜花生粥

这个月，已经是小陈第三次找开锁公司开自家门了。早上，她明明记得拿着钥匙关门，结果锁门的时候还是发现没带。小陈的邻居都开玩笑让她干脆找个开锁的随身带着。

一个周末，她起来去做水煮蛋，然后洗脸、刷牙。但这时，她接了朋友一个电话，就赶紧出门了，到了半路才想起水煮蛋的火都没有关掉，赶紧打车回家。一到家，又听见水哗啦啦地响，原来她洗刷完后忘记了关水龙头。幸好到家及时，没有酿成大祸。

从中医角度来看，健忘症是气不能均匀释放所致，正所谓上气不足。由于到脑部的气不足，脑的血液量减少，导致记忆力减退。简单来说，健忘症就是指大脑的思考能力（检索能力）暂时出现了障碍。有时，其看上去会与痴呆症极为相似，但痴呆症是指整个记忆力出现了严重的损伤，它们是两种截然不同的疾病。医学用语称之为暂时性记忆障碍。

人的最佳记忆力出现在20岁前后，之后大脑机能开始逐渐衰退，25岁前后记忆力开始正式下降，年龄越大记忆力越低，因此20多岁和30多岁的人被健忘症困扰也并非怪事。健忘症的发生还包括其他原因，具体如下。

（1）饮食因素　长期摄入罐头、皮蛋、油炸等含铅量较高的食品，会造成体内重金属含量过多，无法及时排出体外。越来越多的重金属在体内滞留、蓄积，影响脑动力，降低记忆力。

（2）生活习惯　过度吸烟、饮酒、缺乏维生素等都可引起暂时性的记忆力恶化。另外，长期加班，睡眠过少，也会导致身体超负荷、气血失衡等情况，长期下去会形成习惯性健忘。

（3）药物影响　如止痛药、安眠药等药物都会对记忆产生影响。很多人一感觉到压力大，无法入睡，就要服用安眠药，形成了安眠药依赖症。此类药物主要通过抑制神经传导物质来达到促眠或止痛的效果，长久使用会降低

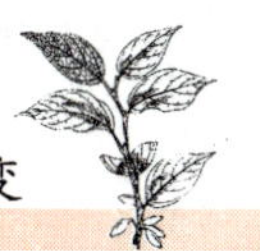

记忆神经的反应性，难免发生健忘症。

症状细说

生活中的你，是否患有健忘症呢？下面这个小测试，可以告诉你健忘症有哪些症状，一起来看看你是否也“中招”了吧。

❶ 经常打的号码、接触的人，却总是想不起来。

❷ 对于已发生的事情，很难在短时间内回忆起细节。

❸ 很难想起来他人几天前对自己说过什么，哪怕他人一再提醒很重要。

❹ 熟悉的环境发生变化时，一时难以适应。

❺ 重要的日子，如亲朋好友生日、纪念日等总是忘记。

❻ 经常对同一个人重复相同的话。

❼ 无论做过什么事、说过什么话，回头就忘记了。例如怀疑是否锁门等。

❽ 和他人交谈，却突然忘记自己说的是什么。

❾ 忘记吃药，忘记关水电，漏买东西。

❿ 忘记应该带走或带来的东西。

⓫ 把东西放好了，转眼就忘记放在哪里了。

⓬ 经常去的地方，也很容易迷路。

⓭ 经常放置某物品的地方，找不到，却在想不到的地方找到了。

（符合0~5个）没有健忘症　每个人都有偶尔想不起琐事的时候，这不过只是极轻微的记忆力减退，不必过分担心自己是否患有健忘症。

（符合6~8个）轻微健忘症　怀疑自己患上严重健忘症的人，大多数处于这个阶段。其实，这也是正常现象，因为大多数人都有轻微的健忘症。无需太大的心理压力，但应该注意随时调整，多做一些增加记忆力的训练。

（符合9~13个）严重健忘症　到了这个阶段，就应该寻找一些方法来治疗了。

回答了以上问题，可以大体知道自己的健忘程度。对于健忘，其实不用过于紧张。这毕竟是人体衰老的一个自然过程。下面推荐一款小偏方，可帮助提高记忆力。

偏方正解

花生粥

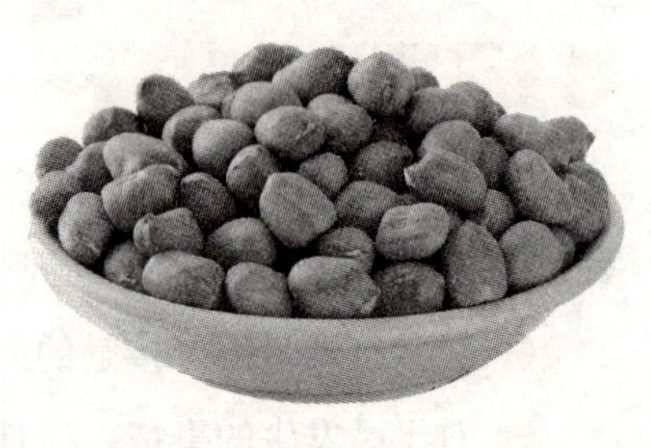

【材料】花生、粳米、冰糖各适量。

【做法】将花生洗净后连皮捣碎，加入粳米同煮为粥。将熟时加入冰糖少许，即可食用。

【功效】花生能健脾胃，补中益气。《本草逢原》载：落花生粥“润肺、止咳、悦脾”。花生富含卵磷脂和脑磷脂，是神经系统所需要的重要物质，可辅助延缓脑功能衰退，防止脑血栓。常食花生可改善血液循环，增强记忆，延缓衰老。

小知识

“用进废退”是生物界发展的一条普遍规律，大脑亦如此。要勤于用脑，就是说要勤奋地工作和学习，如此可以促使人的记忆力保持在一个良好的状态。例如可以经常看新闻、电影，听音乐、骑车，下象棋、围棋等能集中注意力的活动，保持脑细胞处于一种活跃的状态，从而延缓其衰老过程。此外，可以恰当地、有意识地记一些东西，如喜欢的歌词、写日记等对记忆力有帮助的事情。

增效小偏方推荐

偏方一：黄豆烧沙丁鱼

【材料】黄豆、沙丁鱼、调料各适量。

【做法】将适量的黄豆洗净，沙丁鱼切成小块，一起加水炖食或红烧。每天或隔天1次。

【功效】黄豆被称为植物蛋白之王。大豆中所含的谷酰氨和沙丁鱼中的牛黄素是大脑必需的蛋白质。两者一起食用，有助于增强记忆，延缓脑细胞衰老。

偏方二：阿胶鸡蛋

【材料】阿胶10克，鸡蛋1个，

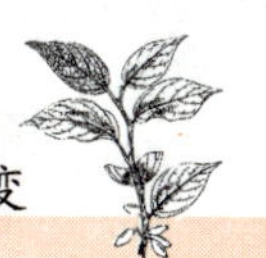

白酒 10 ~ 15 毫升。

【做法】将阿胶放入容器，加入白酒，蒸至阿胶全部溶化后取出。乘热打入 1 个鸡蛋并搅匀，再蒸至蛋熟。顿服，每日 2 次。

【功效】活跃脑细胞，增强记忆力，改善健忘症。

蚊虫叮咬很烦恼，薄荷就能帮你忙

夏天到来后，蚊子随之孳生。蚊虫的叮咬使人难以入眠，而且还会传播疾病。人体排出的二氧化碳、汗液都是引导蚊子找到猎物的有效信息。它寻找目标主要依靠头上触须，来感知空气中传来的人体“信息”，并循迹而去。要想彻底消灭蚊虫，并非易事。

那么，人体为什么会“吸引”蚊虫来叮咬呢？这是因为人体血液中的氨基酸和乳酸结合后，会生成一种复合氨基酸混合体，这种物质与汗液略带甜味的胺结合，可生成三甲胺，三甲胺具有强烈的诱蚊作用。温度越高，人体的毛细血管扩张也越大，自然会生成更多吸引蚊虫的三甲胺。那么，为什么有的人容易被蚊虫叮咬，有的人又不会呢？根据上面的原因，我们来看看你为什么容易被蚊虫叮咬。

（1）好动的人　别小看这身长不过 1 厘米的蚊子。通常汗量多、易出汗的人受蚊子攻击的机会更大，这足以解释为何我们常在运动后，发现身上神不知鬼不觉地多出了几个大“红包”。

（2）经期女性　女性在月经期间会格外“招”蚊子。因为月经期女性内分泌发生改变，新陈代谢加快，排汗量增加，对蚊子更具有“吸引力”。

（3）孕妇　孕妇的腹部温度较高。体温越高，皮肤表面的挥发性物质就越多。

（4）肥胖　肥胖的人，通常血液中含有大量的胆固醇，蚊子对此有极大的兴趣。

症状细说

夏季，人们很容易被蚊子“攻击”，被蚊虫咬了也就认了，但被咬了之后为什么会痒呢?

（1）肿包　都说蚊子咬人，其实蚊子是不会咬的，因为它无法张口，所以不会在皮肤上咬一口。它其实是用六枝针状的构造，也就是口针刺进人的皮肤，这些口针将形成摄食用口器的中心。口针吸入血液，就好像是抽血用的针一样，当蚊子吃饱喝足、飘然离去后，留给人的就是一个痒痒的肿包。

（2）皮肤瘙痒　夏季，被蚊子叮咬后，引起的皮肤瘙痒比蚊子咬了还难受。那么被蚊子咬了以后皮肤为什么会发痒呢？大家都知道，人的血液具有凝固的功能。但所有“魔高一尺道高一丈”，雌蚊子的唾液中，含有一种抗凝物质，就是为了防止人血液凝固，这样它才能安心进食。蚊子唾液中的这种抗凝物质不仅仅起到的是防止血液凝固的作用，同时还会引起人在被蚊子叮咬后，引发叮咬处皮肤过敏。因此，被蚊子咬了后，必然就会发痒了。

薄荷草驱蚊

这个方法很简单，就是在窗户和房间里种上薄荷，不但驱蚊效果特别理想，还有防暑降温的意外收获。薄荷属多年生草本植物，茎和叶子有刺激性清凉香味，可以入药。操作很简单，买来种子，栽在盆里；或者直接到花鸟市场买小盆景，买的时候要选那种叶子比较展的，上边有皱纹的那种是野生的，叶子展得比较好。有了薄荷草后一进到房间，就能闻到薄荷散发出来的清凉香味，蚊子也会明显减少。薄荷用处很多，用薄荷叶给孩子擦身，蚊子闻到气味远远躲避，不敢靠近。还可以用薄荷叶冲水喝，既醒目提神，又可清心去火、防暑降温。

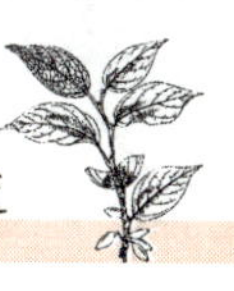

小知识

盛夏来临，蚊子频频来骚扰实在让人头疼。不过，有的人拿出了防蚊利器，叫“驱蚊手环”，号称只要戴上它，蚊子就会敬而远之。其实，“驱蚊手环”之所以具有驱蚊效果，可能是含有避蚊胺（DEET）。这是种化学物质，常温下呈淡黄色，易挥发，通过挥发在皮肤周围形成汽状屏障。但如果与皮肤直接接触，则会危害人体健康，甚至可能会引发呼吸道疾病或中毒现象。

增效小偏方推荐

偏方一：金银甘草茶

【材料】金银花30克，甘草15克。

【做法】洗净，去杂质，加适量水煮半小时，过滤取汁服用即可。

【功效】金银花味甘，性寒，具有清热解毒、疏散风热的作用。《本草纲目》记载：“金银花，善于化毒，故治肿毒、疮癣……”现代药理研究表明，金银花具有抑菌、抗病毒、抗炎、解热、调节免疫力等作用。

甘草有一个非常重要的作用，就是善解百药之毒。甘草和金银花可以说是黄金搭档，因为两者药力都偏弱，仅使用其中一种，很难达到理想效果，两药合用，不但增强清热解毒的功效，还有甘缓护胃的作用。

偏方二：肥皂水清洗患处

蚊虫叮咬时，其口器中会分泌出一种有机酸——蚁酸。若用肥皂水可迅速止痒。这是因为肥皂含有大量脂肪酸的钠盐，这种脂肪酸的钠盐水解后显碱性，与蚁酸水溶混合后，可快速消除痛痒感。

偏方三：风油精涂抹患处

被蚊虫叮咬后，赶紧用风油精涂抹患处，能快速止痒，消肿。风油精和清凉油都含有薄荷脑、樟脑、桉叶油、丁香酚等，对蚊虫叮咬导致的瘙痒、红肿效果较好。

偏方四：涂花露水

花露水中含有一种叫“伊默宁”的物质，可使蚊虫丧失对人叮咬的意识。因此，本方只能起到预防作用，对蚊虫叮咬后的痛痒无能为力。同样，驱蚊水也只能驱蚊，对治疗叮咬无效。

按摩穴位，不怕落枕

相信不少人都“落枕”过，深刻感受到这种滋味并不好受。落枕又称失枕，它是我们日常生活中的一种常见病。以冬春季多见。那么，造成落枕的原因有哪些呢？

（1）睡眠时枕头过高或过低 若睡觉时，枕头太高或者太低，很容易使颈部肌肉痉挛疲劳。若是熟睡中转身，尽管身体动了，但颈项并未随之转动，导致颈项处于一个气血不通的状态，容易给其造成刺激引发落枕。

（2）受凉 夜晚，人睡着时会在体表形成一层“气”，古人称为阳气，有驱邪的作用。而这儿的“邪”，指的是风寒等阴邪之气，一旦睡着之后阳气溃散，人体内部气穴会受影响，引发颈部疼痛。

知道了引起落枕的原因有哪些，生活中就应该尽量避免这些情况的发生。但同时，也不用过于紧张，虽然我们不可能总保持一个健康完美的睡姿，但只要自觉睡眠舒服，就不会有大问题。

症状细说

某天早晨起床后，你是否突然感觉颈背疼痛，活动受限，不但不能低头、仰头，甚至连左顾右盼，也要挪动整个身体。这就是落枕的症状。

落枕通常在睡前没有任何症状，睡醒后却明显感觉脖子两侧牵拉疼痛，甚至向同侧肩部及上臂扩散。头项俯仰转侧都不灵活，病侧颈项及肩部有明显压痛点，但无肿胀。肌肉有触痛，浅层肌肉有痉挛、僵硬，摸起来有“条索感”。

落枕后，一般以按摩为主，这里就给大家推荐一款特效按摩法。

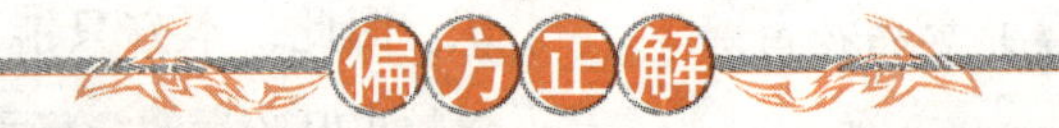

特效穴位按摩法

取天柱、风池、天容、肩井、落枕穴、外关穴等穴，先按揉天柱穴、肩

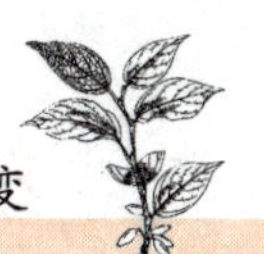

井穴各 30～50 次，力度以胀痛为宜；再捏揉风池穴、天容穴各 30～50 次，力度适中；掐按手部的落枕穴、外关穴各 10～20 次，力度以酸痛为佳。

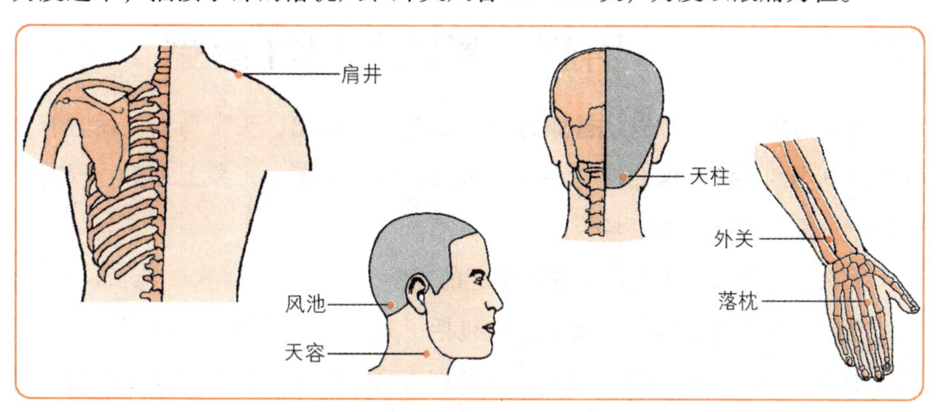

小知识

若是落枕后，自己无法按摩到以上所有穴位，就可以采取以下方法来缓解疼痛：上下点头法。取坐位或站位，两眼平视前方，头部自上而下缓慢运动 20 下。左右旋转法。取坐位或站位，颈部自左至右、自右至左缓慢旋转 10 次。

以上方法有助于舒缓颈部肌肉，一般进行一次后，症状可得到缓解。

增效小偏方推荐

偏方一：醋敷法

【材料】食醋 100 克，纱布适量。

【做法】将食醋加热至不烫手为宜。然后用纱布蘸热醋在颈背痛处热敷，可用两块纱布轮换进行，痛处保持湿热感。同时活动颈部。每次 20 分钟，每日 2～3 次，2 日内可治愈。

偏方二：冷敷法

落枕一般属于急性损伤，多见于局部疼痛、僵硬。因此可以用冷敷法。具体做法是用毛巾包裹细小冰粒敷在患处，每次 15～20 分钟，每天 2 次，严重者可以 1 个小时敷 1 次。

少白头不用愁，多喝首乌红枣粥

世界卫生组织在“身体健康标准”的定义中指出，头发乌黑亮丽且有光泽也是其中的一条。因此拥有一头乌黑浓密的头发不但形象上加分，同时也体现了一个人的身体健康与否。

那么，少白头具体是什么原因引起的呢?

发生少白头的原因较为复杂，它包括了先天性体质和后天因素。从中医角度来看，少白头是一种肾气不足的外在表现。一个人的头发健康与否，与体内肾有着紧密联系。肾乃先天之本，主人体内的造血系统。肾同时也是五脏六腑精气的聚集之处。若一个人过分操劳，作息时间不规律，饮食结构不合理，就会导致精气过度损耗，引起肾气亏虚，身体健康也会出现问题。而头皮位于人体最高处，若肾气不足，养分很难直达头皮，毛囊细胞也得不到营养的滋润，因此就容易出现少白头或脱发现象。

症状细说

现在，不少二十几岁的年轻人就有了白头发。医学上称为少年白头，俗称少白头。得了少白头，的确是让人郁闷的一件事情。那么，少白头的具体症状包括什么呢?

（1）一般在青少年或青年时发病，因此成为少白头。也有人甚至连胡须都变白了，中医称须发早白。

（2）头发最初出现稀疏散乱的少数白发，多出现在头皮后部或顶部，夹杂在黑发中呈花白状。

（3）白发可逐渐或突然增多，但不会全部变白。有些人的白发可在长时间内维持不变。

（4）有人可能会突然长出很多白发，多与营养障碍、精神因素等有关。脱离此类环境后，症状得到好转。

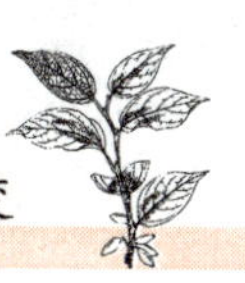

偏方正解

首乌红枣粥

【材料】何首乌30~60克，红枣5枚，红糖10克，粳米60克。

【做法】粳米、红枣淘洗干净，备用；将何首乌放入砂锅，煎取汁液，去渣后放入粳米和红枣。加水适量煮粥，粥熟后加入红糖即可。每天1剂，分2次食用。连食7~10天为1疗程，间隔5天再进行下一疗程。需要注意的是大便溏泄者不宜食用。

【功效】养血益肝，固精补肾，乌须发。适用于须发早白、少白头者。

小知识

少白头者可多摄取富含维他命、矿物质的食物。如新鲜水果、海带、绿色蔬菜、黑芝麻等。同时要懂得释放自己的情绪，如听歌、大喊、找人倾诉等。工作方面要劳逸结合，注意合理安排休息时间。不要经常染发，最好间隔1~2月。女性少白头者在月经、怀孕期间禁止染发。

增效小偏方推荐

偏方一：黑芝麻

【材料】黑芝麻25克，大米适量。

【做法】黑芝麻炒熟后捣碎，加适量大米煮成粥。长期服用。

【功效】治疗由肝肾虚弱所引起的头发早白，对白发变黑有良好的治疗作用。

偏方二：枸杞子

【材料】枸杞子适量。

【做法】每次取9克~15克，煎汤、炖食均可。长期服用。

【功效】治疗因头昏眼花引起的少白头。

啤酒治头屑多，胜过洗头膏

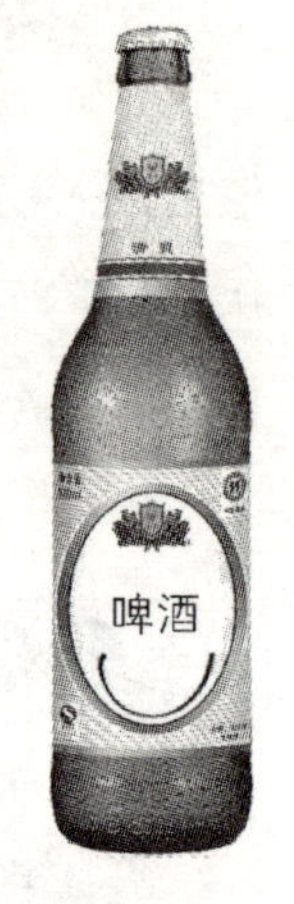

头皮屑是人体细菌及细胞的正常老化，是由皮屑芽孢菌所引起的。它会使头皮的表皮细胞不断分裂而形成细小的头皮屑。因此，每个人每天都会多少产生一些头皮屑，这属于正常现象。不过，有的人每天都会有很多头皮屑，有时候一梳头，头皮屑不断往下掉，这样就不是正常现象了。那么，是什么原因导致的头屑过多呢？

（1）身体患病　如内分泌异常或银屑病。身体出现病症后，就会引起表皮细胞迅速生长或皮脂病理性分泌增多，大量产生头皮屑。

（2）睡眠不足　充足的睡眠可促进皮肤正常的新陈代谢。而现在很多人都无法保证充足睡眠，熬夜似乎也成为了家常便饭。晚上最好是在11点前睡觉，长期睡眠充足，头屑多的现象也可得到改善。

（3）清洁过度　有人以为，头皮屑太多是头发脏的原因，也有人习惯每天洗头，这些原因都会导致头发因为过度清洗，而出现头皮干燥缺水，反而出现或加重头皮屑。

（4）皮肤病　皮肤病往往是由于头皮屑增多的原因，常见的如头皮脂溢性皮炎、头皮银屑病、神经性皮炎等。

（5）皮脂分泌太旺　一旦人体的皮脂分泌太旺，就会将本来不明显的头皮死细胞集中黏附，于是形成大量头皮屑。染发、搔抓、拉扯等刺激，或是情绪紧张、维生素摄食量过少、嗜酒等都会导致皮脂分泌过多。

（6）头皮感染病菌　头皮感染了病菌也会导致头皮屑过多。这种病菌主要是马拉色菌。马拉色菌以皮脂为食，还会产生分泌物刺激皮脂分泌，并加快表皮细胞的成熟和更替速度。皮脂越多，它繁殖越快。如此恶性循环，头皮屑也会越来越多。

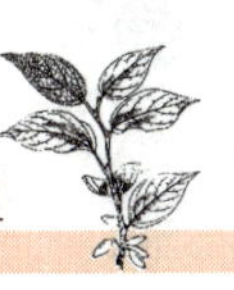

症状细说

头皮屑可分为干性和油性两种。干性头皮屑多松散地分布在头皮上，在梳头或抓搔头发时脱落，白色或灰白色呈鳞屑状散落一肩；油性头皮屑则多黏着在头发上，以油脂样淡黄色屑片存在，不易脱落。

（1）干性头皮屑　干性头皮屑较容易发生在染、烫发后，对于有湿疹、干癣的人，更易产生干性头皮屑。而且，这种头皮屑跟一般细小的头皮屑不同，它是一大块一大块的。

（2）油性头皮屑　油性肌肤的人，除了脸部出油很严重外，头皮也是爱出油的部位。油性头皮屑和“脱脂性皮肤炎”有密切关系。油性头皮屑也是我们常见的头皮屑，与干性头皮屑产生的原因完全不同。

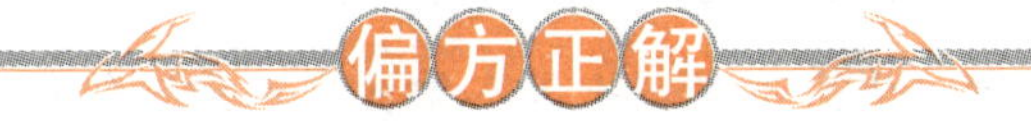

偏方正解

啤酒去头屑

首先准备 1 瓶啤酒。用啤酒将头发打湿，15 分钟后用水冲洗，再用洗发露洗净。每天 2 次，3 天 1 个疗程。一般 4 ~5 天头皮屑就会明显减少。

小知识

除了用啤酒去头屑外，日常的头皮按摩也可有效减少头屑。通过按摩进行治疗也可使头部皮肤升高温度，加速血液循环和新陈代谢，令头皮的皮脂腺、汗腺、毛囊等发挥正常功能，从而减少头屑。具体做法是单手并拢成 90 度，从发际处向后轻轻敲打，使头部有轻松感为佳。

增效小偏方推荐

偏方一：蔬菜粥

【材料】菠菜 50 克，大米 50 克。

【做法】将菠菜洗净后煮去涩味，切段备用。将大米淘净，放入锅内，加适量水熬至米熟汤稠。将菠菜放入粥内，继续熬至粥成。空腹服用。每日 1 次。

【功效】营养头皮，预防头皮屑过多。

偏方二：绿豆薏米汤

【材料】薏米200克，绿豆50克。

【做法】头天将薏米泡软。第2天将薏米煮熟后，再加入绿豆略煮熟即可。

【功效】清热解毒，提高体质，减少头皮屑。

清凉一夏，适当出汗防中暑

卢先生是一名记者。一次，社里临时通知他去公园采访一个全民大健身的开幕式。等卢先生急急忙忙地赶到公园，发现开幕式延后了2小时。为了打发时间，卢先生就在公园闲逛。那天气温很高，不到半小时，卢先生就汗流浃背，体力不支，去买水的途中，竟突然昏迷过去了，醒来已经是在医院。医生说，是几个年轻人将他送来的，幸好有人及时发现，否则就麻烦了。

炎热夏季，人们或多或少缺乏一些精气神，难怪宋代诗人王令在《暑旱苦热》中写道："清风无力屠得热，落日着翅飞上山。"

中暑是指在高温和热辐射的长时间作用下，机体体温调节出现障碍，水、电解质代谢紊乱及神经系统功能受到损害后的症状总称。

中暑的原因有很多，例如在高温作业的车间工作，若通风又很差，则极易发生中暑；农业及露天作业时，受阳光直接暴晒，再加上大地受阳光的暴晒，使大气温度再度升高，导致人的脑膜充血，大脑皮层缺血而引起中暑；在公共场所、家等产热集中、散热困难的地方，人最易发生中暑。

症状细说

一般说来，若体温升高到38.5℃以上，并有心跳加快、脉搏变细及尿液减少等早期循环衰竭情况，那就是进入了轻度中暑阶段。此时，只要经过及时处理，就可在短时间内恢复。

而若出现高热、躁动、说胡话、抽筋、昏迷、无尿及呼吸循环衰竭，那就是重度中暑，必须送往医院进行抢救。

夏季运动，最怕的就是烈日当空，若是运动太剧烈，则会增加身体负担，引发中暑。但同时，夏季多出点汗也是有好处的，只要不是在空气闭塞之处或烈日下运动，出汗就能起到耐热防中暑的功效。这里要为大家推荐一款防治中暑的小偏方。

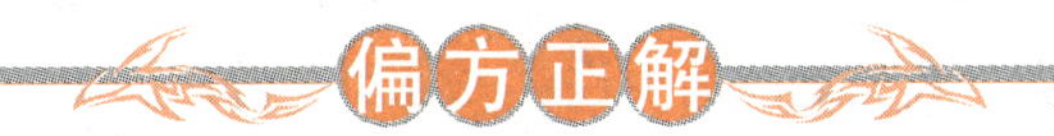

择时运动法

人体皮肤上的小汗腺密密麻麻，肩负着机体散热的重任。当外界气温上升到 30℃时，汗腺这一“天然空调器”开始启动，分泌汗液，以保持体温的恒定。为避免强烈阳光对皮肤和身体的损伤，出汗运动的时间最好安排在清晨或傍晚凉爽时，尽量避免上午 10 点后到下午 4 点前的户外运动。

研究表明，人体对热的耐受能力的强弱与体内细胞中热应激蛋白的多少有关。常坚持运动者，体内热应激蛋白合成显著增多，增强了机体对热的耐受力，可抵挡高温热浪的侵袭。

小知识

有的人出点汗，就感觉非常难受。可以用按摩的方法来防治中暑。

神门穴：神门穴位于手掌根部末端圆形小骨前方凹陷处。以左手拇指指腹按压该穴；风池穴：风池穴位于后颈部大筋两旁凹陷，与耳垂平行处。以右手拇指指尖按压。承浆穴位于下嘴唇正下方的凹窝处。将食、中指一起以指腹按压，并以穴位为中心前后、左右移动承浆穴。

按摩以上穴位可放松颈肩部肌肉，生津止渴，镇静安眠。

增效小偏方推荐

偏方一：石膏粥

【材料】生石膏120克，大米100克。

【做法】取生石膏120克，加水2000毫升，煎至1500毫升。滤去渣后，加大米100克，煮成粥后加少许冰糖服食。每日1次。

【功效】预防中暑。除了生石膏，绿豆、荷叶等也具有良好的防暑功效。

偏方二：藿香薄荷丸

【材料】藿香、薄荷、苏叶各50克，甘草30克，菊花15克，桔梗15克，枳壳20克。

【做法】将上药混匀研细末，制成水丸。分早、中、晚各服6克。

【功效】本方适用于中暑引起的头晕、呕吐、胃不舒等症状。

附录

男科小偏方

老年人阳痿

每晚临睡前洗净下身后，取坐位最好（仰卧位亦可），将睾丸置于手掌中，顺时针方向和逆时针方向交替揉搓，宜轻揉慢搓，与手球健身球相似。

阳痿、早泄

当归、莲须、肉苁蓉、淫羊藿、沙苑子、菟丝子、杜仲、巴戟天、桑葚、金樱子、刺猬皮各 50 克，云茯苓、枸杞子各 15 克，牛膝、补骨脂各 20 克，腽肭脐 2 具，白鱼鳔 200 克。制成小水丸，每日早、晚各服 1 次，每次 10 克。

前列腺炎

采“星星草”若干（每年夏秋，田间路边到处都可寻到此种野草），去根洗净，切成寸段，晒干备用。每日早、午、晚，把适量星星草泡在开水中，3～4 分钟后，即可服用。

前列腺肥大

常吃白瓜子（即南瓜子）可治前列腺肥大。一有时间就抓些白瓜子吃，既可减轻排便排尿困难，排尿次数比以前减少，晚间也不再出现尿频现象。

性功能障碍

吃鲜蜂王浆可增强性功能。坚持早晚兑水空腹服用，效果很好。

遗精

用8～10个核桃内的隔墙（也称分心木）加水煎沸15～20分钟，每晚临睡前温服，对精关不固、有梦遗之类的患者有安神止遗作用。

塑身美容小偏方

瘦脸

冰镇海绵拍打法

将保湿喷雾提前放入冰箱冰镇半小时。取出后喷洒在化妆棉上，然后沿着脸部轮廓从下往上、从内往外不断拍打脸部。若因天气较炎热，化妆棉的温度快速升高，则最好是更换化妆棉，继续喷上保湿喷雾拍打。持续约3分钟，浮肿的症状即可得到显著改善。

豌豆裹脸去浮肿

将豌豆去壳后，放在保鲜袋里或用棉布包裹，并缝成约脸部一半长度的小袋，放入冰箱冷藏室。在脸部浮肿明显时，将豌豆包取出，贴在脸部，做向上推移按摩的手势。包内的豌豆可以一颗颗紧密贴合脸部肌肉，快速消除面部浮肿。

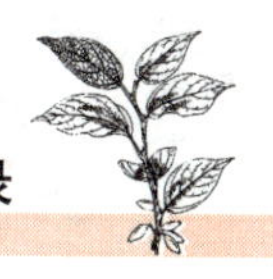

绿茶化妆棉敷脸

将用绿茶浸透的化妆棉置于密封容器中。起床后若发现面部浮肿，就取出“绿茶化妆棉”敷于脸部，停留约10分钟后取下，并用冷水稍微清洗。脸部浮肿将很快得到缓解和改善。

要注意的是，由于是自己喝的绿茶，没有添加防腐剂，因此，自制“绿茶化妆棉”在冰箱存放时间不宜超过2天。

冷热水交替洗脸

早、晚洗脸时，先用冷水洗一次脸，这时要边洗脸边按摩脸部，按摩1分钟后换成热水再洗一次，这样冷热水的交替，对脸部肌肤具有刺激作用，能促进脸部的血液循环，加速新陈代谢，有效防止脂肪的堆积。在洗脸后最好搽上紧致肌肤的精华霜，进一步紧致皮肤。

瘦手臂

画圆瘦手臂法

双手向前伸直，两脚站立与肩同宽；双手画圆，向外画圆20次；再向内画圆20次；画圆不用画得太大，用手臂的力量，而不是手掌。

速效毛巾瘦臂法

首先准备一条小毛巾。用右手握住毛巾向上伸直，手臂尽量接近头部，然后从手肘部位向下弯曲；将左手从身后向上弯曲，也是从手肘部位，握住毛巾另一端，两只手慢慢地往一起移动，直到右手握住左手；坚持20秒后，换左手握住右手，同样做20秒；每天早、晚各1次，每次左、右手各2遍。

淋巴按摩法

通过按摩淋巴也能起到瘦手臂的作用。方法是用一手握住另一只手的手臂，使用大拇指进行按压，想要手臂能够得到更好的减肥效果，就要多点按压淋巴。因为通过淋巴按摩，可以起到将手臂上的脂肪和毒素排到体外，从而起到瘦手臂的作用。

平抬双臂

找一张没有靠背的凳子，坐在椅子的1/3位置，挺直上身，然后双脚平放在地面上，双手握拳，向前方伸出并向上抬起，直到与肩膀保持一样的宽度与高度。接着吸气，弯曲双手与手肘成为直角，缓缓吐气，双手肘向肩膀方向靠拢，然后每次做12次，一共做2组。

瘦腰腹

捡豆子瘦腰法

每天晚饭后，将200粒黄豆倒在地上，弯腰捡豆，但腿不能弯。将黄豆一粒一粒捡起来放到桌子上。也就是说，不断重复这样的动作：弯腰，直起腰板，把豆子放到桌面；再弯腰，再捡豆子。如此坚持一两个月后，不仅腰变瘦了，更惊喜的是，连臀部和腿部也会瘦。

普洱茶瘦腹法

普洱茶对腹部脂肪的增加有明显的抑制效果。普洱茶是由黑曲菌发酵制成。在发酵过程中产生一种普诺尔成分，从而起到了防止脂肪堆积的作用。用普洱茶减肥，最好喝刚泡好的浓茶。另外，应保持1天喝1.5升，在饭前饭后各饮1杯，长期坚持。

推拿按摩瘦腹法

推拿按摩腹部是最有效的消除腹部赘肉的方法。方法是每晚沐浴之后，用手掌从脐部上方、胸骨下方开始，由上向下推按，注意按摩时要略微施力为好，接着再围绕脐周，顺时针和逆时针各按摩100次。每天按摩1次。

带脉穴位按摩

带脉穴位于腰部最细的地方，也就是两侧，跟肚脐同一水平线位置。按摩穴位减肥的方法里，这个穴位是最有效的。你只需要每日按摩它就可以帮助减少腰部赘肉，同时还可以有效改善腹胀和便秘的问题，使你的小腹变得更加平坦。方法是每天早、晚躺在床上，侧身放松时敲打，每侧各敲打200下即可。

瘦大腿

瘦整个大腿

首先以立正的姿势站着，两手放在身体两侧。弯曲膝盖后，两手碰触脚趾，不要太用力。诀窍是，不弯曲背部肌肉，只弯曲膝盖，再轻轻回到原来的姿势。大约做 3 秒，习惯后逐渐加速。

瘦大腿内侧

立正姿势，将右脚向前跨一步，轻弯膝盖。两手叉在腰上，跳起的同时左右脚互换，注意背部挺直。一边数“1－2”，一边跳起来两脚互换。刚开始做的时候，可以 1 秒做 1 次，习惯后加速。

瘦大腿内外侧

立正姿势，右脚伸直向右抬起，同时左手伸直向左抬起。注意保持身体平衡，关键在于腿部的用力。轻轻回到原来姿势，另一侧同样做一遍，大约 2 秒，刚开始的时候，以 10 秒钟做 5 次为目标，习惯后加速。

敲胆经瘦腿法

敲胆经是比较简单实用的方法：坐在椅子上，一条腿放在另一条腿上，也就是我们说的“二郎腿”，然后从大腿外侧跟盆骨交接处的环跳穴开始敲（这个地方比较好找，摸一摸那个附近，有一个陷下去的小窝，就是环跳穴），往膝盖的方向敲，一共 4 下。敲胆经是有穴位位置的，但是初学者摸不准也没关系，平均分布着敲就可以了。

瘦小腿

小腿按摩运动

准备按摩油一瓶。用两手包住小腿肚，用力由下往上推擦按摩。左右来回各 20 次；用双手大拇指腹及食指夹住小腿肚，由下往上揉捏左右腿各 20 次；用双手食指侧面，在右小腿肚由下往上交替轻拍按摩，左右腿各 10 次。

纤细足踝

右手大拇指放在左脚踝内侧，其

余手指在右脚踝外侧，由下往上以强力指劲按摩脚踝，重复10次换边；双手大拇指放在脚踝内侧，双手握住足踝，左脚踝内侧强有力的交替前后按摩，左、右各30次。

小腿肚法

坐在椅子约1/3处，脚尖踮起，脚跟尽量向下压，并不断重复该动作。踮脚运动可刺激小腿肌肉，消除多余赘肉，让小腿肚变瘦，线条更优美。

居家瘦腿法

在家时，尽可能地不穿拖鞋，光着脚走路，可刺激脚底穴位，有利健康。另外，也可平躺将双腿上举，这样可以促进腿部血液循环，避免静脉曲张造成腿部难看的浮肿与乌紫色，注意腿要伸直，保持身体的舒展和平衡，借助墙壁与沙发靠背可以从容完成这种休闲运动。

瘦臀部

推墙

双腿并拢，双手撑在墙上，腿打直。臀部先向外伸展10秒，再朝墙靠近10秒，反复做此动作。不仅能塑造臀部曲线，还能达到收腹的效果，可谓一举两得。

绷紧臀部

无论是坐站，先绷紧臀部，持续10秒钟，再放松。一绷一松，重复进行，共做15次。练习可以随时随地进行。只要持之以恒，就能达到美化臀部曲线的效果。

爬楼梯

爬楼梯，健身又减肥。爬楼梯有很多好处，可以消耗热量。如果在爬楼梯时，每次踏两个阶梯，可带动大腿及臀部肌肉群，紧实臀部。

后踢瘦臀法

保持侧卧姿势，并用手肘支撑以稳定上半身，一条腿用力绷直紧贴地面以稳定下半身，另一条腿向斜后方30度左右踢出。要求腰腹和臀部要用力收紧以保持平衡。重复10～15次后换另一侧。可紧实臀部。

美白

番茄蜂蜜美白

这个美白配方可同时用在脸及手部。方法是将番茄搅成番茄汁，然后加入适量蜂蜜搅至糊状。均匀涂于脸或手部，约 15 分钟洗去。每星期做 1 ~2次。

芦荟美白

准备一大片芦荟叶，去刺洗净。1 小块黄瓜，1/4 鸡蛋清，珍珠粉 2 ~3克，面粉适量。将芦荟、黄瓜放入榨汁机榨汁后倒入小碗，然后放蛋清、珍珠粉、适量面粉调成糊，以不往下流淌为准。洗干净脸后，将调好的糊抹在脸上，干后洗净，拍上柔肤水、护肤品即可，每周 1 ~2 次。

牛奶美白

冰镇鲜奶一小杯。先用蒸汽蒸脸，然后用化妆棉吸满鲜奶，敷在脸上 15 分钟左右。取下后用清水将脸上的牛奶洗净。长期坚持，可使肤色白净透亮。

美容蔬菜汁

将青椒、黄瓜、苦瓜、西芹、苹果等打成美容蔬菜汁来喝，这样的蔬菜汁里有足够的维生素 C，对于美白非常有效。

祛斑

去斑醋蛋液

准备新鲜鸡蛋 1 枚，洗净擦干后，放入 500 毫升的醋中浸泡 1 个月。当蛋壳溶解于醋液中之后，取 1 小汤匙溶液兑上 1 杯开水，搅拌后服用，每天 1 杯。长期服用醋蛋液，能让皮肤光滑细腻，祛除面部黑斑。

茄子面膜

茄子 1 个，切片取汁摩擦有斑处。1 日 3 次。茄子有阻止黑色素的功效，一般 15 天见效。

白醋洗脸

白醋有一定化斑白肤的作用。因此，每天洗脸时，都可以在洗脸水中加少量白醋，长期坚持使用，有效果。

番茄甘油汁

在番茄的汁液中加入一匙甘油。每天至少1次用这种液体洗脸10分钟，然后用清水把脸洗干净，干性皮肤可涂点护肤霜。长期使用，可使雀斑变得暗淡，以至完全消失。

除皱

米饭团去皱

家中的米饭香喷喷，除了用来吃，还可以挑一些比较柔软、温热的米饭粒揉成团，放在面部轻揉。直到米饭团变得油腻污黑，说明把皮肤毛孔里的油脂和污物都吸出来了，之后用清水冲洗。经常用米饭团轻揉面部，可以保持皮肤的毛孔通畅，减少皱纹。

鸡骨去皱

皮肤真皮组织的大部分是由富含弹力的纤维构成。一旦皮肤缺少纤维，就会失去弹性，皱纹也容易聚拢。而鸡皮和鸡软骨中含有大量的硫酸软骨素，这是弹性纤维中最重要的成分。方法是将吃剩的鸡骨头洗净，和鸡皮放在一起煲汤，不仅营养丰富，常食还能消除皱纹，细腻肌肤。

咀嚼去皱

每天咀嚼口香糖5~20分钟，可促进面部皱纹的减少。因为咀嚼能运动面部肌肉，改善面部血液循环，增强面部细胞的代谢。

叩打前额按摩法

两手食、中、环指自然分开，用其指腹分别于前额部及头顶部有节奏地、快速而有弹性地、雨点般地叩打，两手指动作要协调而灵活，快慢相同，力量由轻到稍重，再减轻。叩打1分钟左右。此法可改善头部末梢血液循环，使人气血不衰，面色红润，不易产生皱纹，并促进落发再生。

去黑头

牛奶和盐去黑头法

取精盐一小把，同时混合五滴牛奶，搅拌均匀后，在盐半溶解状态下开始按摩。半分钟后，用清水洗去即可。1周1次。

牙膏去黑头

准备一支老牙膏，涂一点在黑头上，用手均匀抹开至全白为止。5分钟后，用水冲洗。此方法不能天天做，否则会伤害到皮肤。一般1周1次即可。

热气去黑头

先用热毛巾敷脸或蒸气熏脸，其目的是为了扩张毛孔。然后在化妆棉上倒入导出液敷在脸上，以“T字区”为主。待3～5分钟后取下化妆棉（此时化妆棉上那些黑黑的脏污就是黑头）。随即涂抹上黑头净吸膜覆盖整个鼻头，强力清除深层毛孔的黑头、油脂。待15分钟后取下面膜，用水冲洗后，拍毛孔收缩水即可。

蛋清去黑头

准备好清洁的化妆棉（如果是厚厚的化妆棉则撕开成为较薄的薄片）。将1个鸡蛋打碎，分开蛋清和蛋黄，留蛋清部分待用。将撕薄后的化妆棉浸入蛋清，稍微沥干后贴在鼻头上。静待10～15分钟，待化妆棉干透后小心撕下。

收缩毛孔

果皮敷面

果皮的选择性很广泛。如西瓜皮、黄瓜皮、柠檬皮等，这些果皮都具有很好的收敛和柔软毛孔的作用。同时还能抑制油脂分泌，滋润美白肌肤。

小苏打洗面奶

准备小苏打少许。将洗面奶置于手心，添加少许小苏打。用清水揉搓开后洗脸，不仅能收缩毛孔，还能淡化黑头。长期坚持，毛孔就会慢慢隐形，肌肤更加干净和清爽。

毛巾冷敷收缩毛孔

洗脸前半小时，将干净的小毛巾放入冰箱。洗脸后，取出冰毛巾轻敷在脸上几秒钟。冰毛巾也可用小冰块代替。

鸡蛋橄榄油紧肤

将一个鸡蛋打散，加入半个柠檬汁及一点点粗盐，充分搅拌均匀后，将橄榄油加入鸡蛋汁里，使二者混合均匀。平日可将此面膜储存在冰箱里，每周做 1 ~ 2 次就可以让肌肤紧实，改善毛孔粗大，促进皮肤的光滑细致。

黑眼圈、眼袋

勺子冰敷法

经常熬夜的人可用这种方法祛除眼袋。临睡前，将小钢勺放进冰箱，第二天一早拿出来，放在浮肿的眼袋上，冰敷 2 ~ 5 分钟。这样一来，眼睛很快就能消肿，还能让眼神看上去更加清澈。

穴位按摩

黑眼圈是因为血液循环不佳而造成的，按摩穴位有助于打通血脉。首先在眼周皮肤上涂上眼部按摩霜。用无名指按压童子髎（在眼尾处）、球后（下眼眶中外 1/3 处）、四白（下眼眶中内 1/3 处）、睛明（内眦角内上方）、鱼腰（眉正中）、迎香（鼻翼外侧），每个穴位按压 3 ~ 5 秒后放松，连续做 10 次。用中指和无名指（中指放在上眼睑，无名指放在下眼睑）轻轻由内眦向外眦轻拉按摩，连续 10 次。用食指、中指、无名指指尖轻弹眼周 3 ~ 5 圈即可淡化黑眼圈。最好能每天坚持。

冰冻眼膜

在头天晚上睡觉前，选一款具有去浮肿和紧致效果的眼膜放于冰箱里。晨起后拿出冰镇眼膜涂抹于眼周，再去刷牙。刷完牙后，用纸巾轻轻按压去除多余膏体，此时你的眼睛就是一双“清澈双眸”了。

土豆片敷眼

刮土豆皮，然后清洗，切厚片约 2 厘米。躺卧，将土豆片敷在眼上，等约5分钟，再用清水洗净。最好是在夜晚敷，这样更有助消除眼睛疲累，预防第二天醒来后眼袋、黑眼圈等现象。有芽的土豆不要用，因为有毒。

维生素缺乏症小偏方

维生素A缺乏症

酱爆鸡肝

【材料】鲜鸡肝1500克，醋30毫升，蒜、大料、香叶、葱、姜、白糖、黄酱、酱油、精盐各适量。

【做法】鸡肝用冷水浸泡2~3小时，并换2次水，以去除鸡肝中的有毒物质；将鸡肝捞出，再冲2遍，然后放入砂锅中，加醋，大火烧开；转小火，加大料、香叶、葱、姜、白糖、黄酱及酱油调色，微火炖1小时；加蒜若干粒，继续加热10~15分钟，停火，加精盐，自然冷却后放入冰箱，随吃随取。

胡萝卜炒鳝鱼

【材料】胡萝卜300克，鳝鱼肉200克，葱、姜、精盐、酱油、植物油、醋各适量。

【做法】将胡萝卜切细丝；对鳝鱼进行清洗处理，然后取肉切丝；锅中放植物油加热，入葱、姜爆锅，再放胡萝卜丝、鳝鱼丝，煸炒片刻，入精盐、酱油、醋，至鱼熟即可。

干炸拔丝肉丸

【材料】猪肋条肉（五花肉）250克，红绿丝5克，白砂糖100克，植物油50克，淀粉（豌豆）50克，鸡蛋30克，姜、大葱各5克，精盐2克。

【做法】将猪肉剁成细泥，然后用鸡蛋、精盐、葱、姜末、淀粉搅拌好，并挤成丸子。炒锅置于火上，加入油，烧至八成热时，将丸子放入油锅内炸制，待呈金黄色时，捞出将油控净。锅内放入少许清水，放入白糖炒制，待出丝时，即将丸子放入锅内颠翻，最后加入油、青红丝少许即成。

维生素B缺乏症

牛奶蛋

【材料】鸡蛋1个，牛奶1杯。

【做法】将鸡蛋的蛋黄、蛋白分开，把蛋白抽至起泡，待用；在锅内加入牛奶、蛋黄和白糖，混合均匀，用微火煮一会儿，再用勺子一勺一勺地把调好的蛋白放入牛奶蛋黄锅内稍煮即成。注意制作中一定要把蛋黄、蛋白分开。

鸡丁烧鲜贝

【材料】鸡脯肉150克，鲜贝125克，冬笋15克，水发香菇15克，鸡蛋清1个，淀粉40克，植物油、料酒、味精、精盐、葱、姜、高汤各适量。

【做法】将鸡脯肉洗净，切成1厘米见方左右的丁；鸡蛋清，磕入碗内，加入淀粉35克和少许水，调成稠糊，将鸡丁放入，均匀挂糊；将鲜贝洗净，大个的切开，小个的不动，放入沸水锅中焯一下，捞出，控干水；将冬笋、香菇洗净，分别切成1厘米见方的丁；葱剥去老皮，切成葱花；姜，洗净，切成丝；锅置火上，倒入植物油，烧至五成热时，把挂糊的鸡丁下入，滑至八成熟时，捞出，控净油；将锅内的油倒出，留少许油，置火上，加入葱花、姜丝炝锅，再放入冬笋、香菇、鲜贝，翻炒几遍后，再放入精盐、料酒、高汤，烧沸后，下入鸡丁，翻炒；待汤汁不多时，用水淀粉勾芡，放入味精调和，起锅装盘，即可食用。

韭黄仙人掌炒羊肾

【材料】仙人掌300克，韭黄200克，羊肾2个，精盐5克，料酒3克，味精3克，色拉油5克。

【做法】韭黄洗净切段；仙人掌切条，加精盐渍一下；羊肾洗净，去筋膜切长块。勺内放底油，烧热，下入羊肾块，炒2分钟，加调料后，放入仙人掌、韭黄炒熟，即成。

维生素C缺乏症

冰糖猕猴桃

【材料】猕猴桃3个，冰糖适量。

【做法】将猕猴桃去皮，切片；放入碗中，拌入冰糖，冰糖多少根据自己的口味，同时也可以放入蜂蜜等其他自己喜欢的调料；拌匀，放置3个小时，放的时间相对长一些，猕猴桃汁就多一些。还可以放入冰箱，或者加沙冰；拌匀，拌的时候尽量用勺子将猕猴桃压碎。

奶油番茄

【材料】番茄250克，鸡油10克，味精3克，精盐2克，鲜牛奶100克，湿淀粉15克。

【做法】将番茄洗净，去蒂，放入开水锅中烫一下，取出剥皮，切成块；把牛奶、味精、精盐、淀粉放入碗内，调成稠汁；炒锅置火上，放入150克凉水烧开，倒入番茄块，煮沸后再倒入调好的稠汁，不断转动炒锅，待芡汁浓时，淋上鸡油，出锅即成。

糖醋樱桃萝卜

【材料】樱桃萝卜350克，白糖70克，米醋50克。

【做法】将小萝卜洗净后，切成小片，加入白糖和米醋浸渍30分钟即可食用。

维生素D缺乏症

香菇炒鸡蛋

【材料】香菇150克，鸡蛋3个，色拉油、精盐、生抽、老抽、水淀粉、白糖各适量。

【做法】干香菇用40度左右的温水充分泡发（无硬心）后，用清水冲干净备用；用鲜香菇的话，放入淡盐水中浸泡10分钟后洗净；将泡发好的香菇切成片；鸡蛋打散后放点生抽和清水搅匀；锅中倒入油，先炒鸡蛋，用铲子搅散成块，盛出备用；锅中再倒入油，大火加热，倒入香菇片翻炒，然后调入生抽、老抽、精盐和糖翻炒；加入一点清水煮开（鲜香菇会出汤就不需要加水）；倒入鸡蛋炒匀，最后淋入水淀粉勾芡，即可。

带鱼扒白菜

【材料】带鱼段、大白菜各100克；葱花、姜片、蒜片、花椒粉、醋、酱油、料酒、精盐、植物油各适量。

【做法】带鱼段洗净；白菜择洗干净，切片；炒锅置火上，倒入适量植物油，待油温烧至五成热，放入带鱼煎至两面金黄，盛出；原锅留底油烧热，加葱花、姜片、蒜片和花椒粉炒香，倒入带鱼段和白菜翻炒均匀，烹入醋、酱油、料酒和适量清水烧10分钟，用精盐调味即可。

蛋黄牛奶粥

【材料】熟鸡蛋黄1个，牛奶100克，大米80克，精盐3克，葱花适量。

【做法】大米洗净，入清水中浸泡；锅置火上，注入清水，放入大米煮至五成熟；放入牛奶调匀后加入鸡蛋黄，加精盐调匀，撒上葱花即可。

维生素E缺乏症

银耳鸽蛋糊

【材料】银耳6克，鸽蛋12个，核桃仁15克，荸荠粉60克，白糖150克。

【做法】银耳以常法处理，加清水90克，上蒸笼蒸1小时，取出备用。取大碗1个，放少许冷水，磕入鸽蛋，连水一起倒入温水锅中，煮成嫩鸽蛋，捞入冷水内；另取碗1个，放入荸荠粉加清水30克调成粉浆。核桃仁，用温水泡半小时，剥皮，沥干水分，用油炸酥，切碎成米粒状；铝锅内加水600克，放入蒸银耳的汁，倒荸荠粉浆，加白糖、核桃仁，搅匀成核桃糊，盛入汤盘内；将银耳镶在核桃的周围；将12个鸽蛋用沸水氽一下，再镶在银耳的周围，即成。

清炒三丝

【材料】土豆1个，胡萝卜1/2根，芹菜1小棵，花生油、精盐、香醋、淀粉、葱、姜、花椒油各适量。

【做法】将土豆、胡萝卜和芹菜洗净后切成丝状，用沸水焯烫，变色即捞出，用凉水淘凉，然后沥去水分备用；葱、姜切末。锅中加底油，烧热后用葱、姜炝锅，下焯好的三丝用旺火急速翻炒，烹醋，加精盐，勾少许芡，淋花椒油出锅即可。

黄豆烧猪蹄

【材料】猪蹄300克，黄豆100克，葱、姜、八角、桂皮、干红辣椒、香叶、料酒、植物油、生抽、老抽、冰糖各适量。

【做法】黄豆洗净，提前泡发备用；猪蹄剁块清理干净，冷水下锅煮至出浮沫后，捞出洗净沥干水分备用；热锅上油，油热后，下葱姜片、八角、桂皮、干红辣椒、香叶炒香；倒入猪蹄，炒至表面微微发黄；加入料酒、生抽、老抽、冰糖炒至上色；倒入开水，加入泡好的黄豆，烧开后转小火，炖1.5小时至猪蹄酥软后，大火收汁即可。

维生素K缺乏症

菜花卷肉

【材料】肉卷1条，菜花1个，蒜苗、蒜、生抽、精盐、油各适量。

【做法】菜花掰成小朵，泡水10分钟，洗净沥干；蒜苗洗净切小段；肉卷洗净切片；锅中烧开水，放入菜花煮至八成熟，捞起过冷水备用。锅中热油，爆香蒜末，倒入蒜苗翻炒，倒入菜花翻炒，下适量精盐；下适量生抽，炒匀起锅；中小火爆香肉卷，倒入菜花，翻炒匀即可。

菠菜鸡蛋汤

【材料】菠菜1斤，鸡蛋2个，小辣椒2个，精盐、高汤精各适量。

【做法】油热后，把辣椒放入炝锅，然后放入菠菜；炒一会儿之后，倒入热水，水沸腾后，再把打好的鸡蛋均匀倒入，待成蛋花后关火；最后撒入精盐和高汤精即可。

奶酪布丁

【材料】草莓奶酪布丁2盒，柠檬奶酪布丁2盒。

【做法】倒出2盒奶酪布丁在一个金属容器中；隔水加热熔化，让其变成液态；倒入模具中，放凉后入冰箱冷藏30分钟，脱模就可以用了。